세계 감염 예고

팬데믹을 예견한 목소리는 왜 묵살되었는가

세계 감염 예고

THE PREMONITION

마이클 루이스

공민희 옮김

다섯수레

나의 부모님, 다이애나 먼로 루이스Diana Monroe Lewis,
J. 토머스 루이스J. Thomas Lewis에게 이 책을 바칩니다.
팬데믹 속에서 살아남아 주셔서 감사합니다.

모든 외과의는 가슴속에 작은 묘지를 품고 있다.
쓰라림과 후회가 깃든 그곳에서 그들은 기도하며
환자를 살리지 못한 이유를 찾으려 애쓴다.

– 르네 레리시 René Leriche《수술의 철학 The Philosophy of Surgery, 1951년》

목 차

머 리 말
사라진 미국인들

이 책은 작가로서의 의무감과 시기적 기회가 맞물리면서 탄생하게 되었다. 트럼프 정부 첫 반년 동안 나는 《다섯 번째 위험The Fifth Risk》을 집필 중이었다. 자연재해, 핵무기, 금융 위기, 적대적인 외국 세력, 에너지 안보, 식량 안보 등, 현존하는 모든 위험 포트폴리오를 관리하는 연방정부에 관한 이야기였다. 연방정부는 단순히 200만 명이 근무하는 정체불명의 집단이 아니다. 그렇다고 민심을 조종하는 제도권 세력 또한 아니다. 그곳엔 전문가들이 모여 있다. 그중엔 진정한 영웅도 있다. 그러나 위험이 닥쳐오면 우리는 그들을 외면하고 비난해왔다. 트럼프 정부 들어 이런 경향이 극에 달했고 나는 묻지 않을 수 없었다. '이런 위험들을 관리하는 사람들과 위험을 파악하는 전문가들이 정작 그 일에 관심이 없다면 어떻게 될까?'

무슨 일이 벌어질지 전혀 감이 오지 않았다. 분명 무언가 일어나리라 짐작했지만, 현실은 달랐다. 3년 동안 트럼프 정부는 운이 좋았다. 그리고 2019년 말이 되자 운은 자취를 감췄다. 중국에서 생긴 변이 바이러스가 미국으로 건너온 것이다. 《다섯 번째 위험》을 집필하며 상상했던 것처럼 정부의 위기 대응 능력을 가늠할 시험대가 눈앞에 놓여 있었다. 이 이야기를 어떻게 지나치겠는가. 문제를 파고들수록 놀라운 사람들을 만날 수 있었다. 그리고 깨달았다. 트럼프 정부의 국정 운영 방식은 이 거대한 서사의 일부에 불과하다고, 어쩌면 그리 중요하지 않은 조각일지도 모른다고. 내가 만난 한 인물의 말처럼 "트럼프 정부는 하나의 동반 질환일 뿐이었다."

트럼프 정부 3년 차인 2019년 10월, 아직 신종 코로나바이러스의 존재조차 인지하지 못한 시점에 석학들이 한자리에 모였다. 그들은 세계 각국의 팬데믹 대비 능력에 따라 순위를 매겼다. 핵위협방지구상NTI, Nuclear Threat Initiative이 존스홉킨스대학 및 이코노미스트 인텔리전스 유닛The Economist Intelligence Unit♦과 협력하여, 마치 시즌 전 대학 미식축구 순위를 정하듯 195개국을 평가했다. 이름하여 세계보건안보지수The Global Health Security Index로, 수백만 달러와 수백명의 연구진이 투입된 거대한 프로젝트였다. 그들은 통계를 만들고 전문가들에게 설문조사를 실시했다. 그 결과 미국이 1위로 선정되었다. (2위는 영국이었다.)

비평가들은 순위를 두고 말이 많았다. 매년 대학 미식축구 시즌

♦ 영국 이코노미스트 그룹의 계열사로, 200여 개국의 정치·경제 동향을 분석하는 글로벌 연구 조사 기관.

에 들려오던 잡음과 별반 다르지 않았다. 수년간 텍사스대학교 미식축구팀이 엄청난 자원과 유권자들을 쓸어가 시즌 초반에 높은 순위에 오르곤 했는데, 미국은 팬데믹 준비에 있어서 텍사스대학교와 같았다. 풍부한 자금력, 뛰어난 인재 확보 능력, 그리고 순위를 결정짓는 전문가들과의 돈독한 관계까지, 미국은 이 모든 것을 갖추고 있었다.

그리고 코로나 사태가 시작됐다. 시즌 전 순위는 더 이상 중요하지 않았다. 변명이나 책임 전가, 합리화도 소용없었다. 전설적인 미식축구 코치 빌 파셀스Bill Parcells는 말했다. "기록이 당신이 누구인지 말해준다." 미국은 세계 인구의 4퍼센트에 불과했지만, 코로나19 사망자의 20퍼센트 이상을 차지했다. 2021년 2월, 세계적 학술지 〈란셋 The Lancet〉에서 미국의 팬데믹 대응을 신랄하게 비판했다. 45만 명의 미국인이 목숨을 잃은 상태였다. 〈란셋〉은 미국의 코로나19 사망률이 G7에 속한 다른 여섯 국가의 평균만 따라갔어도 18만 명의 목숨을 구할 수 있었다고 지적했다. 그들은 이들을 '사라진 미국인들'이라고 불렀다. 어쩌다 그렇게 많은 목숨이 사라졌을까? 팬데믹이 발생하기 전, 공중보건 전문가들은 다른 G7 국가들보다 미국의 팬데믹 대비 수준이 높다고 평가했다. 바이러스와의 전쟁에서 미국은 다른 부유한 국가들과 비슷한 수준일 것이라 생각하지 않았다. 당연히 우세할 것이라 여겼지.

나는 소재 속에서 이야기를 찾아내는 걸 내 일이라 자부한다. 그 이야기에 내 생각을 뛰어넘는 의미가 있기를, 독자들이 자신만의 해석으로 나조차 미처 발견하지 못한 의미를 찾기를 바란다. 그렇다고 해서 내게 작품에 대한 나름의 견해가 없는 것은 아니다. 이 책은 사회에서 특별한 재능을 가진 인물들과 그들의 재능을 국가가 활용하지 못할 때 벌어지는 상황을 다룬다. 또한 사회적 명성과 실제 성과 사이에 얼마나 큰 간극이 존재하는지도 살핀다. 최악의 시즌이 끝나면 리더들은 언제나 무엇을 바꿔야 하는지 찾느라 분주하다. 이 책이 그들에게 전해진다면 이렇게 말해주고 싶다. "실제로 잘한 부분도 있다. 우리 선수들의 문제가 아니다. 하지만 기록이 우리가 누구인지 말해준다."

THE
PREMONITION

제1부

프롤로그

글래스 부녀

뉴멕시코 앨버커키Albuquerque, 13살 소녀 로라 글래스가 제퍼슨 중학교·8학년에 올라간 해였다. 그녀는 아버지가 하는 일을 어깨너머로 살피기 시작했다. 아버지 밥 글래스Bob Glass는 샌디아 국립연구소Sandia National Laboratories의 과학자였다. 1940년대에 설립된 이 연구소는 플루토늄과 우라늄 제조를 제외한 핵무기의 모든 것을 연구했다. 조종사가 죽지 않고 비행기에서 수소폭탄을 떨어뜨릴 수 있는 방법을 고안한 사람도 바로 샌디아의 엔지니어들이었다. 밥 글래스가 1980년대 중반에 샌디아에 합류했을 때, 이곳은 국가 안보 분야에서 누구도 해결하지 못한 일급 기밀을 다루는 조직으로 명성이 자자했다. 밥 글래스처럼 다른 건 제쳐두고 마음이 이끄는 대로 따라가는 사람들에게 매력적인 장소였다. 로라는 아버지의 일을 구경할 때마다 자신이 보고 있는 것이 무엇인지 완벽하게 이해하진 못했지만, 한 가지는 확실했다. 결코 지루하지 않았다.

2003년 어느 날, 로라는 무작위로 움직이는 녹색 점들이 가득한 화면을 보았다. 그중 극히 일부는 녹색이 아닌 적색이었다. 녹색 점은 적색 점과 충돌하면 적색으로 변했다. 밥 글래스는 딸에게 이를 "에이전트 기반 모델Agent-based Model◆"이라고 설명했다. **이 점을 사람이라고 생각하면 돼. 지구에는 엄청나게 많은 사람이 있잖니. 그들 중 한 명이 너야. 사람마다 유형도 다르고, 일정도 제각각이지. 그리고 사람들의 소통 방식에도 규칙이 있어. 아빠는 이 사람들에게 일정을 주고 자유롭게 움직이게 해. 어떤 일이 일어나는지 보려고 말이지……**

밥 글래스가 이런 컴퓨터 모델링을 선호하는 이유 중 하나는 설명하기 쉬워서였다. 모델은 추상적인 형태이지만, 그 모델이 나타내는 대상은 우리에게 친숙한 것들이었다. 하나의 점은 사람일 수도, 한 조각의 정보일 수도, 그 밖의 것일 수도 있었다. 녹색 점이 적색으로 변하면 다양한 모습을 관찰할 수 있었다. 소문 확산, 교통 체증, 폭동 혹은 멸종을. "이런 식으로 설명하면 누구나 쉽게 이해할 수 있어요." 밥이 말했다.

그의 모델은 현실 세계를 단순하게 그린 것에 불과했지만, 세밀한 그림에서는 보이지 않는 현실의 측면들을 포착했다. 그 덕에 그는 일상적으로 찾아오는 복잡한 질문에도 답할 수 있었다. 주로 국가적 재난을 예방하는 일이었다. 뉴욕 연방준비은행은 그의 도움을 받아 한 지역의 금융 시스템이 붕괴하면 다른 지역에 어떤 영향을 미치는지 파악하려 했고, 미국 에너지부는 전력망의 작은 오류가

◆ 사람, 사물, 장소, 시간 사이의 상호작용을 연구하는 데 사용되는 컴퓨터 시뮬레이션.

국토 전역에 정전을 일으킬 수 있는지 알아보려 했다. 사람에 관해서가 아니라 지금 흐름과 같은 분야를 이야기하면 대부분의 사람은 화면의 작은 점과 현실 세계를 연결 짓기 어려워했다. 하지만 그는 아니었다. "이것이 바로 과학의 핵심입니다." 그가 열정을 담아 말했다. "과학은 결국 모델링입니다. 자연을 축약한 거죠. 중요한 것은 그것의 유용성입니다." 밥 글래스에게 유용성이란 이런 의미다. '문제를 해결하는 데 도움이 되는가?'

당시 로라 글래스는 과학 경진대회로 고민하고 있었다. 당연히 그냥 넘어갈 수 없는 행사였다. 과학은 늘 아버지와의 관계에서 중요한 부분을 차지했고, 로라와 두 자매가 이 대회에 참가하는 건 글래스가의 불문율이나 다름없었다. 게다가 로라는 이 대회를 정말 좋아했다. "아빠와 함께하는 과학은 학교에서 배우는 과학과는 달랐어요." 로라가 말했다. "학교 과학 수업은 늘 어려웠거든요." 아버지와 함께할 때면 과학은 근사한 질문을 떠올리게 하고 해답을 찾아주는 도구가 됐다. 어떤 질문인지는 중요하지 않았다. 그녀의 아버지는 학문 간에 경계를 따로 두지 않고 모든 과학을 하나로 보았다. 두 사람은 동전 던지기와 확률에 관한 프로젝트를 만들기도 하고, 식물 종에 따른 광합성의 차이를 연구하기도 했다. 해가 갈수록 경쟁은 치열해졌다. "중학교에 올라가면서 경쟁이 더 심해졌어요." 로라가 회상했다.

로라는 아버지의 컴퓨터 화면을 보며 **적색 점이 녹색 점을 감염시키는 것 같다**고 생각했다. 그녀는 역사 수업에서 흑사병에 대해 배운 적이 있었다. "전 거기에 매혹됐어요." 그녀가 말했다. "전혀 감도 잡히지 않았어요. 유럽 인구의 3분의 1을 휩쓸어갔다니." 그녀는 아버지에게 물었다. **이 모델로 질병이 어떻게 퍼지는지 연구할 수 있나요?** 밥은 자신의 모델로 질병을 연구할 생각은 해본 적이 없었다. "아, 이걸 어떻게 도와줘야 하나 싶었죠." 밥 글래스가 말했다. 그가 로라를 돕는 건 두 사람 모두 당연하게 생각하던 부분이었다. 다른 아버지들이 '어린이 야구단 아버지'라면 그는 '과학자 아버지'였다. 아들의 경기에 목매는 아버지들처럼 딸의 과학 프로젝트에 매달리진 않았지만, 곧 두 사람은 새로운 과학 프로젝트에 몰두했다.

첫해에 선보인 질병 전파 모델은 어설펐다. 로라가 선택한 흑사병은 2004년의 뉴멕시코 앨버커키에서는 대수롭지 않은 병원균이었다. 로라가 모델에 설정한 마을 인구는 1만 명으로, 한 학군의 일부밖에 되지 않는 규모였다. 그녀가 "감염된 세계"라고 부르는 곳에서 사람들은 서로 스치기만 해도 흑사병을 전파했다. 현실성이 떨어졌다. 그녀는 도식과 그래프가 그려진 스티로폼 판 옆에 서서 심사위원들의 질문에 답해야 했기에 이 프로젝트의 한계를 가장 잘 알고 있었다. "심사위원들은 늘 이렇게 물었어요. '이 상황이 얼마나 현실적인가요? 이걸 어떻게 활용할 수 있나요?'" 그녀가 말했다. 로라는 그때까지 과학 경진대회에서 전염병학을 다룬 유일한 학생이었다. 이 프로젝트로 그녀는 주 챔피언십 출전권을 거머쥐었다. 로라는 다시 아버지에게로 돌아가 말했다. **이걸 제대로 만들어봐요.**

그러려면 한층 그럴듯한 병원체가 필요했다. "전 아버지에게 말했어요. '흑사병 말고 독감처럼 현대 사회에서 흔히 볼 수 있는 질병이어야 해요.'" 무엇이 되었든 병원체 그 자체는 물론, 병원체가 퍼지는 사회에 대해서도 더 많이 알아야 했다. "딸애가 절 찾아왔어요." 밥 글래스가 회고했다. "그리고 이렇게 말했죠. '아빠, 사람들이 만나기만 해도 병을 옮기는 건 별로 현실적이지 않아요. 게다가 사람들은 그냥 돌아다니지 않아요. 사회관계망이란 게 있잖아요. 저도 여기에 사회관계망을 구축해야겠어요.'" 그렇게 2004년 내내 밥은 이제 14살이 된 딸이 자기 학군에 있는 교직원, 학부모, 조부모, 고등학생, 중학생, 유치원생까지 수많은 이들에게 설문조사하는 과정을 지켜보았다. "처음에는 주변 친구들에게 질문했어요." 로라가 말했다. "포옹하고 입을 맞추는 빈도는? 몇 명에게나? 옆에 앉았던 사람의 수는? 그 사람들 옆에 머무른 시간은? 그런 다음 친구들의 부모님에게 찾아갔어요." 그녀는 그들의 사회관계망과 동선을 연결하고 각기 다른 사회관계망 사이의 상호작용도 살폈다. 그리고 각 사람이 공기 중 병원균을 전파할 수 있는 거리에서 얼마나 많은 사람들과 접촉했는지 세어보았다.

　로라가 과학 프로젝트에 열정이 불타오르자 아버지는 매우 기뻤다. 딸이 연구에 깊이 빠져들수록 아버지 역시 온 힘을 쏟아부었다. "전 딸을 대학원생처럼 대했어요. '네가 작업한 부분을 보여주렴. 아버지의 질문은 이렇단다.'라고 하면서요." 딸을 도우려면 자신의 컴퓨터 모델을 그의 기량 이상으로 끌어올려야 했다. 밥 글래스가 만난 최고의 프로그래머는 단연 샌디아 국립연구소의 월트 바이엘러Walt Beyeler였다. "샌디아는 정말로 이상한 곳이에요." 밥이 말했다. "로스앨러모스 국립연구소Los Alamos National Laboratory는 엘리트 코스를 밟은 인재들로 가득해요. 학력을 따지죠. 반면 샌디아는 가능한 한 가장 뛰어난 사람들을 뽑되 학력 같은 건 신경 쓰지 않아요." 대부분의 사람들이 생각하는 인재는 밥 글래스였지만, 정작 밥이 생각하는 인재는 월트였다. 그에게 아이의 과학 프로젝트를 도와달라고 부탁하는 것은 르브론 제임스LeBron James에게 즉석 농구팀에서 경기를 뛰어달라는 것과 같았다. 그리고 월트는 그 제안에 응했다.

질병 전파 모델에는 현실적인 사회 소통이 포함될 필요가 있었다. 감염되었지만 전염성은 없는 잠복기와 증상은 없지만 질병을 퍼트릴 수 있는 무증상자도 염두에 두어야 했다. 죽거나 면역이 생긴 뒤에는 관계망에서 제외할 수 있어야 했다. 감염자들의 행동 패턴을 가정하고, 두 사람이 마주쳤을 때 바이러스가 전파될 확률도 계산해 넣어야 했다. 로라와 밥은 사회적 상호작용의 특성에 따라 아이들의 감염률을 성인보다 2배 더 높게 잡았다. 또한 관계망이 너무 복잡해지지 않도록 불필요한 내용은 빼기로 합의했다. "대학생은 넣지 않았어요." 밥이 말했다. "하룻밤 상대나 뭐 그런 쪽은 다 제외했죠."

밥 글래스는 점차 진지하게 흥미가 생겼다. 딸의 과학 프로젝트가 아닌 기술 개발 연구처럼 느껴질 정도였다. 질병이 퍼지는 방식을 이해하면 전염 속도를 늦추거나 어쩌면 막을 수 있을지도 몰랐다. 그런데 어떻게? 그는 질병을 비롯해 전염병의 역사에 관해 닥치는 대로 읽기 시작했다. 그리고 역사학자인 존 배리John Barry가 스페인독감에 관해 쓴 《그레이트 인플루엔자The Great Influenza》라는 책을 집어 들었다. "세상에, 5,000만 명이 목숨을 잃었더군요!" 밥이 말했다. "전 짐작조차 못 했어요. 맙소사, 이건 중요한 문제라는 생각이 들기 시작했죠."

밥과 로라는 현실 세계의 질병 문제에 눈을 뜨게 됐다. 2004년 가을, 두 사람은 영국 리버풀의 백신 공장 하나가 오염되면서 미국의 독감 백신 공급량이 반토막 났다는 뉴스를 보고 충격에 빠졌다. 백신이 모자랐다. 그렇다면 누가 백신을 맞아야 할까? 당시 미국 정책은 노인 같은 사망 고위험군을 우선순위로 두었는데, 로라는 그 결정이 옳지 않다고 생각했다. "딸은 '사회적으로 활발히 움직이면서 질병을 퍼트리는 사람은 젊은 사람들이에요. 그들에게 백신을 접종하면 어떨까요?'라고 말했어요." 밥이 회고했다. 두 사람은 모델에 백신 접종 대상자를 청년층으로 설정해 젊은이들의 질병 전파 능력을 없앴다. 그러자 노인들은 병에 걸리지 않았다. 밥 글래스는 이 점을 파악한 감염병 전문가나 전염병학자가 있는지 찾아봤다. "그런 주장을 펼친 논문이 딱 한 편 있더군요."

결국 앨버커키 고등학교 1학년이 된 로라는 뉴멕시코주 과학 경진 대회에서 대상을 탔다. 이제 그녀 앞에는 더 큰 무대, 피닉스에서 열리는 국제 대회가 기다리고 있었다. 전 세계에서 모인 2,000명의 학생들과 겨룰 차례였다. 로라의 스티로폼 판에는 새로운 질문이 적혀 있었다. "독감은 끊임없이 변이를 만듭니다. 제때 적절한 백신을 접종하지 못한다면 우리는 어떻게 해야 할까요?" 한편, 밥 글래스는 전염병과 그 대응책에 관한 모든 자료를 찾아 읽거나 적어도 훑어본 상태였다. 1918년, 5,000만 명의 목숨을 앗아간 스페인독감은 일부 조류의 체내 바이러스가 변이되면서 퍼진 것이었다. 그리고 2005년 당시에도 계절성 독감이 이미 비슷한 변이 양상을 보이고 있었다. "인류의 생사를 가를 거대한 문제가 우리 앞에 놓여 있었어요." 나중에 서신을 통해 그가 밝혔다. 하지만 모든 전문가가 치명적인 변이가 발생한 후 첫 몇 달 동안은 환자를 격리하고 백신이 나오길 기도하는 것 외에는 별다른 방법이 없다고 생각했다. 그러나 밥과 로라가 만든 모델은 새로운 해법을 제시했다. 백신 접종과 격리가 같은 효과를 낸다는 사실이었다. 두 방법 모두 감염 확산을 막는다는 점에서 동일했다. 하지만 전문가들은 죄다 백신 생산과 보급 속도를 어떻게 높일지에 관해서만 떠들어댔다. 사회관계망에서 효율적으로 그리고 피해를 최소화하면서 사람들을 격리하는 방법은 누구도 살펴보려 하지 않았다. "전 갑자기 두려워졌어요." 밥이 말했다. "아무도 어떤 조치를 취해야 할지 깨닫지 못하고 있었으니까요."

1

무시무시한 용

채리티 딘Charity Dean이 한 젊은 여성의 이야기를 들었을 때 손을 쓰기엔 너무 늦은 상태였다. 그 환자는 샌타바버라 카운티 병원에서 생명 유지 장치에 의존하고 있었다. 의사들이 그녀의 뇌에서 이제 막 결핵균을 발견했지만, 더 자세히 살펴보기도 전에 그녀는 숨을 거두고 말았다. 그리고 이건 시작에 불과했다.

채리티 딘 박사는 샌타바버라 카운티에 새로 임명된 보건국장이었다. 보건의란 사태를 막는 역할을 하는 사람으로, 채리티는 시민들에게 질병이 퍼지지 못하도록 방지하는 것이 자신의 가장 중요한 임무라고 생각했다. **결핵균**은 감염자의 비말을 통해 전파되며 놀라울 정도로 오래 공기 중에 머물 수 있다. "처음 한 시간이 가장 위험한데, 두서너 시간까지 위험이 지속될 수도 있어요. 아무도 정확히는 알 수 없죠." 채리티가 말했다. 결핵에 대해 모르는 사실은 그뿐만이 아니었다. 어떤 결핵 환자는 아무도 감염시키지 않는 반면, 또 어떤 환자는 수많은 사람을 감염시키기도 했다. 이유를 아는 사람은 없었다. 어떤 사람이 슈퍼 전파자가 되는지도 의문이었다. 그들의 행동 때문일까? 아니면 체질? 아니면 특정한 결핵만의 특성? 결핵은 늘 인류와 함께 있었으며, 20세기 초에는 인류의 가장 큰 사망 원인이기도 했다. 그리고 지금까지 여러 방면에서 미스터리로 남아 있다. "가장 흥미로운 감염병이죠." 채리티가 말했다. "제가 제일 좋아하는 감염병이기도 하고요. 신체의 어느 부위에서나, 어떤 식으로든 발발할 수 있어요. 자궁이나 눈에서 발견될 수도 있죠. 심지어 **손가락**에서도요." 한번은 그녀가 아프리카 니제르에서 한 남성을 치료했는데, 폐에서 시작된 결핵이 흉곽으로 퍼지더니 결국 몸통 옆구리를 따라 고름이 새어 나온 적도 있었다.

하지만 결핵균이 한 사람에게서 다른 사람에게로 이동하려면 폐에 침입해야 했다. 샌타바버라 카운티 병원에 입원한 젊은 여성은 뇌결핵 환자였다. 만약에 그 결핵균이 뇌에만 있었다면 누구에게도 위협이 되지 않지만, 폐로 넘어갔다면 생명을 앗아갈 강력한 힘이 생길 수 있었다. 실제로 뇌에 결핵이 생긴 환자의 30퍼센트가 폐 전이를 경험한 바 있었다.

샌타바버라 카운티는 적어도 질병 통제 분야에서 악명이 높았다. 결핵 발병률도 높고, 그만큼 해당 감염병에 대한 공포도 엄청나기 때문이다. 하지만 이런 이야기를 하면 사람들은 잘 믿지 않았다. 언뜻 보기에 샌타바버라는 암갈색 바위와 황금빛 잔디, 캘리포니아산 참나무가 늘어선 평화로운 에덴동산 같은 느낌이니까. 오프라Oprah 와 엘런Ellen이 이곳에 살았고, 바다가 내려다보이는 언덕에 자리

잡은 대저택들은 미국의 풍요로움을 보여주는 한 폭의 태피스트리 같았다. 이곳에서는 바다조차 사유지처럼 느껴졌다.

그러나 샌타바버라 카운티는 보이는 것보다 크고 복잡한 문제를 안고 있었다. 이곳은 캘리포니아주에서 아동빈곤율이 가장 높았다. 약 5만 명의 불법 이민자들이 살고 있는 거주지는 비참할 정도로 열악했다. 게다가 산불과 산사태, 기름 유출, 총기 난사에 이르기까지 대형 참사가 언제든지 벌어질 수 있었다. 천국의 표면을 슬쩍 들추면 사실상 욥기와 만나는 셈이다.

샌타바버라 카운티의 보건국장은 다음에는 언제, 어디서, 어떻게 결핵이 발생할지 결코 알 수 없었다. 샌타바버라 카운티 병원에서 막 사망한 젊은 여성이 그 점을 잘 보여준다. 아무도 그녀가 죽을 때까지 결핵에 걸렸다는 사실을 몰랐다. 그녀에게는 남편과 자녀가 있었고, 주변에는 이웃도 많았다. 그리고 넓게 트인 사무실에서 300명의 직원과 함께 근무했다. 만약 결핵이 폐로 전이되었다면 그녀 근처에 있던 사람은 모두 위험할 가능성이 컸다. 채리티는 감염자를 찾아내야 하는 문제에 직면했다. 우선 사망한 여성의 폐 조직을 검사해야 했고, 결과가 양성으로 나올 경우 사망자가 근무했던 회사에 연락해 폐쇄 조치를 내려야만 했다. 직원 300명을 모두 검사한 뒤 그 **직원**들에게 감염되었을 사람들, 또 그 사람들에게 감염되었을 사람들까지 계속 추적 검사를 이어나가야 했다.

요컨대, 그녀는 샌타바버라 카운티의 주민들 상당수에게 경계경보를 내려야 할 상황이었다. 그런데 **그녀**가 누구냐고? 아무도 아니다. 샌타바버라 카운티에서 그녀가 누구이며, 도대체 무슨 일을 하는 사람인지 제대로 아는 사람은 거의 없었다. 그녀는 투명 인간 같았다.

3년 전인 2011년, 채리티는 샌타바버라 카운티의 의료국장에게 부보건국장 자리를 맡아보지 않겠냐는 제안을 받았다. 당시 그녀는 서른둘의 내과 레지던트로, 5년 사이에 세 번째 임신을 한 상태였다. 샌타바버라 카운티에서는 의학 학위와 공중보건 석사 학위를 모두 가진 인물을 원했고, 마침 그녀가 적임자였다. 의료국장은 지나가는 말로, 그녀가 돈 잘 버는 외과의사와 결혼해 호사를 누리고 있으니 이 일을 맡을 여력이 있을 것이라고 했는데, 그녀에게는 그말이 크고 또렷하게 들렸다.

보건의는 평범한 젊은 의사에게 전혀 매력적이지 않은 자리였다. 그녀가 이미 입사 제의를 받았던 사립 병원에 비하면 초봉이 3분의 1밖에 되지 않을 정도로 급여가 형편없었다. 샌타바버라 의사들은 스스로를 '근로 빈곤층'이라고 불렀다. 샌타바버라에서 봉급을 제대로 받지 않고 의사 일을 하는 것은 정신 나간 짓이었다. "**모두가** 저를 말렸어요." 그녀가 말했다. "다들 믿지 않으려고 했죠. '정말로 지역 보건의를 하려는 거 아니지???'라고 하면서요. 그들은 제가 거지 소굴 같은 보건소에서 일하게 될 거라고 생각했죠." 지역 보건소는 의료보험이 없는 가난한 사람들이 치료받는 곳이었다. 샌타바버라의 경우 매우 노후한 시설에 입주해 있었는데, 이 시설은 100여년 전에 결핵 환자들의 요양원으로 사용하기 위해서 지역 외곽에 지은 건물이었다.

채리티는 여전히 스스로가 이 일에 끌리고 있다는 걸 알았다. "왜 제 마음이 동했는지 모르겠어요." 그녀가 밝혔다. 의료국장은 업무가 상세히 적혀 있는 두툼한 바인더를 그녀에게 건넸다. 제목은 '캘리포니아주 보건의의 권한'이었다. 그녀는 꼼꼼히 읽어보았다. 캘리포니아주의 보건의는 미국 전역과 다른 자유 국가의 보건의들처럼 출생 및 사망 신고, 식당 위생 점검, 해수와 수영장의 세균 수 측정, 만성 질환 관리 등 해야 할 일이 아주 많았다. 하지만 어느 것도 그녀의 흥미를 끌지 못했다. 그러다 그녀는 '전염병 예방'이라는 문구를 보았다. 이건 지역 보건의가 해야 하는 국가의 공식 업무였다. 그녀는 마음이 밝아졌다. "전 비만이나 당뇨에는 관심이 없어요. 만성 질환 같은 건 안중에도 없죠. 제가 좋아하는 건 위기 상황이에요."

그녀가 특히 매료된 것은 전염병이 일으킬 수 있는 위기 상황이었다. 이상하게 들리겠지만 그녀는 어린 시절부터 이 부분에 쭉 흥미를 보였다. 질병은 역사를 바꾸고 사회를 무너뜨렸다. 그러나 7살 때 이 부분에 끌렸던 건 그런 이유가 아니었다. "섬뜩한 죽음이었어요." 그녀가 말했다. "인간은 질병 앞에서 무력했어요. 전 대규모로 인간을 휩쓸어가는 끔찍한 질병에 관심이 있었죠. 사람들은 그걸 막을 힘이 없었고 처참하게 죽곤 했어요." 중학교 때 그녀는 스티로폼으로 바이러스 모델을 만들어 "쳐다보고 생각할 수 있도록" 자기 방 천장에 매달아 놓았다. 그녀는 언젠가 질병을 쫓아 서아프리카로 갈 때를 대비해 프랑스어를 독학했다. 대학에서는 미생물학을 전공하여 늦은 밤까지 황열병, 결핵, 스페인독감에 대해 읽었다. "대학 시절 제일 좋아했던 미생물은 끔찍한 신체 질환의 원인이 되는 병원균이었어요." 그녀가 기억을 떠올렸다. "솔직히 식물 바이러스 같은 건 아무도 관심 없잖아요." 툴레인대학교 의과대학에서 그녀는 동료 의사들의 조롱을 무시하고 공중보건 석사 과정을 동시에 공부했다. 툴레인은 이례적으로 열대성 질병에 대한 학위를 수여하는 학교였다. 그 후 그녀는 가봉과 니제르에서 의사로 일했다. 과거에 엄청난 파괴력을 가졌던 전염병들이 주로 아프리카에서 나왔기 때문이었다.

그녀는 전염병을 향한 자신의 집착이 특이한 걸 넘어 기이할 정도라고 생각했다. "그래서 제 취향을 입 밖으로 꺼내지 않는 법을 배웠어요." 그녀가 말했다. "전염병 이야기를 하면 사람들은 제가 제정신이 아니라고 생각했거든요." 그렇지만 아주 어릴 때부터 지금까지 그녀는 기분이 울적할 때면 림프절페스트에 관한 책을 읽으며 기운을 냈다. 소름 끼치는 삽화가 실린 그 책을 그녀는 가장 좋아했다.

채리티는 지역 보건의의 역할을 설명한 소책자를 계속 읽어 내려갔다. 특히 한 문장이 다른 모든 문장을 합친 것보다 그녀에게 확 와닿았다.

각 보건의는 자신의 관할 구역 내에 최근에 질병이 존재했음을 알게 되거나 그렇게 믿을 만한 이유가 있는 경우, 보건부 규정에 의거하여 보고 대상이 된 어떤 질병이나 기타 접촉성, 감염성, 전염성 질병이 확산되거나 추가 사례가 발생하지 않도록 필요한 조치를 취해야 한다.

캘리포니아주는 끔찍한 죽음을 최소화하고 질병을 추적하기 위해 지역 보건의에게 특별한 법적 권한을 부여하고 있었다.

채리티는 이 일을 하기로 마음먹었다. 그녀는 그 조항을 타이핑한 뒤 새 사무실 벽에 테이프로 붙여두었다. 한때 결핵 격리실이었던 그녀의 사무실에는 신선한 해풍을 환자의 폐로 불어 넣기 위해 벽에 낸 창살이 그대로 남아 있었다. 4관에 있는 사무실 책상 앞에 앉아 있으면 안마당을 가로질러 자리한 3관 정신병동 환자들의 비명이 들리곤 했다. 건물만큼 오래된 복도 캐비닛에는 박물관에 있어야 마땅할 의료 기기들이 보관돼 있었다. 건물 아래 어두운 터널로 이어지는 계단을 따라 내려가면 오래된 시체안치소가 나왔다. 그녀가 좋아할 만한 장소였다.

원칙적으로 그녀에게는 질병을 예방할 막강한 법적 권한이 있었다. 그러나 그녀는 이 법을 아는 사람이 거의 없다는 사실을 곧 깨달았다. 그녀와 일하는 공무원을 비롯해 샌타바버라 시민 대다수가 공중보건의가 무슨 일을 하는지 제대로 알지 못했다. 공중보선의는 어쩌다 보니 뒷방 신세였다. 다른 공직자들과 시민들은 그녀가 학예회 속 단역처럼, 혹은 부유한 외과의사의 아내처럼 조용히 있다가 간혹 행사에 얼굴만 비추길 바랐다. 법은 강력해 보였지만 실질적인 힘은 미미했다. 2년 차가 되었을 때 그녀는 특정 법 조항을 너무 자주 언급하게 되어 아예 그 부분만 복사해서 코팅해달라고 부하 직원에게 부탁했다. 서류 가방에 항상 가지고 다닐 참이었다. "전 회의 자리에서 제가 필요로 하는 일을 지시할 권한이 있다고 사람들에게 설명해야 했어요." 그녀가 말했다. "그걸 눈앞에 들이대지 않으려고 몹시 애썼지만, 일주일에 한 번은 꺼내야만 했죠."

뇌에 결핵이 생긴 젊은 여성의 사례를 전해 들었을 때쯤, 그녀는 그 문장을 평생 다른 어떤 문장보다 더 많이 입에 올린 상태였다. 그녀가 좋아하는 시편 23편 말씀처럼 술술 나오진 않았지만 현실에서 큰 효력을 발휘했다.

각 보건의는 자신의 관할 구역 내에 최근에 질병이 존재했음을 알게 되거나 그렇게 믿을 만한 이유가 있는 경우……

"이게 무슨 뜻이겠어요??!!" 그녀가 손가락으로 가리켰다. "의심! 단지 의심만 있으면 돼요!"

……보건부 규정에 의거하여 보고 대상이 된 어떤 질병이나 기타 접촉성, 감염성, 전염성 질병이……

"어떤 질병!" 그녀가 외치더니 용어를 자세히 설명했다. "'접촉성'은 실제론 의학 용어가 아니니 무시하고 개수대에 던져 버려도

되지만 '감염성'과 '전염성'의 차이는 정말로 알아야 해요." 모든 전염병은 감염이 되지만 일부 감염병은 전염되지 않는다. 전염성은 한 사람이 다른 사람에게 줄 수 있다는 뜻이다. 예를 들어, 라임병은 감염될 수는 있지만 전염되지는 않는다. 전염병은 위기를 만드는 질병이다. 그녀는 그 단어에서 삶의 목표를 찾았다.

……확산되거나 추가 사례가 발생하지 않도록 필요한 조치를 취해야 한다.

"'해야 한다!'" 그녀가 강조했다. "할 수 있다가 아니라. 해야 한다예요. 생각해보는 게 아니에요. 고려하는 것도 아니죠. 기분 내킬 때 한번 가보는 것도 아니에요. 그건 의무예요. 질병이 의심스러우면 원하는 게 뭐든 다 할 수 있는 거죠."

그녀는 북쪽으로 차로 한 시간 떨어진 병원에 있는 결핵 환자의 시신을 확보한 상황이었다. 그녀는 병원 측에 시신을 샌타바버라 검시관 사무소로 옮겨달라 요청했고, 검시관에게 연락해 폐 조직 샘플을 보내라고 지시했다. 그때 진짜 문제가 불거졌다. 처음에 그 검시관은 전화조차 받지 않았다. 그녀가 강제 명령을 통해 연락했더니 전화는 받았지만 채리티의 지시를 거절했다. 법에 따르면 검시관은 그녀가 시키는 대로 시신을 처리해야 했다. 대신 그는 그렇게 할 수 없는 이유를 설명했다.

시간제 계약직으로 일하는 70세가량의 검시관은 자신이 무슨 말을 하는지도 알지 못한 채 그녀에게 결핵에 대해 가르치기 시작했다. 채리티의 불신은 더욱 커졌다. 그는 젊은 여성의 폐를 꺼내는 건 위험할뿐더러 불필요하다고 말했다. 해부한 시신 속 결핵균이 공기 중에 퍼져 외과의사를 감염시킬 위험이 있다는 논문을 들먹이면서 말이다.

채리티 딘은 그때 샌타바버라 카운티의 **보건국장**이었다. 그해 초 승진하면서 그녀는 캘리포니아 역사상 최연소 보건국장이 되었으며, 3년 동안 시립 결핵 클리닉을 운영한 경험이 있었다. 그녀는 샌타바버라에서 발생한 모든 결핵에 법적 책임을 가진 사람이었다. 그녀의 레지던트 과정을 지도했던 저명한 의사들도 지금은 그녀에게 결핵에 대한 조언을 구했다. 심지어 그녀는 캘리포니아주 전체를 담당하는 결핵관리자협회Tuberculosis Controllers Association의 회장으로 임명될 예정이었다. 그녀는 나이 많은 검시관에게 예의를 차리려고 애썼지만 쉽지 않았다. "저도 그 논문을 알고 있었어요." 채리티가 말했다. "말도 안 되는 연구였어요. 하지만 그 얼간이가 자기는 하지 않겠다고 하더군요. 다른 누가 자기 사무소로 와서 하도록 내버려두지도 않겠다면서요."

그녀는 전화를 끊고 보안관을 불렀다. 그리고 상황을 친절하게 설명한 뒤 검시관이 젊은 여성의 몸을 절개하여 폐를 꺼내도록 지시해달라고 요청했다. 보안관 역시 법에 대해 잘 몰랐다. 그는 검시관의 권한에 개입하고 싶지 않다고 했다. 그 순간 채리티의 인내심은 바닥났다. "제가 시키는 일을 하지 않겠다니 믿기지 않았어요."

그녀가 말했다. 그녀는 법규 명령서를 작성해 직접 보안관에게 전달했다. "그리고 전화통에 불이 나길 기다렸죠."

보안관은 법규 명령을 간단히 무시할 수 없었다. 그는 일개 지역 보건의가 발행한 법규 명령은 아무런 권한이 없을 거라는 자신의 믿음을 확실히 하기 위해 자문위원회에 연락했다. 샌타바버라 카운티의 자문위원회가 알아본 결과, 놀랍게도 보안관이 착각하고 있었다. 그녀의 말이 옳았다. 질병에 관해서 보건의의 권한을 능가하는 사람은 캘리포니아 주지사뿐이었다. 그것도 주지사가 비상사태를 선포한 경우에만 가능했다.

이것으로 채리티는 문제가 해결될 거라고 믿었다. 하지만 다음 날 검시관 사무소에서 온 연락은 그게 착각이었음을 알려주었다. "그들은 이렇게 말했어요. '알겠어요. 우리가 할게요. 하지만 건물이 낡은 데다 환기가 제대로 되지 않아서 검시실 안에서는 할 수 없어요.' 그래서 제가 말했어요. '알겠어요. 그러면 밖에서 해주시겠어요?' 그러자 그들이 말하더군요. '네, 하지만 당신이 여기 오면 그렇게 하죠.'" 그녀는 샌타바버라에서 전염병이 발생하면 어떤 상황이 벌어질지 궁금했던 게 이번이 처음은 아니었다. "그들은 결핵이 공기 중으로 전파될까 무서워서 부검을 하지 않으려고 해요." 그녀가 말했다. "공기 중으로 전파되는 에볼라였다면 어쩌려고 했을까요?"

하필 크리스마스 연휴와 겹친 것도 문제였다. 이제 막 서른일곱이 된 그녀는 부유한 외과의사와 얼마 전에 이혼해 홀로 3명의 아들을 키우고 있었다. 크리스마스 다음 날 카운티 시체안치소로 차를 몰면서 그녀는 무엇이 기다리고 있을지 확신할 수 없었다. 검시관과 보안관과 다른 사람들이 짜증을 내고 있을 거라 직감했다. 검시관 사무소 옆 작은 주차장으로 진입했을 때, 그녀는 그들이 얼마나 화가 났는지 알 수 있었다. 일곱 사람이 시체안치소 밖에서 그녀를 기다리고 있었다. 하나같이 남자였다. 검시관, 보안관, 그리고 동료 한 무리. 자신들의 존재감을 과시하려고 나와 있는 게 분명했다. 그녀는 엉망진창인 크리스마스트리를 치우다가 곧장 운전대를 잡았던 탓에 평소에 입던 업무 복장이 아니었다. 탤벗 정장 재킷에 펜슬 스커트와 통굽 구두 차림이었으면 좋았으련만 촌스러운 크리스마스 스웨터에 청바지 차림이었다. 남자들은 전부 방호복을 입고 있었다. "다들 달에 착륙이라도 하려는 모습이었어요. 한 명도 빠짐없이요." 채리티가 말했다. "누구든 그 광경을 봤다면 **에볼라라도 된 줄** 알았을 거예요."

시체안치소 건물은 보건소보다 더 형편없었다. 덤불이 우거진 더러운 공터 사이에 툭 튀어나와 있는 건물이었는데, 공공 기관이라기보단 고속도로 휴게소 화장실 같았다. 그녀는 참혹한 죽음이 한꺼번에 벌어지면 시신을 어디에 둘 수 있을지 궁금해졌다.

건물에서 조금 떨어진 피크닉 테이블 위에 젊은 여성의 시신이 든 가방이 놓여 있었다. 검시관은 잔뜩 화가 나 보였다. 그는 이건 안전하지 않은 일이며 자신은 실내에서 시신을 열어보는 위험을 감수하지 않겠다고 거듭 강조했다. 그는 엉터리 논문을 또다시 들먹이며 이제 골절단기를 가져오지 않은 이유를 설명했다. 골절단기를 쓴 의사가 시신에 묻은 결핵에 감염된 사례를 알고 있다면서 말이다. 골절단기 대신 그는 정원용 가위를 채리티에게 주었다. 세상에, 정말 정원용 가위였다. 철물점에서 파는 새 제품처럼 광이 났고, 붉은 손잡이에는 'ACE'라고 적혀 있었다. 새로 부임한 보건국장이 젊은 여성의 시신을 열어 폐 조직을 꺼내야 한다면 정원용 가위를 가지고 직접 해야 하는 것이다. "전 그냥 참관만 하려고 했어요." 그녀가 말했다. "그런데 그는 이걸 치킨 게임◆으로 만들었죠."

그녀에게 의학은 늘 남자들만의 세계로 느껴졌다. 특히 정부의 손길이 닿는 이런 장소는 더욱 그랬다. 그때 채리티 딘은 깨달았다. 진짜 문제는 저 남성이 겁을 먹었다는 사실이라고. **저 얼간이가 겁을 먹었잖아.** 그녀는 성인이 된 이후 삶의 대부분을 끔찍한 질병과 함께 해왔고, 질병을 두려워하지 말자고 스스로와 약속했다. "트럭 운전사라면 언제든 사고가 날 수 있기 때문에 사고 대처법을 배워야 해요." 그녀가 말했다. "그게 두려움을 극복하는 방법이에요. 전 언젠가 병에 걸릴 수도 있다는 점을 받아들였어요." 그녀는 특히 덩치가 크고 용감해 보이는 남성들이 이 사실을 받아들이지 못한다는 것을 알아차렸다. 의대생 시절, 그녀는 트라우마 센터에 있던 뉴올리언스 경찰들의 눈빛에서 두려움을 목격했다. "그들은 총상을 입은 남성을 연행하다가 그 남성이 C형 간염이나 에이즈 걸렸다는 사실을

◆ 겁쟁이(chicken)가 되지 않고자 어느 한쪽이 이길 때까지 피해를 무릅쓰며 경쟁하는 게임.

THE PREMONITION

알게 되면 비명을 지르며 머리부터 발끝까지 세정제로 샤워하곤 했어요." 개를 구하기 위해 불타는 건물로 기꺼이 들어갈 것 같은 근육질의 숏컷 남성들이 질병 앞에선 머뭇거리거나 불안해하는 모습을 채리티는 몇 번이나 목격했다. 그들은 특히 공기로 전염되는 질병을 두려워했다. "그게 제가 경찰에게 결핵 환자를 체포하라고 할 수 없었던 가장 큰 이유였어요." 그녀가 설명했다. "경찰들은 겁에 질린 소녀가 돼버리곤 했으니까요. 그들은 차 안에 앉아서 간호사가 환자를 데려오게 했죠."

채리티 역시 현실 속이든 상상 속이든 두려움이 없지는 않았다. 그녀의 사무실과 침실 벽에는 삶의 신조를 적은 포스트잇이 가득 붙어 있었고, 대부분은 용기에 관한 내용이었다.

용기로 가는 지름길이란 없다.

용기는 근육 기억이다.

숲속의 가장 큰 오크 나무도 한때는 땅속에 묻혀 있던 작은 씨앗이었다.

다른 사람들처럼 그녀도 이런 말들을 떠올릴 필요가 있었다. 다만 계속 스스로 떠올려야만 했다. 그녀는 검시관 사무소 밖에 있는 남자들이 자신과 달리 두려워하고 있다는 걸 깨닫자 이런 생각이 들었다. **그들은 내가 이 상황을 감당 못 할 거라고 생각해. 내가 이 일을 해낼 사람처럼 보이지 않는 거야.** 그녀는 구두를 신고도 167센티미터에 가냘픈 체구였다. 채리티는 외모에 대해 복잡한 생각이 들었지만 남성들은 그렇지 않았다. 남성들의 희롱에 익숙했던 그녀는 자신만의 규칙을 만들었다. 특정 유형의 남성과 만나는 자리에선 중요한 이야기를 나누기 전에 30초 정도 시간을 가지자고. 남성들은 그녀를 외모로만 판단했고 스스로의 끔찍한 판단에 완전히 속아 넘어가곤 했다. "내면은 외모와 일치하지 않아." 그녀는 가끔 자신에게 이렇게 말했다.

그녀는 가방을 열고 시신을 살폈다. 골절단기였으면 곧바로 흉골 중앙을 절단했겠지만 정원용 가위로는 갈비뼈 끝부분을 자를 수밖에 없었다. 우선 첫 번째 갈비뼈의 끝부분을 찾았다. **빠각!** 게 껍데기가 쪼개지듯 날카롭게 바스러지는 소리가 났다. **빠각!** 절단할 때 그녀는 방호복 안에 있던 눈동자들이 시선을 피하는 게 느껴졌다. 채리티는 그들이 젊은 여성의 얼굴을 가리지 않은 것이 가장 신경 쓰였다. 일반적으로 외과의는 환자의 수술 부위만 보기 때문이다. 젊은 여성의 얼굴을 보니 개인적인 감정이 들어가서 불편했다. 그녀는 어지럽고 메스꺼웠다. "전 머릿속으로 계속 말했어요. '정신 놓지 마. 정신 놓지 말라고.'" 그녀가 심경을 설명했다. "그리고 전화가 났어요. 이건 고인과 고인의 가족을 모욕하는 행위니까요. 하지만 그들의 태도는 보고 싶으면 직접 해보라는 식이었어요."

빠각! 게 껍데기가 마침내 모두 쪼개졌다. 그녀는 정원 가위를 시신 한쪽에 내려놓고 여성의 흉곽을 꺼냈다. "그 순간 고인의 남편에게 엄청 죄송한 마음이 들었어요." 채리티가 말했다. 그렇지만 거기 있던 남자들에게는 어떤 감정도 드러내지 않았다. 얼간이들에게 만

족감을 심어주고 싶지 않았다. 그녀는 폐를 가지고 돌아가 연구실에 있는 매니Manny에게 검사를 맡겨야 했다. 그런데 정원 가위를 들고 시신에게 다가갔을 때 검시관이 다가왔다. 그는…… 도와주려고 했다. "복부를 살펴봐야 할까요?" 그가 정중하게 물었다. **맞아, 결핵균이 복부에서 나온다면 혈액에도 들어 있다는 거고, 혈액 안에 있다면 폐에서도 나오겠지.** 그런 생각이 들자 채리티는 복부에 결핵의 징후가 있는지 살폈다. 시신의 내부 장기는 깔끔하고 완벽했다. "폐에 반점이 있거나 울룩불룩했다면 제가 알았을 거예요. 하지만 그렇지 않았어요." 그녀가 말했다. 그녀의 손이 나중에 연구실에서 밝혀질 결과를 감지했다. 결핵균은 뇌를 떠나지 않았다. 결국 검시관이 폐를 벌리는 방법을 보여주면서 그녀가 정원 가위로 폐 조직을 잘라내는 수고를 덜어주었다. 두 사람은 힘을 합쳤다. 그녀의 대담함이 검시관의 태도를 바꾼 듯했다.

채리티가 손에 쥔 여성의 폐는 젤리 같았다. 인체 밖으로 나온 폐 조직은 형태를 유지하지 못했다. 그리고 그녀는 검시관이 이런 상황이 일어나지 않을 거라고 얼마나 확신했는지 알 수 있었다. 폐를 보관할 곳조차 없었다. 눈에 보이는 유일한 용기는 홈 디포에서 파는 주황색 플라스틱 통뿐이었다. 그녀는 여성의 폐 조직을 통 안에 넣은 다음 차에 싣고 그대로 달렸다.

남겨진 남성들에게는 생생한 기억으로 남겠지만, 보건의로 사는 그녀에게는 일상의 한 장면에 불과했다. 그들은 그녀가 어떤 일을 했는지, 어떤 능력을 가졌는지 전혀 몰랐다. 검시관은 그녀가 숙련된 외과의일 가능성은 전혀 생각해보지 못한 것이 분명했다. "그런 남자들은 늘 저를 과소평가해요." 그녀가 말했다. "그들은 제가 토끼처럼 여릴 거라고 생각해요. 알고 보면 무시무시한 용이죠."

2

공중보건의의 모습

페이지 뱃슨Paige Batson이 샌타바버라 공중보건국에서 간호사로 일한 지 10년이 지났을 무렵, 채리티 딘 박사가 부보건국장으로 새로 부임했다. 페이지는 놀랐다. 샌타바버라의 젊은 의사들은 레지던트 생활과 카운티 보건소 의무 근무가 끝나는 즉시 가난한 이들로부터 도망치기 때문이었다. 보건의는 보통 경력 말기에 조용히 살고 싶어 하는 나이 든 의사들이나 지원하는 자리였다. "그녀가 오기 전에는 샌타바버라에 사는 **의료계 종사자** 100명에게 물어봐도 공중보건의가 무슨 일을 하는지 아무도 대답하지 못했을 거예요. 그런 직책이 있는지도 몰랐을걸요." 페이지가 말했다.

처음부터 딘 박사는 다른 보건의가 하지 않는 일을 했다. 그녀는 보건 간호사들과 상당히 많은 시간을 보냈으며, 그들을 부하 직원이 아닌 스승으로 대했다. 또한 직접 환자를 보겠다고 나섰는데, 그건 상당히 특이한 일이었다. 공중보건의 대부분이 사무실에서 뭔가를 끄적이거나, 자문위원회에 가 있거나, 정장을 입고 회의에 참여하며 시간을 보냈다. 그런데 딘 박사(페이지는 그녀를 늘 "딘 박사"라고 불렀다.)는 꾸준히 환자를 보았다. 카운티 보건소에서만이 아니었다. 그녀는 매주 샌타바버라 시내에 있는 노숙자 쉼터를 찾아가 반나절 동안 협소한 공간에 앉은 채 문을 열고 들어오는 사람이라면 가리지 않고 치료를 했다. 때로는 남자 노숙자의 상처에서 구더기를 뽑아낸 후 텔레비전에 나와 자문위원회 앞에서 증언을 하는 날도 있었다. 간호사들이 왜 그렇게까지 하냐고 물었을 때 채리티는 이렇게 대답했다. "의사는 치료를 중단하는 순간부터 의료 감각을 조금씩 잊어버리게 돼요. 환자를 보는 건 육감을 발달시키는 방식이에요." 다시 말해, 그녀는 단순히 선행을 실천한 것이 아니라 감각을 쌓는 중이었다.

페이지에게 가장 흥미로웠던 것은 딘 박사를 둘러싼 수많은 이상한 사건이었다. "그녀가 오자마자 사건들이 터졌죠." 페이지가 말했다. 2014년 딘 박사가 보건국장으로 승진한 뒤 이러한 패턴은 더욱 뚜렷해졌다. 어느 순간 페이지의 입에서 이런 소리가 절로 나왔다. "박사님이 온 뒤로 이상한 일들이 많아졌어요. 아주 줄을 잇고 있다고요."

처음에 페이지는 이것이 우연이라고 생각했다가 나중에야 그냥 벌어지는 일들이 아니라는 사실을 깨달았다. 그런 일이 발생하는 이유는 딘 박사 때문이었다. C형 간염 사례가 대표적인 경우다. 평범한 보건의라면 그냥 넘겼을 일이었다. 한 여성이 헌혈하려고 병원을 찾았다가 C형 간염 판정을 받았다. 병원에선 규정에 따라 보건의에게 보고서를 전달했다. 첫 번째 간호사는 그 보고서를 가지고 무엇을 해야 할지 몰랐다. 미국 질병통제예방센터CDC, Centers for Disease Control and Prevention에 따르면, 2016년에 C형 간염으로 사망한 미국인의 수가 다른 모든 감염병으로 인한 사망자 수를 합친 것보다 많았다. 그럼에도 지역 보건의가 신속히 대응해야 할 질병 목록에 C형 간염이 포함된 적은 한 번도 없었다. 혈액을 통해 감염되기 때문에 전파 위험이 낮다는 이유로 쉽게 간과되었고, "응급 상황!"이라고 난리 치는 법도 없었다. 사실 보건소에서 접하는 C형 간염 환자들은 대개 오래전에 감염되어 급성 단계—눈이 누레지고 소변 색이 짙어지며 복통이 생기는 정도—를 한참 지난 뒤였다. "일반적으로 만성 C형 간염 환자의 경우 어디서 병에 걸렸는지 확인할 방법이 없어요. 간암으로 발전할 때까지 그냥 병을 안고 사는 거예요." 페이지가 말했다.

그런데 이번에 C형 간염에 걸린 여성은 좀 특이한 사례였다. 그녀는 정기적으로 헌혈을 해왔고 한두 달 전에 헌혈했을 때는 C형 간염 바이러스가 없었다. 딘 박사는 페이지에게 그 여성에게 연락해 지난 몇 달 동안 어디에 있었는지 물어보라고 지시했다. 그 짧은 기간 동안 그녀는 감염될 만한 상황에 다수 노출되어 있었다. 네일아트와 페디큐어는 수도 없이 받았고, 보톡스 시술, 치과 치료, 줄기세포 치료도 받은 적이 있었다. 페이지는 전화를 끊을 때쯤 바이러스가 여성의 혈관으로 들어갔을 만한 장소를 열 곳으로 추렸다. 딘 박사는 페이지에게 그 장소들을 둘러본 다음 다시 보고해달라고 부탁했다.

♦

채리티는 샌타바버라 코티지 병원Santa Barbara Cottage Hospital에서 1년 차 레지던트로 근무할 때 스티븐 호세아Stephen Hosea 박사의 지도를 받았다. 켄터키에서 가난한 유년 시절을 보냈던 호세아 박사는 1960년대에 하버드에서 공부한 다음 10년간 미국 국립보건원 National Institutes of Health에서 토니 파우치Tony Fauci라는 젊은 연구원과 함께 질병을 연구했고, 이후 캘리포니아로 건너가 감염병 치료를 시작했다. 그는 훤칠한 키에 소탈한 성격으로, 의사라고 거들먹거리지 않을뿐더러 환자의 병을 파악하고 젊은 의사들을 양성하는 데에 천부적인 재능이 있었다. 매일 아침, 그는 신참들을 데리고 진단명이 나오지 않은 환자들을 찾아갔다. 젊은 의사들은 이 회진을 "닥터 호세아 쇼"라고 불렀다. "그분은 항상 환자에게 손을 대보라고 하셨죠." 채리티가 설명했다. "환자의 공간에 바로 들어섰어요. 항상 너무 가까이 다가서는 사람 있잖아요. 그분이 그랬어요." 이내 환자들은 여행 경험, 연애사, 직장, 가족 관계까지 술술 털어놓았다. 자연스러운 대화처럼 보였지만 절대 그렇지 않았다. "환자들은 '아, 나에 대해 다 알고 싶어 하는구나.'라고 생각하죠." 채리티가 말했다. "하지만 사실은 그렇지 않아요. 그분은 감별진단을 내릴 때 도움이 될 만한 정보를 캐내는 중이셨어요."

감별진단은 호세아 박사가 증상을 일으킬 만한 감염병을 머릿속으로 떠올리며, 각 질병이 정답일 가능성을 추정해나가는 것이었다. 채리티는 이 고령의 의사가 환자들과 일상에 대해 이야기하면서 젊은 의사들이 놓친 병증을 파악하는 모습을 계속 지켜봤다. 호세아 박사의 말을 빌리자면 "무엇을 했길래 이런 위험에 처한 걸까요?"인 것이다. 어느 날 한 대학생이 상반신에 원인 불명의 심각한 발진이 난 채 병원으로 찾아왔다. 젊은 의사들이 원인을 파악하려고 고심하는 사이, 호세아 박사가 나타나 그 학생에게 사회생활에 대해 물었다. "온탕에 마지막으로 들어간 게 언제죠?" 호세아 박사가 대수롭지 않다는 듯 질문했다. (채리티는 그가 "온탕에 들어간 적이 있나요?"라고 묻지 않았다는 걸 눈치챘다.) **이틀 전쯤이요.** 대학생이 대답했다. **같이 들어간 사람이 있나요?** 그가 물었다. **네, 친구 한두 명이요.** 대학생이 답했다. **그중에 두드러기가 난 사람은요?** 박사가 물었다. **사실 있어요. 제 룸메이트인데, 저처럼 심하지는 않았어요.** 대학생이 답했다. "그건 전형적인 **슈도모나스**Pseudomonas였어요." 채리티가 말했다. "온탕에서 옮을 수 있는 세균이죠. 하지만 호세아 박사는 말해주지 않았어요. 정말 화가 났어요! 그분은 진단명이 무엇인지 알려주지 않아요. 환자에게 질문하면서 수련의들이 스스로 진단할 수 있게 이끌 뿐이죠."

의대에서는 그렇게 가르쳐주지 않았다. 채리티는 학교에서 알려준 대로 환자의 삶을 살펴보는 체크리스트를 따랐다. 질문을 다 하기까지 45분이나 걸렸지만 환자의 사회활동 부분은 거의 손대지 않았다. 전염병은 다른 방식으로 접근해야 했다. "한 사람이 다른 사람에게 전염시키는 것이니까요." 채리티가 말했다. "식사나 흡연처럼 혼자 한 일이 중요한 게 아니에요. 이건 다른 사람에게서 옮는 질병이니까요. '누구랑 같이 살아요? 어떤 성생활을 하고 얼마나 자주 관계를 갖나요? 노숙자 쉼터에 머문 적이 있나요?'와 같은 질문을 던져야 해요. 스티브 호세아 박사님은 제게 의료 기록에서 가장 중요한 부분은 병력이 아니라 사회적 이력이라는 것을 제대로 알려 주셨어요."

채리티는 그에게서 여러 교훈도 얻었다.

가장 단순한 설명이 가장 정확하다. 환자가 두 가지 다른 증상, 가령 열과 발진을 보인다면 원인은 하나의 기저 질환일 확률이 크다.

재앙을 부를 역병의 가능성이 희미하게라도 있다면 보이는 것보다 더 많이 치료해야 한다. 감별진단이 열 가지 가능성을 보여주고, 그 마지막 열 번째이자 가장 가능성이 낮은 질병이 에볼라라 할지라도 환자를 에볼라가 걸린 사람처럼 치료해야 해야 한다. 그렇게 하지 않았을 때 엄청난 위험을 초래할 수 있기 때문이다.

진단이 어딘가 미심쩍다고 느낄 땐 딱히 이유를 모르겠더라도 그 느낌을 존중하라. 의사가 마음을 섣불리 놓은 탓에 많은 이들이 죽었다.

의사는 환자를 위해 형사가 되어야 한다는 것이 호세아 박사가 준 큰 가르침이었다. 채리티는 보건의로서 자신의 역할을 거기에 투영했다. 그녀의 환자는 샌타바버라였다. 이곳을 건강하게 유지하려면 그녀는 스티븐 호세아 박사가 환자들을 대하는 방식으로 카운티를 생각해야 했다. 계속 카운티를 살펴보는 형사가 되어야 했다.

페이지 뱃슨이 C형 간염 환자의 동선을 조사하고 돌아왔을 때,

채리티는 그녀가 평소와 약간 다르다고 느꼈다. 간혹 진단명이 증상을 설명하지 못할 때 받던 느낌과 비슷했다. 수다쟁이였던 페이지가 웬일인지 조용했다. "잘 모르겠어요. 딘 박사님." 그녀가 말했다. "어딘가 찜찜한 기분이 들어요." 페이지는 목록에 있는 모든 장소에 가봤고 그중 한 곳이 마음에 걸렸다. 줄기세포를 다루는 토마셰프스키 클리닉Thomashefsky clinic이었다. 그곳은 관절염과 요통 치료소로, 환자에게서 채취한 혈액 세포를 원심분리기에 돌린 다음 다시 환자에게 주입하는 혈장 치료를 제공하고 있었다. 토마셰프스키 박사는 의료보험이 되지 않는 수술로 한 번에 4,500달러를 받기도 했다. 실제로 효과가 있는지는 꾸준히 논란이 많았다. 그는 나이가 지긋한 의사로, 평판이 좋고, 부유한 고객들을 상대했다. 그를 보러 로스앤젤레스에서 오는 프로 운동선수도 있었다.

페이지는 그곳을 찾아갔지만 수색 영장이 없는 경찰처럼 비공식 방문이었다. 그런데도 토마셰프스키 박사는 그녀를 반갑게 맞이하며 진료소 내부를 보여주었다. 그는 자기 일에 자부심이 넘치는 듯했다. 진료실을 잠시 둘러보던 그녀는 무언가가 마음에 걸렸다. 환자들의 혈액이 든 작은 유리병에 이름이 적혀 있지 않았다. 진통제가 든 다회용 유리병에는 날짜가 없었다. 하지만 페이지는 그 점을 지적하기가 망설여졌다. 토마셰프스키는 30년 이상 진료를 해온 의사였다. 게다가 그의 고객들은 샌타바버라의 유명 인사들이었다. 페이지는 15년간 보건소에 근무하면서 C형 간염 사례를 직접 조사해본 적이 없었다. "솔직히 딘 박사가 '그들에게 교육 지원을 해야

겠네요.'라고 말할 줄 알았어요." 페이지가 말했다. 대신 딘 박사는 핸드백을 집어 들었다. "우리 다시 그곳에 가봐요."

토마셰프스키 클리닉은 코티지 병원 바로 뒤에 있는 베이지색 정방형 건물 안에 자리하고 있었다. 두 사람은 접수대에 있던 젊은 여성의 차가운 눈초리를 받으며 환자로 가득 찬 대기실에 도착했다. 의사는 쾌활한 척하며 샌타바버라 보건국장이 둘러본다니 환영이라고 말했다. 하지만 페이지는 첫 방문 때와는 다른 긴장감을 느꼈다. 보건국장은 영장을 갖고 찾아온 경찰이나 다름없었다.

채리티는 의료 행위의 규제 체계가 이상하다고 느꼈다. "누군가의 배에서 지방을 빼내 분리한 다음 그걸 다시 그 사람의 무릎에 집어넣는데, 그 누구도 아무 말이 없었어요." 물론 캘리포니아주 의료위원회The Medical Board of California는 그의 의사 면허를 박탈할 권한이 있었지만 의료위원회도 다른 누구도 그 의사에게 신경을 쓰지 않는 듯했다. 병원 건물은 한때 아파트였고, 심지어 수술실은 사람이 계속 머문 분위기가 느껴졌다. 채리티는 주변을 돌며 샅샅이 살폈다. 그의 명함에는 '정형의학 전문의specialist in orthopedic medicine' 이라고 적혀 있었다. 실제로 정형 외과의로 수련받지 않은 의사를 지칭하는 말이었다. 찬장과 서랍 속을 뒤지던 그녀는 토마셰프스키가 사람들의 관절에 혈상을 수입할 때 썼던 두꺼운 4인치짜리 주삿바늘을 찾았다. 채리티는 그가 단순히 진통제만 사용하는 게 아니라 전신 마취로 시술하면서 환자의 바이털 사인을 체크하지 않는 모습을 보았다. 수술실 내의 개수대에는 그의 칫솔과 치약이 보였다. 환자의 혈청을 보관하는 냉장고에는 의사의 점심 도시락도 같이 들어 있었다.

채리티는 접수 직원에게 다른 직원이 있는지 물었다. 여성은 이곳에 자신과 의사뿐이며 자신이 접수 외의 업무도 보고 있다고 대답했다. 다른 업무가 무엇인지 알려달라고 하자 여성은 환자의 혈청을 원심분리기에 돌리기도 한다고 설명했다. 채리티는 "직접 보여주세요."라고 말했다. 여성은 걸어 나와 냉장고에서 혈청병을 꺼내 원심분리기에 넣고 작동시켰다. 채리티는 토마셰프스키가 한 번에 두 환자를 볼 수 있는 능력자란 사실을 알아챘는데, 이 말은 곧 접수대 직원이 냉장고에서 유리병 두 개를 동시에 꺼내야 한다는 걸 의미했다.

어느 병이 어떤 환자에게 가는지 어떻게 체크하나요? 그녀가 물었다.

아, 개수대 양쪽에 각각 놔두고 기억해요. 젊은 여성이 말했다.

젊은 여성이 냉장고에서 꺼낸 혈청이 든 유리병에는 날짜가 없었다. 채리티는 그 직원이 시료를 다룰 때 장갑을 끼지 않는다는 점도 파악했다. 학력을 묻자 접수 직원은 의료 자격이 없다고 인정했다. 대신 미용 자격이 있었다.

채리티는 토마셰프스키 박사에게 환자를 치료하는 모습을 봐도 되냐고 물었다. 최대한 조심히 행동하겠지만 의사라면, 특히나 나이가 많은 경우 습관을 숨기기가 힘들 거라고 짐작했다. "의사들은 손목을 획 돌리는 것처럼 자기만의 습관이 있어요. 어떤 순서를 따르고 어떻게 도구를 테이블에 펼쳐 놓는지도요." 이 의사는 손을 씻

지도 장갑을 끼지도 않았다. 일을 하면서 물건을 놓을 때도 명확한 규칙이 없었다. 더러운 유리병과 주사기가 깨끗한 용품과 한 테이블에 섞여 있었다. "수술실에서는 늘 깨끗한 구역과 오염된 구역을 분리해야 해요." 그녀가 말했다. "하지만 그 사람은 섞어 쓰고 있었죠." 그녀가 이 부분을 지적했을 때, 그는 여전히 상냥한 얼굴로 30년째 이렇게 해왔다고 말했다.

감염을 예방할 때는 환자 간은 물론이고, 더러운 주사기와 깨끗한 주사기 사이, 작업 공간과 생활 공간 사이의 명확한 구분이 가장 중요했다. 그렇기에 규칙이 존재했지만 이 의사는 그중 어느 것도 따르지 않았다. "그는 감염 예방 문화를 완전히 무시하고 있었어요." 채리티가 말했다. 그녀가 생각하기에 가장 유력한 감염 원인은 오염된 유리병이었지만, 어디서 문제가 발생하든 이상할 것이 없었다. 채리티는 원심분리기 사용법이 까다롭다는 것을 알고 있었다. 미용 자격만 갖춘 직원이 액체의 균형을 제대로 맞추지 않으면 원심분리기가 오염될 수도 있었다. "맙소사, 그가 이렇게 30년 동안 사람들을 감염시키고 있었을지도 모른다고 생각했어요. 내가 온다는 걸 알면서도 이런 모습인데, 보지 않을 때는 어느 정도라는 건가 싶더라고요. 더 이상 C형 간염은 걱정거리가 아니었어요. 오히려 가장 걱정이 안 되는 부분이었죠. 전 에이즈가 걱정이었어요." 채리티가 말했다.

보건 간호사인 페이지 뱃슨은 어디서도 본 적이 없는 광경을 흥미롭게 지켜보았다. 그녀는 딘 박사가 유명한 의사에게 그 자리에서 폐쇄 명령을 내리는 모습을 지켜보았다. 페이지는 그 말을 하는 딘 박사의 목소리에 미안함이나 망설임이 없어서 놀랐다. "갈등이 있을 때 시선을 피하는 사람들이 있잖아요." 그녀가 말했다. "하지만 딘 박사는 그러지 않았어요. 눈을 똑바로 바라보고 단도직입적으로 말했죠. '오늘부로 이곳을 폐쇄합니다. 우리는 그렇게 하려고 이곳에 온 겁니다.'" 두 사람은 차를 몰아 다시 사무실로 돌아왔다. 딘 박사는 샌타바버라 법률자문위원장에게 연락해 자신이 취한 조치를 알리고, 그 의사의 주요 고객에게서 한바탕 항의가 쏟아질 것이라고 전했다. 그리고는 페이지에게 그 의사의 사무실에서 가져온 환자 명단을 바탕으로 지난 18개월 동안 그가 진료한 수천 명의 사람들에게 편지를 보내라고 지시했다. C형 간염에 감염되었을 수도 있으며, 검사 비용은 샌타바버라에서 부담하겠다는 내용이었다.

이 시점에서 채리티는 캘리포니아주 보건부와 애틀랜타 질병통제예방센터에 자신이 한 일을 알려야 했다. 그 순간 그녀는 얼마나 멀리 왔는지 깨달았다. "질병통제예방센터는 경악을 금치 못했어요." 그녀가 말했다. "제가 그들에게 의견을 구하지 않았기 때문이었죠. 지금까지 의심만으로 진료소에 폐쇄 명령을 내린 지역 보건의는 없었다고 말했어요." 그들은 단지 지역 보건의에 불과한 그녀가 의사의 진료소를 폐쇄할 권한이 없다며 따지고 들었다. 처음에 채리티는 질병통제예방센터가 그녀의 권한이 얼마나 광범위한지 모른다는 부분이 이해가 가지 않았지만, 이내 미국 대부분의 주에서는 그런 권한이 지역 보건의가 아닌 주 보건의에게 있다는 사실을 알게 되었다. 캘리포니아가 특별한 경우로, 텍사스와 미시시피는 그 권한을 오직 주 보건의에게만 허용했다. 그러나 질병통제예방센터에서는 그녀의 권한을 인정한 뒤에도 그녀가 일을 진행한 방식을 용납하지 않았다. "제가 틀렸을 경우 절 해고할 거라고 말하더군요." 그녀가 말했다.

그다지 참신한 위협은 아니었다. 캘리포니아 보건협회장인 캣 드버그Kat DeBurgh가 말했듯이 "지역 보건의는 기본적으로 항상 해고당할 각오를 해야 한다." 공중보건의로서 제대로 역할을 하려면 잘못된 판단으로 인해 지역 신문 1면에 날 각오도 해야 하는 것이다. 그때가 유일하게 사람들이 고개를 들어 보건의가 누군지 알게 되는 순간이다. 그리고는 가차 없이 보건의의 목을 자른다.

보건소와 노숙자 쉼터 치료소에 찾아오는 의료보험이 없는 가난한 사람들을 제외하면 채리티가 어떤 일을 하는지 아는 시민은 거의 없었다. 그녀가 시민들의 공분을 살 만한 일을 하지 않는 이상 그랬다. "제 역할을 설명하면 돈 많은 백인들은 절 무슨 유물 보듯 쳐다봤어요." 그녀가 말했다. "영화 〈타이타닉Titanic〉에 나온 오래된 촛대를 우연히 본 것처럼요. 아름답지만 오늘날 굳이 필요한가 싶은 거죠." 공중보건의가 막아낸 질병이나 살려낸 목숨들은 사회 지도층 눈에는 띄지 않았고, 예산은 해마다 줄어들었다. 채리티의 사무실에서 팩스는 신문물이었고 기록은 여전히 종이에 써서 서류 봉투에 보관하고 있었다. "편지를 보내려면 서식에 따라 작성한 다음 승인을 받아야 했어요. 승인받은 문서에는 모두 주 예산처의 소인이 찍혀 있었죠." 채리티가 말했다. "저는 카운티 보건의인데도 소인을 받을 수 없었어요. 하지만 괜찮았어요! 그런 시스템 속에서 사는 법을 배웠으니까요."

그런 시스템이란 단순히 한 지역이 아닌 국가 전체를 위해 최일선에서 질병을 막는 일을 뜻했다. 샌타바버라에서 발생한 전염병의 70퍼센트는 5개의 보건소 중 한 곳을 통해 발생했다. 어디든 수치는 같았다. 하지만 의료보험이 있는 사람들은 자신들과 무관한 일이라며 이를 **정부의 몫**으로 돌리는 탓에 보건 시스템에 필요한 자원은 항상 부족했다. "사람들은 일이 터지기 전에는 문제를 깨닫지 못해요." 채리티가 말했다. "우리 사회와 경제를 보호하는 일인데도 말이죠." 경제적 관점에서 그녀의 역할은 편협한 재정적 용어로만 이해될 뿐이었다. "질병 통제 기금을 담당하는 공무원과 논쟁을 벌일 때 '우리 사회의 취약계층을 보호하는 올바른 일'이라고 말해도 소용없어요. 주변 지역사회에 질병이 퍼지는 것을 막기 위한 투자라고 설명해야 하죠." 그녀가 결과로 증명한 뒤에도 투자는 잘 이루어지지 않았다. 결핵을 신속하게 진단할 수 있는 기계를 구입하고, 새로운 사례를 예방하는 예산을 얻기까지 **몇 년**이 걸렸다. "결핵 한 건에 들어가는 비용이 3~10만 달러 사이예요." 그녀가 말했다. "약물에 내성이 있는 결핵의 경우엔 더 높아지죠. 그런데 왜 7만 2,000달러짜리 기계를 사는 일로 실랑이하는 거죠?"

그녀는 물질적 지원 없이 일하는 데 익숙해졌다. 하지만 토마셰프스키 클리닉으로 감사를 나갔을 때 주정부와 연방정부의 도덕

적, 실질적 조치가 전혀 없음을 보고 어리둥절해졌다. "계속 정부의 연락을 기다렸어요. 질병통제예방센터나 식품의약국에서 '딘 박사님, 우리가 맡겠습니다.'라고 하길 바랐죠. 하지만 아무도 그렇게 말해주지 않았어요." 반면 그녀는 이번 일이 천연두 발병처럼 큰일이 아니라는 점은 인정해야 했다. 토마셰프스키 클리닉이 사회를 무너뜨릴 정도는 아니었다. 무시당할 만한 상황이었다. 부자와 유명인을 상대하는 의사인 데다 C형 간염 발병은 한 건뿐이었다. 그녀의 생각이 틀렸다면 그들은 그녀를 해고할 예정이었다. 젠장, 그녀가 틀렸다면 **그녀**는 직접 사임했을 것이다. "전 이렇게 생각했죠. '제기랄, 내가 나설 필요가 없잖아. 이번에 너무 나갔다는 걸 배웠어.'"

채리티가 의아하게 여긴 부분은 토마셰프스키는 그녀가 나타난 순간부터 너무나 순순히 응했다는 점이다. 마치 그녀가 오길 기다리던 사람처럼. 그녀는 문을 닫은 줄기세포 클리닉에 두 번 더 찾아가 놓친 것이 없는지 주변을 살폈다. "필요한 것을 찾지 못할까 봐 겁이 났어요." 그녀가 상황을 설명했다. "거기서 찾지 못하면 다른 어딘가에서 스무 건 이상이 더 발병할 테니까요." 계속 클리닉을 들락거리던 그녀는 토마셰프스키가 마이클 잭슨을 죽인 약물 중 하나인 미다졸람을 처방했고, 언덕 위 대저택에 사는 부유한 여사님들의 집으로 찾아가 직접 주사한 사실을 알아냈다. 그리고 그가 사용했다고 주장한 것보다 훨씬 많은 수의 빈 병을 찾았다. 그는 다회용 진통제 한 병으로 여러 환자에게 투여하면서 바늘만 바꾸고 주사기는 교체하지 않았다. 감염을 방지하려면 원칙상 두 가지 다 교체해야 했다. 그녀는 토마셰프스키가 오리건주에 소유한 다른 클리닉에서도 동일한 시술을 하고 있다는 사실을 알아냈다. 벽장으로 보였던 문 뒤로 환자를 위한 진료실이자 의사가 잠을 자던 침실이 나타났다. 그리고 차갑게 굴던 접수대 직원이자 미용 자격이 있던 젊은 여성은 사실 의사의 딸이었다.

검사 결과가 도착하기까지 한두 달이 걸렸다. 토마셰프스키의 환자 중 4명이 추가로 C형 간염에 감염된 사실이 드러났다. 모두 2014년 9월 4일에 진료받은 환자들이었다. 서로 일면식은 없었으나 그들이 감염된 바이러스가 동일한 유전체를 가지고 있었기에 모두 같은 원인에 의해 감염되었다는 점이 입증되었다. 원인은 의사가 환자들에게 돌려쓴 주사기였다. 채리티는 주 의료위원회가 이 일을 더 자세히 파고들길 기대했다. 하지만 그런 일은 벌어지지 않았다. "전 그들에게 전화해서 '그쪽에서 수사를 시작한 줄 알았는데요.'라고 말했어요. 그러자 그들은 '시작했어요. 하지만 당신이 찾아서 우리에게 알려준 걸 토대로 했죠.'라고 답했어요." 이후 캘리포니아주 의료위원회는 보고서에서 토마셰프스키가 표준 시술 절차의 상당 부분을 위반했다고 밝혔다. 캘리포니아주는 그의 의료 면허를 박탈했다. 결국 그는 오리건주의 클리닉도 닫아야 했고, 그렇게 의사 경력이 끝이 났다.

그때까지 채리티 딘은 질병 확산을 막는 여정에서 홀로 싸워왔다고 생각했다. 하지만 그녀에겐 친구와 동료들이 있었다. 보건 간호사처럼 멋진 사람들 말이다. 또한 그녀는 공중보건을 위해 필요하다고 생각한 일들이 법적으로 허용된 일이라는 확신을 가지게 해준 샌타바버라의 법률고문위원장을 존경하게 되었다. 그녀는 캘리포니아주의 다른 보건의 57명과도 깊은 유대감을 느꼈다. 온갖 부류가 섞여 있는 곳이었음에도 그랬다. 일부는 자기 일을 한직으로 여기는 나이 든 의사였고, 일부는 일에 전혀 관심 없는 시간제 직원이었다. "공중보건의가 되는 데에 정해진 길이 없다는 게 문제예요." 그녀가 말했다. "대부분의 시간을 전문 개 사육사로 보내는 은퇴한 마취과 의사를 고용할 수도 있으니까요." 물론 채리티처럼 이 일을 사명으로 여기고 헌신하는 동료 보건의도 있었다. 그녀는 그들을 가장 사랑했다. 그러나 각자의 필요와 문제가 너무 달라 하나의 강력한 단체로 기능하기 어려웠고, 위기 상황에서 그녀의 뒤를 든든하게 받쳐줄 입장도 아니었다.

미국 보건 분야의 큰 기둥인 질병통제예방센터는 채리티가 밖에서 상상하던 모습과는 매우 달랐다. 가장 큰 권력을 가진 기관임에도 불구하고 실제로는 도움이 되지 않았다. 그녀가 토마셰프스키의 클리닉을 폐쇄했을 때 그들이 그녀와 거리를 둔 것은 그들의 평소 태도를 반영하고 있었다. 충돌이 발생할 때마다 질병통제예방센터는 회피하려고만 했다.

2013년 말, 그녀가 보건국장 자리에 올랐을 때의 일이다. 캘리포니아대학교 샌타바버라 캠퍼스(이하 UC샌타바버라)에 재학 중인 19살 선수가 친구들의 부축을 받고 지역 병원으로 왔는데, 수막구균성 뇌수막염 증상을 보였다. 학생은 쇼크 상태로 중환자실에 있었다.

이 병은 드물게 발생하지만 건강한 청년도 감염된 지 몇 시간 만에 사망할 수 있어, 학생 전담의들을 공포에 떨게 만들었다. "학생 전담의에게는 가장 두려운 질병 중 하나죠." UC샌타바버라의 의사 메리 페리스Mary Ferris가 말했다. "바로 그 순간 우리는 사람들의 생명이 위험하다는 걸 알았어요." 누구도 이 질병이 어떻게 전파되는지 정확하게 몰랐다. 한 가지 알려진 경로는 침을 통해서였다. 대학 캠퍼스에 이런 일이 생겼을 때 어떻게 해야 할지 합의된 규정이 없었다. "우리는 질병통제예방센터에 연락해 조언을 구했어요." 페리스가 말했다. "그런데 질병통제예방센터 측은 처음에 별다른 반응을 보이지 않았어요. 우리는 그들의 조언에 의지하고 있는데 말이에요. 그리고 그들은 아무 조치도 취하지 말라고 했죠."

발병 초기에는 명확한 진단이 어렵다는 게 문제였다. 그 대학생의 주치의는 채러티 딘에게 질병을 진단하는 방법에 대해 수많은 가르침을 준 스티븐 호세아 박사였다. 호세아 박사는 청년의 다리가 보랏빛이라고 알려주었다. 그런데 연구실에서 청년의 피와 척수액을 검사한 결과, 수막구균성 뇌수막염은 음성으로 나왔고 그로 인해 그가 위험한 전염병에 걸렸을 가능성은 사실상 배제되었다. 감염병 판정은 길을 따라가며 단서를 찾는 여정과도 같았다. 뇌수막염 음성 반응을 보인 그람 염색은 첫 번째 단서였다. 이 검사는 세균이 두 가지 주요 분류♦ 중 어디에 속하는지 알려주었다. "그람

♦ 그람음성균과 그람양성균.

염색은 신뢰도가 높아요. 틀릴 가능성이 극히 낮죠." 채리티가 말했다. 하지만 호세아 박사는 청년의 얼룩덜룩한 보랏빛 다리를 보고 서 있었다. 이미 그래 보이지만 감염이 더 퍼지는 걸 막기 위해서 양다리를 모두 절단해야 했다.

어떻게 생각하세요? 채리티가 호세아 박사에게 물었다.

선생님은 어떻게 생각하죠? 박사가 그녀에게 되물었다. 제자일 때처럼 그녀를 시험해보는 건지 아니면 동료로서 의견을 물어보는 건지 알 수 없었다.

그람 염색이 잘못된 것 같아요. 그녀가 말했다.

호세아 박사는 이미 사태가 벌어졌을 때 연구실에 그람 염색이 잘못되는 경우가 얼마나 되는지 물어봤고, 한 번도 그런 적이 없다는 답변을 받았다. 하지만 그에게 그람 염색은 그저 학문적 관심사일 뿐이었다. 그는 만약을 대비해 이미 청년에게 수막구균성 뇌수막염 치료를 하고 있었다.

연구소의 결과를 무시하고 수막구균성 뇌수막염이라고 가정하는 게 무슨 의미인지 알아요. 그가 말했다. **게다가 당신에게는 아주 다른 의미겠죠.** 다시 말해, 그에게는 오진이 직업적으로 아무런 위험이 되지 않았다. 하지만 그녀에게는 엄청난 위험이었다.

어떻게 생각하세요? 그녀가 다시 물었다.

나도 그람 염색이 잘못된 것 같다고 봐요. 그가 말했다.

실제로 그람 염색이 잘못된 것이었지만, 그걸 알아내기까지 하루하고 반나절이 걸렸다. 다른 검사 결과를 기다릴 시간이 없었다. 한 사람이 병에 걸렸다면 다른 사람들 역시 걸렸을 테니까. 오늘 6명이 감염되면, 다음 주에는 12명, 그다음 주에는 24명으로 감염자 수가 늘어난다. 그렇게 되면…… 그녀의 손에 전염병으로 보고되기까지 오래 걸리지 않는다는 얘기였다. "제가 더 빨리 움직여야 한다는 걸 깨달았어요." 채리티가 말했다. "전쟁의 9할이 처음 며칠 안에 결정되니까요. 하지만 전초전은 늘 조용하기 마련이고, 거기에 맞춰 결정을 내리는 건 멍청한 짓이죠."

　그래서 질병통제예방센터의 개입 연락에 그녀는 화가 치밀었지만 이내 그들은 늘 똑같다는 교훈을 얻었다. 통화 일정을 잡는 메일에는 질병통제예방센터 직원 20명이 참조되어 있었다. 메일 주소가 이니셜로 되어 있어서 그들의 정확한 이름은 알 수 없었다. 그녀는 그 연락으로 질병통제예방센터에 상주하고 있는 뇌수막염 전문가와 통화할 수 있었는데, 그 통화에는 12명 이상이 함께하고 있었다. "기분이 아주 묘했어요." 그녀가 말했다. "일대일로 대화를 나누는데도 무슨 영화처럼 내부가 비치지 않는 유리창 너머로 20명의 사람이 보고 있는 것 같았죠. 마치 한 사람이 유리 너머의 20명을 대변하는 것처럼요." 그녀는 매번 전화할 때마다 온라인으로 질병통제예방센터 조직도를 확인하며 그들이 누구인지, 어느 부서에 속하는지 파악해보려 했다. 그러나 어디서도 그들을 찾지 못했다. 그들은 상아탑 속의 보이지 않는 군중이었다. 그런 소통은 유익하기보다는 그녀를 더 안달 나게 만들었다. "그들은 정신적 자위를 하고 있었어요." 채리티가 말했다. "정신적 자위는 실제로 중요한 개념이에요.

한 시간 동안 결론 없는 얘기만 빙빙 돌며 반복하는 거죠. 하지만 이런 회의가 끝나면 전 결정을 내려야 했어요."

첫 번째 결정은 학생들 가운데 아직 발견되지 않은 감염자가 있는지 파악하는 일이었다. 채리티는 샌타바버라 의료계에 미열로 찾아온 젊은이들을 검사하라고 지시했다. "가벼운 증상을 보이는 사람들을 걱정해서가 아니에요." 그녀가 말했다. "그들에게 감염될 수 있는 사람들과 급격하게 늘어날지도 모를 발병률 때문이죠." 질병통제예방센터가 갈피를 못 잡는 동안 UC샌타바버라 학생 3명이 더 수막구균성 질환에 걸렸다. 사례마다 양상이 달랐다. 한 학생은 발진만 있어 처음에 수두 진단을 받았고, 다른 두 학생은 미열이 있었으나 특정 병명이 나오지 않았다. "3명 다 거주지가 달랐어요." 대학 측 의료진인 페리스 박사가 말했다. "왜 이렇게 무작위로 발병하는지 정말 이해할 수 없었죠." 며칠 안에 학교는 핫라인을 세웠고, 성난 부모들의 항의 전화와 2만 명의 대학생들을 각자 방에 격리해야 한다는 샌타바버라 시민들의 불평이 빗발쳤다.

채리티는 사무실 화이트보드에 기록된 감염자들의 사회관계망 차트를 응시하며 꼬박 밤을 새웠다. 보드 맨 위에는 '교차 수분'이라고 적었는데, 호세아 박사에게서 빌려온 용어였다. "'그가 그녀와 성관계를 했다.'라는 말이나, 그들이 어떤 성관계를 했는지 말하고 싶지 않을 때 유용해요." 그녀가 설명해주었다. "하지만 전 기본적으로 누가 누구와 타액을 섞었는지, 어디서 그렇게 했는지 알아내려고 했어요." 모든 징조가 대학의 사교클럽을 가리켰다. 그녀는 교내 여학생 클럽과 남학생 클럽을 폐쇄하고, 1,200명의 학생에게 예방약을 제공하기로 했다. "수막구균성 뇌수막염은 예방 조치를 취할 수 있는 시간이 매우 짧아요. 게다가 주말이었죠. 한 번에 빠르게 끝내지 않으면 병원균이 계속 돌아다니게 될 상황이었어요."

채리티는 질병통제예방센터의 주요 담당자 및 침묵의 군중과 통화했다. 그 담당자는 그녀의 조치에 강하게 반대하고 나섰다. "그가 실제로 한 말은 '데이터에 기반한 결정이 아니다.'였어요. 저는 반박했죠. '아, 맞아요. 데이터가 **없으니까요.**'" 채리티는 자신이 세운 계획을 설명했다. 일부 학생을 호텔로 옮겨 기숙사 인원을 줄이고, 교내 스포츠팀 활동을 중단시키고, 미국 식품의약국의 승인을 받지 않았지만 유럽에서는 승인된 백신을 투여하는 것이었다. "질병통제예방센터 담당자는 '우리는 그중 어떤 것도 하지 않을 겁니다. 그리고 당신이 한다면 그건 당신 결정이고 우리는 찬성하지 않았다는 걸 문서로 남길 겁니다.'라고 했어요." 채리티가 회고했다.

통화가 이어질수록 질병통제예방센터의 태도는 더욱 무례해졌다. 한 통화가 끝난 뒤 페이지 뱃슨이 채리티에게 말했다. "딘 박사님, 질병통제예방센터에서 누군가에게 이런 식으로 말하는 건 처음 봤어요!" 그러나 결국 캠퍼스는 질병통제예방센터를 무시하고 딘 박사가 권고한 조치를 모두 취했다. "강경한 명령이었죠." 대학 전담의인 페리스가 말했다. "그리고 한 번도 해본 적 없던 일이었어요. 하지만 모든 파티를 중단하고 예방책을 시행하자 더 이상 환자가 나오지 않았어요." 이 사태를 겪으며 모두가 눈치챘던 점을 페리스의 입으로 듣자면 이렇다. "질병통제예방센터는 딘 박사를 좋아하지 않았어요. 그쪽에서는 계속 이렇게 말했어요. '예방책을 준비할 근거가 없습니다.' 그들은 어떤 증거도 가지고 있지 않았죠. 이런 질병은 4년에 한 건씩 발생했거든요."

질병통제예방센터가 그런 식으로 행동하는 이유는 단순했다. 두려움 때문이었다. 그들은 나중에 책잡힐 만한 행동은 모두 꺼렸다. "그들은 자기들이 나보다 더 뛰어나고 똑똑하지만 내가 위험을 감수하게 두겠다는 뜻을 내비쳤죠." 채리티가 말했다. "그들은 여학생과 남학생 클럽에서 학생들이 어떻게 행동하는지를 두고 저와 논쟁을 벌였어요. 맙소사, 전 카파 델타 회장 출신이라고요!" 위기 한가운데에서 채리티는 감염병을 다루는 국가 최고 기관을 달래려면 어떻게 해야 하는지 파악했다. "그들은 '효과가 있다 해도 어떤 것이 효과를 냈는지 알 수 없을 것'이라고 말하더니 '한 번에 하나씩 해보고 증거를 모으세요.'라고 했어요. 그들은 이 뇌수막염 발병을 통해 무언가 배우길 원했고, 전 이 병을 멈추길 원했어요. 제 목표와 그들의 목표는 달랐죠. 그들은 뇌수막염이 대학교 캠퍼스에 어떤 식으로 퍼지는지 과학 실험을 하듯 관찰하고 싶어 했어요. 전 이렇게 말했죠. '지금 농담하는 건가요. 한 학생이 방금 두 다리를 잃었다고요.'"

채리티는 실제로 어떤 조치가 질병을 통제했는지 알지 못했다. 그저 모든 조치가 함께 질병을 제압했다는 것을 알 뿐이었다. 그녀에게 정말 중요한 것은 전염을 막아냈다는 사실 그 자체였다. 공중보건의의 업무, 적어도 **그녀**의 업무는 치열한 총격전의 연속이었다. 그녀가 처한 다양한 상황에 맞는 표준 운영 절차란 없었다. 대부분 이전 상황과는 크게 달랐다. 과학 학술지에 발표할 근거를 충분히 모을 때까지 기다렸다면 전투는 끝나버렸을 것이고, 그녀는 패배했을 것이다. 학생들은 팔다리나 목숨을 잃었을 것이다. 그녀가 강행한 결정은 블랙잭 테이블에서 도박꾼이 내리는 결정과는 달랐다. 전쟁터에서 소대장이 내리는 명령에 가까웠다. 그녀는 결정을 내릴 때 자신이 바라거나 필요로 한 데이터를 얻은 적이 한 번도 없었다. 그저 "수치가 시키는 대로 했을 뿐입니다."라고 변호할 정도의 데이터만 간신히 보유한 채였다.

시간은 가혹하게도 충분히 데이터를 얻을 때까지 기다려주지 않았다. 감염병이 발생하면 바로 결정을 내려야 했다. 결정을 오래 끌수록, 혹은 결정이 잘못되었을 때 변명할 데이터를 모으느라 시간을 지체할수록 더 많은 사람이 죽었다.

UC샌타바버라에서 뇌수막염이 발병하고 2년이 흐른 뒤, 마침내 질병통제예방센터는 대학 캠퍼스에서 뇌수막염이 발생했을 때 대처하는 방법에 대해 보고서를 발표했다. 이 보고서에는 채리티가 대학에 권장했던 대부분의 조치들이 최우선 실천 사항으로 올라가 있었다. 그 이후 간혹 질병통제예방센터의 직원이 그녀에게 전화를 걸어 다른 미국 대학의 전담의에게 UC샌타바버라에서 어떻게 발병을 막아냈는지 설명을 부탁하곤 했다. 하지만 그 무렵 채리티는 질병통제예방센터와 거리를 두고 있었다. "저는 그들의 직원이 제 조사 현장에 얼씬도 못하게 했어요." 그녀가 말했다. 질병통제예방센터는 다양한 일을 벌였다. 보건 위기를 주제로 학술논문을 발표하고, 자신들에 대한 대중의 인식을 신중하게 수습했다. 하지만 총격이 시작되면 다른 이들이 사격하는 동안 그들은 가장 가까운 구덩이로 숨었다. "결국 전 '엿이나 먹으라지.'라고 생각했어요." 채리티가 말했다. "겁쟁이 같은 모습에 정말 화가 났거든요. 커튼 뒤에 숨은 사람들에게 실망해서 울화가 치밀었어요."

명목상 질병통제예방센터는 미국 내 감염병 관리 시스템의 최정점에 있었으나 실상은 세력이 약한 인물에게 정치적 위험을 떠넘기는 방식으로 존재했다. 그 누구도 원하지 않는 위험과 책임을 지역 보건의에게 전가하면서. 채리티는 질병통제예방센터의 전략이 약삭빠른 정치적 판단이라는 것을 알았다. 사람들은 그녀에게 보건의로서 하지 않은 일보다 한 일에 대해 책임을 물으려 했다. 행동에 나선 죄로 목이 잘리는 것이다. 반면 방관한 죄는 빠져나갈 수 있지만 결국 사람들이 죽어 나갔다. 어떤 잘못을 선택할지는 보건의의 몫이었다. 그저 방관할 것인가. 아니면 조치를 내릴 것인가. "전 그런 용기를 발휘해야 한다는 부분에 서명한 적 없어요." 채리티가 말했다. "그건 제 계획도 아니었고요. 전 늘 질병통제예방센터에 말했어요. '이건 그쪽에서 할 일이라고요! 일 좀 제대로 하세요!' 하지만 UC샌타바버라 사태가 벌어지고 난 뒤 제 모토는 달라졌어요. '누가 구해줄 때까지 기다리지 마라. 아무도 당신을 구하러 오지 않는다.'"

페이지 뱃슨은 왓슨 역할을 하며 7년 정도 상사인 홈스를 도왔을 무렵, 자신의 상사가 얼마나 미스터리한 인물인지 어렴풋이 알아차렸다. 2012년에 공중보건국에 부임한 후 1년이 지났을 때 딘 박사는 일을 그만두고 전업주부를 하길 바라는 샌타바버라 외과의사 남편과 헤어졌다. 딘 박사는 자신의 사생활을 "불타는 쓰레기통"이라고 표현하곤 했다. 페이지는 단지 그것이 한 통 안에 모든 문제를 묻어 두려는 딘 박사만의 방식일 거라고 생각했다. 박사는 마음 한 구석이 공허해 보였다. 딘 박사는 그런 상황 속에서도 아들 셋을 키우며 주당 80시간씩 근무를 해냈다. "딘 박사는 365일 24시간 대기 중이었어요." 페이지가 말했다. "4+결핵이(숫자는 감염 단계를 지칭) 있는 남성이 주립 교도소에서 이제 막 출소했다는 연락을 새벽 두 시에도 받았죠." 페이지는 딘 박사가 사생활로 업무에 지장을 주지 않기에 그 부분에 있어 자신이 뭐라고 할 입장이 아니라고 판단했다. "한 치의 흐트러짐도 없었어요. 공과 사를 철저하게 구분했죠."

페이지는 딘 박사가 공중보건의로서 위험을 무릅써가며 시민의 건강을 지키는 일에 진지하게 임하는 모습을 보고 감명을 받았다.

몬테시토 산사태는 이를 잘 보여주는 사례였다. 이는 마치 성경 속 욥의 이야기 같은, 샌타바버라에서 흔히 겪을 법한 재난 중 하나였다. 2017년 12월 7일, 벤투라 카운티에서 일어난 불길은 토머스 산불Thomas fire이라는 명칭을 얻을 만큼 무시무시하게 커졌다. 불길은 더 거세졌고 캘리포니아주 역사상 가장 큰 산불로 번졌다. 혹독한 겨울철이라 카운티의 인구는 50만 명이 채 되지 않았지만 10만 명 이상이 대피해야 했다. 샌타바버라 시내에 비처럼 내린 낙진은 평소에 보던 먼지와는 차원이 달랐다. 도로 연석 위에도 재가 쌓여 숨을 쉬기 힘들었고, 자동차 색상조차 구분할 수 없었다. 카운티 응급 대응팀은 이처럼 많은 낙진을 다룬 선례를 찾으려고 했지만, 발견한 것이라고는 1980년 세인트헬렌스화산 폭발이 전부였다.

그러나 토머스 산불은 서막에 불과했다. 몬테시토 시내 위쪽에 자리한 샌타이네즈산맥의 초목이 모조리 불타 돌도, 표토도 남지 않았다. 2018년 1월 8일, 기상청에서 폭우가 쏟아질 거라 예보했고 연방정부에서는 산사태의 가능성을 예보했다. 192번 고속도로의 주변 언덕에는 강제 대피령이 내려졌다. 오프라가 살고 있고 엘런이 저택을 구입한 지역으로, 그곳에 있는 대저택들은 상당수가 타지에 사는 부자들의 별장이었다.

맷 폰테스Matt Pontes는 산에서 멀리 떨어진 지역 시민들에게 산사태가 덮쳐올 수 있다고 설득하는 일이 얼마나 힘든지 곧장 알아차렸다. 미국 산림청 소방관이었던 폰테스는 심한 부상으로 무릎이 망가질 때까지 현장에서 일하다 응급 대응팀에 뛰어든 사람이었다. 그는 2018년에 사태가 일어났을 당시, 샌타바버라의 부행정관으로서 산불이 아닌 다른 문제를 처리하고 있었다. 캘리포니아 사람들은 산불을 자주 목격했고 산불 경험이 있었다. 불길이 다가와도 사람들에게 대피하라고 고함지를 필요가 없었다. 하지만 이번에는 완전히 다른 괴물이었다. 사람들이 본 적도, 상상해본 적도 없는 산사태였다. "날은 화창했어요." 폰테스가 말했다. "그리고 전례 없는 일이 벌어졌죠. '여러분, 뭔가 오고 있습니다. 불은 아닌 것 같아요. 여기서 나가야 합니다.'라고 외쳤지만 사람들은 말을 듣지 않았어요."

1월 8일, 시민들의 예상을 훨씬 뛰어넘는 끔찍한 폭풍우가 몰아쳤다. 5분 만에 130밀리미터의 비가 쏟아졌고, 1시간 동안 강수량이 400밀리미터에 육박했다. 1월 9일 새벽 3시경, 몬테시토가 내려다보이는 산이 무너지면서 흙더미가 시내로 밀어닥쳤다. 엄청난 속도로 밀어닥친 물과 진흙 더미는 자동차를 가볍게 휩쓸어버렸다. 언덕에 주차된 차들은 수 킬로미터 떨어진 바다까지 휩쓸려 내려갔다. 그 후 일주일 넘게 응급 구조대원들이 진흙 더미에서 23구의 시신을 찾았지만 2구는 끝내 발견되지 않았다. 집계되지 않은 죽음도 있었다. 몇 주 뒤에야 발견된 노인들의 시신이 그랬다. 그들은 안락의자에 앉은 채로 발견됐고, 곁에는 다 쓴 산소통이 놓여 있었다.

산사태 예보는 놀랍게도 정확했다. 산은 전문가의 예측대로 움직였다. "속임수를 쓴 게 아니라면 이보다 더 정확할 수가 없었죠." 채리티가 말했다. 무엇보다 진흙 속에 무엇이 있는지 파악하는 것이 급선무였다. 그녀는 폭우가 오기 전 크리스마스 휴가 동안 공중보건 비상사태를 선포하고, 직원들에게 부재중인 부자들의 사유지에 들어가 화재 잔해를 치우라고 지시했다. "위험한 유독 물질이 잔뜩 쌓여 있었어요. 차고에 있는 모든 화학 물질에 불을 지른 셈이었죠. 이제 거기에 호스를 대고 수로로 흘려보낼 참이었어요." 청소 담당자는 폭우가 쏟아지기 전까지 겨우 손만 댈 수 있었고, 여전히 사방이 엉망진창이었다. "어떤 병균이 거기 있는지 알아야 했어요. 그래야 응급 대원과 공익 요원들에게 줄 백신을 파악할 수 있으니까요." 그러나 누구도 뾰족한 수가 없어 보였다. 그녀는 홀로 헤쳐나가야 했다. "도시에서 진흙을 헤치며 걷는 상황을 다룬 자료가 하나도 없었어요. 정말 드물었죠." 연방정부와 주정부는 이제 응급팀을 돕고 있었고, 캘리포니아주 보건국장 캐런 스미스Karen Smith 박사는 진흙 속에 어떤 위험이 도사리고 있는지 채리티에게 직접 알아보라고 제안했다. "그래서 전 이렇게 대답했어요. '알겠습니다. 목록을 만들어서 거기에 뭐가 있는지 파악해볼게요.'" 그리고 그녀는 가능성이 높은 세균(대장균, 파상풍균)부터 살피기 시작해 B형 간염 같은 바이러스로 넘어갔고, 마지막으로 단세포 유기체를 살폈다. "절 정말 두렵게 한 건 **콜레라균**이었어요." 그녀가 말했다. "콜레라가 퍼질 만한 고약한 환경이었거든요."

그녀는 발진을 추적했다. 응급 구조대원들이 교대 근무를 마치고 돌아오면 바짓단을 걷어 올려 피부를 살폈다. "그들에게 묻은 질병을 알아낼 수 있는 유일한 방법이었어요. 우리에게는 감시 시스템이 없었어요. **제가** 직접 감시 시스템이 되어 진흙에서 어떤 질병이 나오는지 확인했죠." 그녀는 지역 방송에 출연해 발진이 생긴 사람은 누구든 자신에게 연락하라고 알렸다. 처음에 그녀는 발진을 화학 화상으로 오해하기도 했다. 하지만 오염된 참나무에서 나온 기름이 다른 액체와 섞여 진흙에 퍼지면서 발진을 일으킨다는 사실을 알아냈고, 이 발진은 나중에 '몬테시토 발진'이라는 이름을 얻었다.

그때쯤 몬테시토에 사는 사람들은 모두 대피한 상태였다. 그런데 어떤 이유에서인지 카사 도린다Casa Dorinda 주변에는 여전히 사람들이 남아 있었다. 카사 도린다는 부자들이 사는 요양원으로, 줄리아 차일드Julia Child가 그곳에서 생을 마감한 걸로 유명했고, 이제는 백만장자들이 자기 어머니를 보내는 장소였다. 두 번째 큰 폭풍이 닥치려던 참이었다. 처음에 진흙이 어디로 흐를지 정확하게 예측했던 기상캐스터는 다음 산사태가 카사 도린다를 관통할 것이라고 말했다. 하지만 아무런 조치가 없었다.

산사태가 벌어지고 일주일 뒤 어느 늦은 오후, 채리티는 가능한 한 카사 도린다 가까이 차를 몰았다. 또 다른 의사("제 판단이 옳은지 파악하려고요.")와 카운티 법률 고문("나중에 딴말이 나오는 걸 보고 싶지 않아서요.")도 함께였다. 사실 그녀에게 정말 필요한 건 지도와 나침반이었다. 방향치인 그녀는 자신이 어디로 가는지 최대한 파악해야 했다. 길거리 표지판은 도로와 함께 사라진 뒤였다. 채리티는 최대한 갈 수 있는 데까지 차를 몰고 간 다음 진흙 속으로 걸어 들어갔다. 가히 충격적인 광경이 펼쳐졌다. 헬리콥터에서 찍은 영상이 있었지만, 현장의 참혹함과는 비교도 할 수 없었다. "마치 전쟁터 같았어요." 4.6미터에 달하는 진흙 쓰나미가 거대한 집들을 삼켜버렸고, 그중 몇 채는 나무에 걸려 있었다. 커다란 정화조는 낙과처럼 바닥에 팽개쳐져 있었다. 시신이 발견된 집들은 문마다 붉은색으로 X 표시가 되어 있었다.

개중 가장 충격적인 것은 진흙 더미였다. 나중에 알고 보니 450만 개의 손수레로 실어야 할 유독성 잔해였는데, 그걸 도로 산에 갖다 부을 수는 없는 노릇이었다. 그녀는 그것들을 폐기할 안전한 장소를 찾는 데 도움이 필요하다는 걸 알았지만 관계자들은 답을 내놓길 꺼릴 게 뻔했다. "보건의가 무슨 쓰레기통인 줄 알아요." 그녀가 말했다. "다른 사람의 서류함이나 파일철에 들어갈 수 없는 문제를 보건의에게 던져준다니까요."

카사 도린다는 폐허 한가운데에 자리하고 있었다. 정문 밖에서는 응급 대원들이 진흙 속에 파묻힌 시신을 수습하고 있었다. 그런데 문 안쪽에서 채리티는 믿을 수 없는 광경을 보았다. 다수가 노인인 수백 명의 사람들이 마치 아무 일도 없었다는 듯 살아가고 있었다. 그들의 정원은 깨끗했다. 첫 산사태 때 흘러내린 진흙이 근사한 요양원은 비껴간 것이다. 그들의 돈이 마법의 보호막을 친 것 같았다. "전 생각했어요. '젠장, 내가 틀렸어. 이곳은 완벽하게 보존됐잖아. 내가 오버한 거야.'" 채리티가 말했다.

해가 저물자 채리티는 어둠에 잠기는 카사 도린다를 지켜보았다. 전기는 들어오지 않았다. "안으로 들어가 보니 캠핑용 전등이 켜져 있었어요." 채리티가 기억을 더듬었다. "비상용 발전기가 한 대 있고, 수영장 물을 식수로 쓰고 있었고요." 의료 책임자를 찾아가 대체 왜 이러고 있느냐고 묻자, 일부 거주자는 거동할 수 없을 정도로 매우 쇠약하다는 답이 돌아왔다. 수학적으로 봤을 때, 채리티에게 이건 까다로운 문제가 아니었다. 기상캐스터들은 백여 명이 머물고 있는 이곳에 또 다른 산사태가 덮칠 확률이 20퍼센트라고 보았다. 의료 담당자는 강제 대피 시 거주자 중 5명은 목숨을 잃을 거라고 장담했다. 마치 미국 전역의 대학 신입생들이 윤리학 강의에서 배우는 유명한 문제와 닮아 있었다.

당신은 지금 기차를 몰고 있다. 선로 앞에 5명이 있다. 아무 행동도 하지 않으면 그들은 기차에 치어 목숨을 잃을 것이다. 하지만 선택지가 있다! 스위치를 눌러 기차를 다른 선로로 몰 수 있다. 하지만 불행히도 거기에는 칼이라는 남성이 서 있다. 아무 행동도 하지 않으면 5명을 죽이게 되고, 스위치를 누르면 칼을 죽이게 된다. 신입생 대부분은 칼을 죽이는 쪽을 택한다. 그런데 **이런**, 교수가 그들에게 다음과 같은 정보를 알려준다. 칼에게는 건강한 장기가 다섯 개 있어 이식이 필요한 다섯 사람을 살릴 수 있다고. 그러기 위해선 그의 뒤통수를 총으로 쏘면 된다. 당신은 그렇게 할 것인가? 그렇지 않다면 그 모순점에 대해 설명해보라.

대학 윤리학 강의에선 일주일에 걸쳐 이 문제를 살핀다. 하지만 카사 도린다 안에서는 30분 만에 결정해야 했다. "제가 무엇을 해야 할지 알고 있었어요." 그녀가 말했다. "하고 싶진 않았어요. 그래서 스스로에게 물었죠. '이것 말고 다른 방법은 없을까?'" 답은 '없다'였다. 주변을 살펴보니 화재 스프링클러가 작동하지 않았다. 채리티는 그 사실만으로도 시설을 폐쇄할 근거가 된다고 의료 책임자에게 말했다. "전 그들에게 말했어요. '순순히 하시든 강제로 하시든 선택하세요.' 그들은 몹시 화가 났지만 자진해서 폐쇄하기로 결정했죠. 그리고 일곱 목숨이 사라졌어요. 의료 책임자는 '그들의 죽음은 당신 탓'이라며 제게 뼈아픈 메일을 보냈어요. 그 말이 맞았죠."

두 번째 산사태는 일어나지 않았다.

이제 많은 이들이 그녀를 주시하고 있었다. 그들 중 한 남성은 재난 대책반을 운영 중이었다. "전 대체 어디서 저런 여자가 온 건가 싶었어요." 맷 폰테스가 말했다. "그녀는 달랐어요." 그녀는 그가 정부에서 알고 지낸 사람들과 상당히 달랐다. "그녀는 직관이 아주 뛰어나요. 정보를 빠르게 처리하고 결정을 내리는데, 그게 사람들을 긴장하게 만들죠. 특히나 정부 사람들을 **정말로** 긴장시켜요. 정부 안에서 그녀 같은 사람을 찾기 힘들죠. 그녀가 거기 있는 게 우연처럼 느껴질 정도였다니까요." 그는 채리티가 카사 도린다에 대피령을 내린 것은 옳은 결정이었지만 원했다면 피할 수 있는 결정이었다고 생각했다. "보건의가 되는 방법은 두 가지예요." 그가 말했다. "하나는 아무 일도 벌어지지 않은 척하는 거예요. 그녀는 그러지 않았어요."

채리티 딘을 주시하게 된 또 다른 사람은 캐런 스미스 박사였다. 산사태 이후 그녀는 채리티에게 새크라멘토에 있는 주립 보건국으로 와 부국장을 하지 않겠냐고 제안했다. "제가 버스에 치인다면 국장으로 진급할 또 다른 사람이 필요할 테죠. 채리티가 적임자였어요." 훗날 스미스 박사가 말했다. 마흔인 채리티는 스미스보다 한 세대 어렸고, 직책을 맡기에는 젊은 축에 속했다. 연봉이 5만 달러나 줄어들 테고, 짊어지고 있는 학자금 대출 7만 2,000달러는 고려하지 않은 상태였다. 제안은 불시에 이루어졌다.

왜 저죠? 그녀가 스미스 박사에게 물었다.

당신은 결정을 내릴 수 있는 사람이니까요. 박사가 말했다.

아직 해결되지 않은 의문들이 많이 남아 있다. 채리티가 그런 결정을 내렸던 이유는 무엇일까? 왜 그런 능력을 갖추려고 애썼을까? 그녀는 사람들에게 자신이 왜 그런 행동들을 하게 됐는지 설명하는 것을 오래전에 그만뒀고, 속내를 다 털어놓는 편도 아니었다. '무언가 오고 있어.' 채리티는 그렇게 느꼈다. 어릴 때부터 이 생각에 사로잡혔지만 입 밖으로 이야기를 꺼내지 않는 법을 배웠다. 그런 이야기를 하면 사람들은 그녀를 이상하게 생각했다. 그녀는 새크라멘토로 차를 몰면서 한 가지 생각에 몰두했다. 2018년 말, 한 기자가 그 생각에 대해 물었을 때 채리티는 이렇게 답했다. "제가 가장 두려워하고 가장 많이 생각하는 것은 새로운 병원균에 대응하는 우리의 능력이에요. 어쩌면 한 번도 본 적 없는 병원체이거나 막 변종이 된 인플루엔자처럼 오랜 역사가 있는 병원체일지도 몰라요. 1918년 H1N1(스페인독감) 팬데믹은 지금으로부터 100년도 더 전의 일이에요. 세상은 인플루엔자든 뭐든 팬데믹이 끝났다고 생각해요. 하지만 보건계에서는 우리가 이에 대비해야 한다는 것을 알고 있어요."

3

팬데믹을 읽는 사람

미국은 우연히 팬데믹과 싸울 계획을 마련하게 되었다. 그 첫 초안은 2005년 10월 오하이오주 제니아의 한 가정집 지하실에서 탄생했다. 라지브 벤카야Rajeev Venkayya라는 남성이 단 며칠 만에 써낸 것이었다. 그는 주말 동안 작성을 끝내기로 마음먹었지만, 그마저도 너무 긴 게 아닌가 고심했다. 대통령이 안달 내며 기다리고 있었다.

  미국의 팬데믹 대응 계획은 2005년 여름, 조지 W. 부시George W. Bush 대통령이 한 권의 책을 읽으면서 시작됐다. 그 책은 전년도에 출간된 존 배리의 《그레이트 인플루엔자》로, 밥 글래스를 경악케 했던 바로 그 책이었다. 아마도 부시 대통령은 끔찍하고 소름 끼치는 사건을 가장 많이 연상시키는 대통령일 것이다. 그의 재임 기간 동안 미국 역사상 가장 치명적인 테러 공격과 100년 만의 극심한 자연재해가 발생했다. 허리케인 카트리나의 여파가 여전히 부시 대통령의 마음과 일상에 영향을 미치고 있었을 때, 그는 존 배리의 1918 스페인독감 책을 손에 들었다. 18개월 만에 전 세계적으로

4,000~6,000만 명이 목숨을 잃은 팬데믹이었다. 배리는 그중에서도 미국이 겪은 참상에 주목했다. 최소 50만 명의 미국인이 사망했고, 그중 다수가 젊은 층이었다. 인구가 크게 늘어난 2005년에 비슷한 일이 일어났다면 150만 명의 미국인이 사망할 수도 있었다. 배리가 묘사한 상황이 현실이 될 경우 미국인의 일상은 돌이킬 수 없는 비극으로 빠지는 것이었다.

여름휴가를 마치고 백악관에 돌아온 부시는 팬데믹에 새로운 관심을 가지게 되었다. 그의 고민은 2005년 10월 14일 대통령 집무실 회의로 이어졌고 이 자리에 라지브 벤카야가 초대되었다. 그 방에서 가장 말단이었던 그는 의대를 나온 덕분에 막연하게나마 영향력을 가질 수 있었다. 아이러니하게도 그는 의사가 될 생각이 없었지만 아버지의 권유로 의대에 간 것뿐이었다. "전 재학 시절에도 진료실에서 환자를 보는 제 모습이 상상되지 않았어요." 라지브가 말했다. "연구실에 들어갈 생각도 없었고요. 더 큰일을 하고 싶었지만 그게 정확히 무엇인지는 몰랐어요." 결국 그의 의사 면허는 의학계와 정부의 경계를 넘는 티켓으로 사용되었다. 2002년, 그는 서른다섯이 되던 해에 백악관의 펠로우십 과정을 밟고 국토안보위원회Homeland Security Council의 한 부서에 입사했다. 그곳은 생물학적 위협을 다루는 곳으로, 생화학공격방어부서Biodefense Directorate라고 불렀다. 2005년 여름, 그는 이 부서의 대표가 되었다.

국토안보위원회는 주로 미국에 적대적인 해외 테러 조직의 공격을 예측하고 그에 대비하는 군 관계자들로 구성되어 있었다. 생화학공격방어부는 탄저균과 리신Ricin◆같은 독성 물질에 몰두했으며, 테러리스트들이 천연두에 감염된 채로 미국 전역을 돌아다니며 사람들을 감염시킨다는 환상에 빠져 있었다. 독감을 우려하는 분위기가 아니었고, 그에 따라 국회의 재정 지원을 받는 일도 없었다. "생화학방어부의 강경파들은 독감에 관심이 없었어요. 그들에게는 흥미롭지 않은 주제거든요." 라지브가 말했다. "H5N1(조류 인플루엔자바이러스)이 홍콩 가금류에서 발견되었다고 한들 누가 닭에 대해 떠들고 싶겠어요?"

그 당시에도 라지브는 특정 주제에만 관심과 염려가 집중되는 것이 이상하다고 생각했다. 이미 2003년에 거위와 다른 철새에게서 발견된 신종 인플루엔자바이러스에 120명이 감염되었고, 그중 절반이 목숨을 잃은 바 있었다. 그리고 같은 해에 흰코사향고양이가 옮긴 신종 코로나바이러스에 8,000명이 감염되었고, 800명이 죽었다. 여기저기서 출몰하는 변이 바이러스는 언제든 미국인의 일상을 무너뜨릴 수 있었다. 그러나 국가 안보 정책가들은 자연이 주기적으로 내놓는 위험에 남의 일인 양 무관심했다. 그러다 부시 대통령이 존 배리의 책을 읽었고 이런 생각을 하게 된 것이다. **우리의 전략은 뭐지?** "우린 전략이 없었어요." 라지브가 말했다.

대신 그들에게는 미흡한 분서 하나가 있을 뿐이었다. 미국 보건복지부가 작성한 그 문서에는 팬데믹이 벌어질 경우, 백신 생산을

◆ 피마자 씨에 들어 있는 독성 물질.

가속화하고 항바이러스 약을 비축한다는 계획이 담겨 있었다. 이것이 백악관 집무실 회의를 불러낸 원흉이었다. 부시 대통령은 그 문서가 마음에 들지 않았다. "대통령은 이렇게 말했어요. '이건 순 엉터리입니다.'" 라지브가 회고했다. "'보건 부분만 다뤘잖아요. 우리에겐 사회 전반에 걸친 종합적인 계획이 필요합니다. 국경은 어떻게 할 거죠? 여행은? 무역은?'" 게다가 아무리 빨리 백신을 만든다고 해도 기다리는 동안 수많은 미국인이 목숨을 잃지 않도록 어떤 조치를 할 수 있단 말인가. 1918 스페인독감과 같은 사태가 벌어진다면 사회 기능이 마비될 텐데, 연방정부의 누구도 그 부분을 걱정하지 않는 듯했다. "중요한 건 대통령이 화가 났다는 겁니다." 라지브가 말했다. 회의 말미에 국토안보보좌관인 프랜 타운센드 Fran Townsend가 부시 대통령에게 2주 안에 계획을 세우겠다고 약속했다.

이미 애틀랜타에 질병통제예방센터라는 연방 기관이 있는 상황에서 백악관이 새로운 질병 통제 정책을 만든다는 것은 다소 이상한 일이었다. "질병통제예방센터는 좌절했어요." 라지브가 말했다. 게다가 새로운 계획이 무엇인지 분명하지 않았다. 백악관 직원들은 다양한 생각을 가지고 자리에 앉아 의견을 나누었다. "우린 첫주를 그냥 날려 보냈어요." 라지브가 말했다. "각기 똑똑한 사람들이 합의점을 찾아가며 무언가를 만들어야 했으니까요. 그렇게 모여서는 전략을 작성할 수 없었죠." 그는 백악관 회의에서 적은 메모를 가지고 오하이오주에 있는 부모님 댁으로 가 직접 작성하기로 결심했다. 집은 컨트리 클럽 오브 더 노스Country Club of the North의 일곱 번째 페어웨이에 있었다. 골프공이 거실 창문을 깨고 들어오는 것만 제외하면 평온하고 조용했다. "전 금요일 밤에 6시간을 들여 문서 작성을 마쳤어요." 그가 말했다.

미 정부는 움직임이 굼뜬 걸로 정평이 나 있었다. 라지브는 대통령이 골이 잔뜩 났을 때 그들이 얼마나 빨리 움직일 수 있는지를 보고 놀랐다. 2005년 10월 23일에 그가 부모님 집에서 돌아온 후 5일 만에 모든 장관이 그의 12장짜리 문서에 서명했다. 그로부터 4일 뒤인 11월 1일, 미국 국립보건원에서 연설하던 부시 대통령은 새로운 팬데믹 전략을 발표했다. 전략은 크게 3가지였다. 첫째, 해외에서 발병한 바이러스가 유입되지 않도록 살핀다. 둘째, 백신과 항바이러스 약을 대량으로 비축한다. 셋째, "팬데믹이 덮치면 연방, 주, 지역 단위로 대응할 준비를 마친다." 하지만 그것이 정확히 무엇을 의미하는지는 분명치 않았다. 라지브의 계획서가 그랬기에 부시 대통령도 구체적으로 설명하기 어려웠다. 라지브가 작성한 12장짜리 문서는 계획이라기보다는 계획을 세우기 위한 계획에 가까웠다. "단 한 사람, 바로 대통령을 위해 쓴 것이니까요. 그를 진정시키기 위해서요." 라지브가 말했다.

라지브가 부모님 댁 지하실에 앉아 계획서를 써내려간 지 열하루 만에 부시 대통령은 미국 의회에 팬데믹 대비에 쓸 예산 71억 달러를 요구했고, 의회의 승인이 떨어졌다. 이후, 미국 세출위원회House Appropriations Committee 직원들 사이에서 존 배리의 《그레이트 인플루엔자》는 "70억 달러짜리 책"●이라는 별명이 붙었다. 하지만 이 책에는 70억 달러로 무엇을 해야 하는지에 대한 조언은 없었다. 오히려 생명을 구할 방도가 없다는 인상을 심어주는 책이었다. 하지만 라지브가 부모님 집에서 급하게 작성한 문서는 백악관이 원하는 방향으로 해석할 수 있을 만큼 모호하게 작성되었고, 이제 그에게는 계획을 실행할 수 있는 71억 달러가 있었다. "그 계획이 모든 것을 가능하게 해줬어요." 라지브가 말했다. "나가서 문제를 해결할 수 있는 권한을 주었죠."

계획 전체가 새로운 동시에 대담했다. "미국은 어느 나라보다 빠르게 이 문제를 국가적 최우선 과제로 삼았죠." 라지브가 말했다. "우리는 모든 역량을 동원해 이 위협에 맞서려 했어요. 그래서 팬데믹 계획도 고안하기 시작했죠." 그러나 그는 여전히 혼자나 다름없었다. 무엇을 어떻게 해야 할지, 그리고 그 업무를 누가 맡게 될지 구체적으로 정리해야만 했다. 라지브는 관련 연방 기관에 연락해 7명을 차출할 수 있도록 도움을 구했다.

● 존 배리가 이 사실을 처음 알게 된 것은 2005년 9월 기자회견에서 부시 대통령이 여름휴가를 어떻게 보냈느냐는 질문을 받고 배리의 책을 읽었다고 언급했을 때였다. 나중에 배리는 미국 보건복지부에 장관으로 새로 임명된 마이크 레빗(Mike Leavitt)의 수석 보좌관 스튜어트 시먼슨(Stewart Simonson)이 그의 상관에게 책을 건네면서 다음과 같이 말했다는 것을 알게 되었다. "우리에게 팬데믹이 벌어지면 9/11 보고서 같은 것이 나올 텐데, 그 상황에서 장관님은 나쁜 사람이 될 겁니다. 그러니 이 책을 읽어야 합니다." 레빗은 책을 읽고 시먼슨에게 50부를 사달라고 요청했고, 중요한 부분에 형광펜으로 표시를 한 다음 그중 한 권을 부시 대통령에게 주었다. "그 일이 전환점이 됐어요." 시먼슨이 말했다. "그때까지 이런 일에 대한 예산은 없었어요. 사람들은 그저 '아, 그냥 독감일 뿐이잖아.'라고 말했죠." 그리고 지금까지 배리는 부시에게서 어떤 연락도 받지 못했다.

그가 제일 먼저 뽑은 사람은 진료를 그만두고 정부 기관으로 이직한 의사, 리처드 해칫Richard Hatchett이었다. 리처드는 북부로 이주해 둥지를 튼 낭만적인 남부 문인이자 별종이었다. 그는 앨라배마주 대프니에서 자랐는데, 1985년에 밴더빌트대학교에 입학했을 때 그의 시가 대학에 상주하던 유명 시인 도널드 데이비Donald Davie와 마크 저먼Mark Jarman의 눈에 띄었다. 시인들은 그를 밴더빌트를 대표해 전미 대학 시 경연대회에 내보냈고, 그는 2등을 했다. 심사위원이자 이후 퓰리처상을 탄 이탈리아 시인 폴 멀둔Paul Muldoon은 장래가 기대되는 젊은 시인의 작품이라며 칭찬했다. 그런데도 그가 시인의 길을 택하지 않고 의대에 진학한 이유는 간단했다. "글 쓰는 일은 너무 힘드니까요."

2001년 9월, 리처드는 뉴욕시 메모리얼 슬론 케터링 암센터 Memorial Sloan Kettering Cancer Center의 응급실에서 근무하며 종양학 전임의를 준비 중이었다. 그리고 9월 11일, 그는 스튜이버선트 고등학교Stuyvesant High School에 차려진 야전병원으로 가 그라운드제로◆에 있는 구조대원을 위해 부상자 분류 업무를 지휘했다. 몇 년 뒤, 그는 신생아 아들에게 그때 느낀 감정을 편지로 썼다.

그날부터 몇 주 동안 내겐 긍정적인 기억들이 남았단다. 끈끈한 사회적 결속력과 공동체 의식, 그리고 개개인이 보여준 봉사와 기여

◆ 9/11 테러가 발생한 지점을 가리키는 말.

정신이었지. 표면적으로는 애국심처럼 보일 것이고 어떤 의미에서는 가장 좋은 형태의 애국심이지만, 솔직히 내겐 좀 더 복잡한 느낌이란다. 우리가 경험한 것은 국가적 정체성에 관한 것이라기보다는 지역 공동체의 합심에 더 가까웠어. 전쟁이 벌어졌을 때 나타나는 민족주의가 아니라, 토네이도나 허리케인이 지나간 뒤에 며칠 동안 사회적 결속력이 더 좋아지는 것과 비슷했단다.

9/11 테러 이후 의사와 간호사를 찾는 긴급 요청에 당황한 리처드는 곧바로 알프레드 P. 슬론 재단Alfred P.Sloan Foundation 운영진에게 메모를 보내, 정치적 영향력을 발휘해 국립 의료 봉사 단체를 추진해달라고 요청했다. 일주일이 지난 어느 날, 리처드가 환자에게 항암 치료를 하며 열을 내리려 안간힘을 쓰고 있는데, 누군가 급하게 통화를 원한다며 간호사가 찾아왔다. 혈구 수치가 낮은 상태에서 열이 나면 환자가 목숨을 잃을 수도 있어서 리처드는 짜증이 치밀었다.

"부통령실에서 근무하는 노린 하이네스Noreen Hynes라고 합니다." 수화기 너머로 목소리가 들려왔다.

"무슨 일이시죠?" 리처드는 날 선 목소리로 물으며 속으로는 이렇게 생각했다. **부통령이라니, 부통령 누구?**

"롤러 장군General Lawlor께서 당신의 의료 제안서를 읽었습니다." 노린이 말했다.● 리처드는 말귀를 못 알아들어서 잠시 가만히 있었

● 브루스 롤러 장군(General Bruce Lawlor)은 미국 국토안보부 창설 계획을 세운 부시 정부의 백악관 팀원이다. 이후 감염병 전문가인 노린 하이네스가 백악관에서 근무하게 되었다.

다. "아, **체니**Cheney 부통령을 말씀하시는군요." 그가 대답했다.

"그분 말고 다른 부통령이 있나요?" 그녀가 반문했다.

재단 사람들이 그에게 알리지도 않고 그가 쓴 메모를 워싱턴의 누군가에게 보냈고, 그 메모가 여러 사람의 손을 거쳐 백악관까지 들어간 것이었다. 2002년이 되자 부시 대통령은 국정 연설에서 의료 봉사단 창설을 촉구했다. 리처드는 워싱턴으로 가 보건복지부 내에 의료 봉사단을 창설하는 일을 도왔다. 그 결과 100개의 진료실과 20만 명의 의료 자원봉사자를 확보할 수 있었다.

여기에 더해 리처드는 연방 응급 대응팀 산하 기관에 합류했다. 최근에 벌어진 두 가지 사건 때문에 국토안보부 안팎으로 생물 테러가 최우선 과제가 되어 있었다. 하나는 2001년 10월, 미국 국회 의사당에 발생한 탄저균 테러였고, 다른 하나는 그보다 몇 달 전에 실시된 다크 윈터Dark Winter라는 모의훈련이었다. 2001년 여름, 미국 정부 기관의 정예 인력들이 앤드루스 공군기지Andrews Air Force Base에 모여 미국을 겨냥한 생물 테러 시나리오를 구상했다. 애틀랜타, 필라델피아, 오클라호마시의 쇼핑몰을 가상 공격지로 설정하여 3,000명의 미국인이 천연두에 감염되는 상황이었다. 천연두는 1970년대에 근절된 질병이라 백신이 부족했고, 이 바이러스가 다시 유입되면 감염에 취약해질 수밖에 없었다. 훈련 분석 결과는 암울했다. 가상 공격 후 몇 달 만에 미국인 300만 명이 바이러스에 감염되었고, 100만 명이 목숨을 잃었다.

그리고 2001년 9월 11일, 실제로 테러가 벌어졌다. 부시 정부는 이상하게도 공격을 주도한 사우디가 아닌 이라크와 사담 후세인 Saddam Hussein에게로 대중의 공포심과 관심을 돌렸다. 사담 후세인이 집권하던 1972년에 마지막으로 대규모의 천연두가 발병했고, 사담이 생물학 무기를 좋아한다는 이유에서였다.

사담 후세인이 아직도 천연두 바이러스를 가지고 있을지도 모른다는 가능성이 부시 정부를 사로잡았다. 리처드는 국가안보회의에서 뚜렷한 입지가 없었지만, 생물 테러 얘기만 나오면 상황이 달라졌다. 새로운 동료들은 그가 의사라는 이유만으로 무언가 조언을 해줄 것이라고 여겼고, 리처드는 이런 반응이 당황스러웠다. "사실 내가 있을 자리가 아닌 곳에 가고 있었죠. 백악관이나 국토안보위원회에서 열린 회의에 참석했어요. 수많은 장군이 모여 있었고, 어떤 질문이 나오면 모두 책상 끝에 있는 나를 쳐다봤어요. 마치 내가 그 자리의 주치의라도 된 것처럼요."

2003년 1월, 리처드는 테러리스트가 천연두로 공격했을 때 생길 수 있는 질병과 치사율을 최소화하는 방법에 대해 펜타곤에서 강연까지 하게 되었다. 그는 테러리스트가 천연두로 미국을 공격할 것이라고는 진지하게 생각하지 않았다. "실제로 일어날 일 같지 않았어요. 테러리스트라면 더 효과적인 방법으로 원하는 걸 얻을 테니까요." 그러나 국방부에서 강연을 요청해오자 그는 천연두 테러를 밑바닥부터 철저하게 분석했다. "저는 힘든 문제를 해결할 때 오래된 통념은 버리고 처음부터 다시 생각해요." 그는 냅킨에 사람을 작은 점으로, 원을 사회관계망으로 그리기 시작했다. 얼마 지나지 않아 그의 생각이 술술 풀렸다.

펜타곤의 관점에서 본다면 백신이 나오기 전까지 전염병의 확산을 어떻게 늦출지가 문제였다. 리처드는 전염병이 사회관계망을 타고 퍼진다고 생각했다. 관계망을 끊을 방법을 찾아야 했다. 가장 쉬운 방법은 사람들 간의 물리적 거리를 벌리는 것이었다. 그는 이것을 "효과적으로 사회적 거리 늘리기 전략"이라고 불렀다. '사회적 거리'는 이미 인류학자들이 친족 관계를 설명하는 용어로 사용하고 있었으나 당시 그는 그 점을 몰랐고, 자신이 만든 용어라고 생각했다. ("하지만 제가 그걸 '사회적 거리두기'로 바꿨다고는 생각하지 않아요." 훗날 그가 이렇게 말했다.) 또한 자신이 이미 버려진 아이디어에 새 생명을 불어넣었다는 점도 알아차리지 못했다. 치료제가 나오기 전까지 환자를 격리하는 것 외에도 가능한 모든 조치를 동원해 질병의 확산을 늦춰야 한다는 원칙 말이다. "전 응급실 의사였어요." 그가 말했다. "1918년에 이 모든 방법이 시도되었지만 효과가 없었다는 걸 몰랐죠. 저는 그 어떤 아이디어도 배제하지 않았어요. 달리 나은 방법을 알지도 못했거든요."

라지브 벤카야가 2005년에 리처드를 불렀을 때, 그는 미국 국립 보건원에서 방사선 피폭 연구 및 치료 프로그램을 진행하고 있었다. 핵 공격에 대비해 의료 대책을 준비하던 백악관의 한 관계자가 그에게 도움을 요청했지만, 리처드는 자신의 연구가 진가를 발휘할 분야는 암 치료라고 생각했다. 방사선 치료 중 조직 손상을 막아낼 방법을 찾아낸다면 더 안전하게 그리고 더 강력하게 암세포를 공격할 수 있었다. "전 미국에 원자폭탄이 떨어질 리가 없다고 생각했어요." 리처드가 말했다. "또다시 제가 믿지 않는 위협에 대비하는 임무를 맡게 된 셈이었죠. 하지만 더 큰 가치를 지닌 결과물을 만들어 낼 수 있겠다고 생각했어요."

라지브와 마찬가지로 리처드는 미국 정부가 인간이 일으키는 위협에 너무 치중한 나머지 자연의 위험에는 소홀하다고 생각했다. 두 사람은 신종 인플루엔자바이러스나 그와 유사한 호흡기 바이러스가 언제든지 나타날 수 있다고 믿었다. 그래서 라지브가 미국을 위한 팬데믹 계획을 세우자고 제안했을 때 리처드는 흔쾌히 응했다. 반면 그의 고용주는 생각이 달랐다. 미국 국립보건원은 그를 보내려 하지 않았다. "제 요청을 좀 언짢아했어요." 라지브가 말했다. "결국 토니 파우치에게 허락을 구해야 했죠."

라지브는 백악관으로 데려올 다른 6명에 대해서는 잘 알지 못했다. 그는 관련 기관에 특정 유형의 인재를 구한다는 요청을 보냈다. 습득력이 빠르고 팀워크가 좋으며, 각 기관의 고위 간부에게 신임을 받는 인물이어야 했다. 또한 당면한 과제가 워낙 특수했기에 "틀에서 벗어나" 생각할 수 있는 사람이 필요했다. 곧 팀이 완성됐다. 국무부는 새로운 바이러스가 미국에 유입되기 전에 미리 찾고 차단하도록 외국 정부와 협력 방안을 모색할 사람을 보냈다. 법무부는 법 집행과 법원 운영이 잘 유지되도록 전략을 세울 사람을 보내주었다. 다른 부처에서도 비슷한 방식으로 인재들이 합류했다. 모두 전형적인 워싱턴 관료 스타일이었다. 똑똑하고, 연방정부 내부에서 교육을 받은 데다가 국가 정책을 수립해본 경험이 풍부한 사람들. 그들은 모두 내부자였다. 리처드 해칫도 마찬가지였다.

그런데 보훈부Department of Veterans Affairs에서 온 사람은 확연히 달랐다. 라지브는 보훈부 사람이 필요했다. 팬데믹이 시작되면 미국에서 가장 큰 병원을 운영하는 보훈부가 전국의 상황을 파악하고 병상을 확보하는 데 도움을 줄 거라 판단했다. 그런데 보훈부에서 온 사람은 정책통도, 워싱턴 인사도, 감염병 전문가도 아니었다. 양복 차림이 영 어색해 보이는 애틀랜타 출신 의사, 카터 미셔Carter Mecher였다. 결과적으로 그는 모든 것을 바꿔놓을 인물이었다.

✦

카터 미셔는 어릴 적부터 의사를 꿈꿨지만 삶은 그를 계속 다른 길로 이끌었다. 그는 시카고에서 노동자 계급의 대가족 밑에서 자랐다. 카터의 아버지는 중학교도 졸업하지 못했지만 공구 제조자로서, 아버지로서 상당히 성공한 사람이었다. 그는 자식들에게 자신이 강철을 다루듯 자신감 있게 문제에 맞서라고 격려했다. "다른 멍청이들이 할 수 있다면 너도 할 수 있어."라는 말을 입에 달고 살았다. 카터가 의사가 될 수 있을지 물었을 때도 그의 대답은 달라지지 않았다.

카터는 강철로 무엇이든 만들어내는 아버지의 능력을 동경했고 그 재능을 물려받았다. 그는 손을 쓰는 일을 할 때면 완벽하게 집중

THE PREMONITION

했다. 하지만 그 외의 시간에는 가만히 있지 못했다. "전 주의력결핍 과잉행동장애가 있는 것 같아요. 그런 증상이 있거든요. 사방을 돌아다니죠." 카터가 말했다. 대학에 진학해서도 그는 수업에 집중하지 못하고 자기만의 생각에 빠져들었다. 교수가 언급한 책은 제목을 따로 기록해두었다가 나중에 혼자 읽곤 했다. 물론 자동차 엔진을 고칠 때처럼 집중력을 발휘할 때도 있었다. 그럴 때 카터는 최고의 능력을 발휘했으며, 가장 그다웠다.

관심사 외에 어디에도 집중하지 못하는 모습은 의대생으로서 그리 유망한 자질은 아니었다. 그러나 이러한 과정들은 카터를 중환자실로 이끌었다. 처음 중환자실에 들어서는 사람들은 하나같이 당혹감과 불안감에 휩싸였다. 살아남은 환자는 상당수가 외상후 스트레스장애를 겪었고, 의대생들은 중환자실에서 자신의 두려움과 마주하게 되었다. 병실은 희미한 기계음 말고는 오랜 시간 고요했다. 그러다 불빛이 위웅위웅 깜박이고 경고음이 울린다. 누군가 죽어간다. 코드블루다. 더 이상 문제를 가만히 지켜보고 있을 수 없다. 순간의 판단과 행동으로 생과 사가 갈라지는 것이다.

카터는 중환자실로 들어서는 순간 이곳이 자신의 자리라고 직감했다. 그의 빼어난 재능은 중환자실에서 빛을 발했다. 그는 어떤 환자에게든 삽관술을 시행할 수 있었다. "중환자실에서는 두 가지 기술이 필수예요." 그가 설명해주었다. "누구에게든 정맥주사를 놓을 수 있어야 하고, 누구에게든 기관 튜브를 삽입할 수 있어야 하죠. 그걸 할 수 없다면 환자를 살릴 수 없어요." 중환자실은 그의 집중력이 계속 유지되는 곳이었다. "그곳이 마음에 들었어요. 경고음이 울리면 누군가 제게 리탈린Ritalin◆을 투여한 듯한 기분이 들었죠. 다른 건 다 사라지고 문제만 보이는 거예요. 상황이 최악으로 치닫을 때 전 최고의 실력을 발휘하는 것 같아요. 엉망이 된 상황에서 레이저처럼 집중하게 되죠."

카터는 중환자실에서 느끼는 감정 역시 좋아했다. 권태감에 젖어들지 않는다면 삶의 다양성과 존엄성을 계속 인지하게 되는 장소였다. 1990년대 초반에 카터는 보훈병원에서 처음으로 의대생들을 가르치기 시작했다. 환자들은 대부분 제2차 세계대전에 참전했던 노동 계층 남성들로, 의사나 의대생의 눈에는 그저 죽어가는 노인들이었다. 그러나 그들이 입을 열면 금문교 아래로 전투기를 몰았던 일부터 이오섬을 점령했던 일까지 놀라운 이야기가 쏟아져 나왔다. "우리 모두 한 권의 책과 같아요." 카터가 학생들에게 말했다. "여러분은 그 책의 마지막 두 페이지만 보고 있는 거죠. 환자에 대해 거의 알지 못해요. 그들도 한때는 어린아이였어요. 한때는 여러분의 나이였고요."

그리고 인생의 이점을 되새기고 싶다면 삶에 매달리는 사람을 지켜보기만 하면 됐다. 비록 그 사람이 살고 싶지 않다고 주장한 뒤라도. 카터는 불치의 폐 질환을 앓던 제2차 세계대전 참전 용사 한 명을 잊지 못했다. 그 까칠한 노인은 식도에 관을 삽입한 채 화이트보

◆ 주의력결핍 과잉행동장애 치료제.

드로만 의사소통을 할 수 있었다. 어느 날 그는 **죽고싶다**고 글을 썼다. 간호사는 카터를 데려왔다. **이 빌어먹을 기계를 몸에서 떼고 날 죽게 해달라고.** 노인이 카터에게 전했다. 카터는 그에게 정말로 죽고 싶다면 그럴 수 있지만 죽음은 되돌릴 수가 없기에 하루 정도 생각해보는 게 어떻겠냐고 말했다. 그러자 노인이 이렇게 적었다. **이 관을 빼주지 않으면 내 손으로 뽑아버릴 거야.** "그는 격앙된 상태였어요." 카터가 말했다. "직원들이 목회자와 가족들을 데려왔죠." 카터는 화제를 돌리기로 마음먹었다.

"어떻게 해드리면 좀 더 편하시겠어요?" 그가 물었다.

늙은 참전 용사가 잠시 그를 살펴보더니 화이트보드에 이렇게 적었다. "맥주를 줘."

"어떤 맥주를 드릴까요?" 카터가 물었다.

잠시 후 카터는 편의점에서 6개짜리 맥주 한 팩을 샀다. 그는 '하루에 맥주 한 캔'이라고 쓴 공식 처방전과 함께 맥주를 중환자실 간호사에게 주었다. "맥주를 건네자 노인의 얼굴에 미소가 번졌어요." 카터가 말했다. "그리고 그는 잠이 들었죠." 그 참전 용사는 살기로 마음을 바꿨고, 놀라울 정도로 오래 생존했다. "사람들은 이렇게 강인한 의지를 가지고 있어요." 카터가 말했다. "느낄 수 있고, 볼 수 있죠. 중환자실에서는 의지야말로 가장 영적인 존재예요."

카터는 자신이 타인과 다른 부분이 무엇인지 찾는다거나 자아를 성찰하는 데 시간을 많이 쏟지 않았다. 그의 생각은 자연스럽게 내면이 아닌 바깥으로 향했다. 하지만 죽음을 목전에 둔 사람을 향한 열정을 나누어줄 의대생은 찾기 힘들었다. 다들 압박감을 느꼈고, 압박감은 실수로 이어졌다. 카터는 수많은 실수담을 들었지만, 직접 목격한 첫 실수는 깊이 각인되어 잊히지 않았다. 로스앤젤레스 주립병원의 중환자실에서 레지던트 과정이 끝나갈 무렵이었다. 루푸스와 폐렴을 앓는 나이 든 여성이 들어왔는데, 급격하게 호흡 기능이 떨어지고 있었다. 카터는 그녀에게 삽관을 시행하고 산소호흡기를 달았다. 교대 근무가 끝나갈 때, 그는 그녀의 예후가 좋다고 생각해 자리를 떴다. "그리고 다음 날 돌아왔어요." 그가 말했다. "그런데 침대가 비어 있더군요." 그는 교대 근무자를 찾아갔다. 그 의사는 충격에 빠져 있었다. 여성은 폐가 망가져 사망한 상태였다.

카터는 무슨 일이 있었는지 곧바로 알아챘다. 가끔 인공호흡기로 주입한 공기가 폐에서 새어나와 폐를 감싸고 있는 공간으로 들어가곤 했다. 달리 빠져나갈 곳이 없어지면 공기는 풍선처럼 부풀면서 폐를 짓눌렀다. 가슴 압박이 심해지면 심장으로 가는 혈류마저 막힐 수 있었다.

동료 의사는 폐가 자리한 흉벽에 구멍을 내 공기를 빼줘야 했다. 맨 위 갈비뼈를 찾은 다음 바로 위쪽 가슴에 바늘을 세게 밀어 넣어야 했다. "환자의 흉부에 바늘을 꽂지 않았어요?" 카터는 질문한 것을 곧장 후회했다. 동료는 이미 엉망진창이었다. 그는 자신의 과실을 알고 있었다. 여성의 흉부를 검사하려고 엑스레이를 찍었지만, 결과를 받고 진단을 확실히 내릴 수 있었을 때 환자는 이미 목숨을 잃은 뒤였다. "우리는 늘 '실수는 누구나 한다.'고 위안을 삼곤 하

죠." 카터가 말했다. "하지만 실수를 반복하는 건 죄악이에요. 가장
좋은 방법은 남의 실수에서 배우는 거죠."

카터는 중환자실에서 치명적인 실수를 저지른 적은 없었다. 하
지만 다른 사람들의 실수는 어김없이 그에게 영향을 미치곤 했다.
1991년에 그는 노스시카고 보훈병원 중환자실에서 근무 중이었다.
그곳은 천여 개의 병상을 가진 큰 병원이었다. 당시 다른 병동에서
의사들의 실수로 환자가 사망하는 사건이 잇따라 일어났다. 한번은
허리 통증으로 병원을 찾은 한 참전 용사에게 보훈병원 의사가 이
부프로펜을 처방한 뒤 돌려보냈는데, 24시간 뒤 그 환자가 대동맥
파열로 병원에 실려 온 일이 있었다. 동맥류에서 기인한 허리 통증
이었으나 의사가 이를 놓친 것이다. 환자는 수술 중 사망했다. 이어
수술실에서 몇 건의 불상사가 더 벌어지자 보훈부는 조사에 착수했
고, 결국 매우 비판적인 보고서가 나왔다.

민간 의료 사고는 대개 수면 아래로 가라앉는다. 보험사가 조용
히 해결하기 때문이다. 그러나 보훈병원의 실수는 의회에 보고해야
했다. 여기서 야당 의원들은 대통령이 참전 용사를 홀대한다며 비
난의 목소리를 높였다. "일이 커졌죠." 카터가 말했다. "잘못된 걸
모조리 찾아내는 게임이 되었어요." 카터와는 무관한 일이었지만
그 또한 이 사태를 피해 갈 순 없었다.

노스시카고 보훈병원 경영진은 해고되거나 스스로 물러났다. 보
훈부는 이 병원의 수술 권한을 박탈했고, 의사와 간호사들은 소용
돌이에 휘말리지 않으려고 우르르 병원을 떠났다. 언론은 쉴 새 없

이 떠들어댔다. 〈시카고 트리뷴Chicago Tribune〉은 1면에 제2차 세계 대전 참전 용사의 아내가 죽은 남편의 사진을 끌어안은 모습을 싣고선 "보훈병원이 남편을 '도살장에 끌려가는 소'처럼 대했다."라는 자극적인 헤드라인을 달았다. 카터는 새로운 환자의 가족과 면담하기 위해 중환자실을 나섰다가 노스시카고 보훈병원이 환자를 죽이고 있다는 텔레비전 뉴스를 시청 중인 사람들을 발견했다. "얼마나 굴욕적이었는지 몰라요." 카터가 말했다. "그 느낌이 아직도 생생해요. 잊을 수가 없죠."

하지만 카터는 떠나고 싶지 않았다. 그는 원래 포기를 모르는 사람이었다. 그는 참전 용사들을 좋아했다. 그래서 높은 연봉의 민간 병원 자리도 마다할 수 있었다. 이 노년의 블루칼라 참전 용사들은 그에게 아버지와 삼촌을 떠올리게 했다. "제가 마지막으로 남은 사람 같았어요." 카터가 말했다. "다들 하나둘 떠나고 있었죠. 병원 전체가 혼란에 빠져 있었어요."

그는 수술실에서 벌어진 일에는 복잡한 사정이 있다는 것을 알고 있었다. 보훈병원에 찾아오는 환자들은 나이가 많고 허약했다. 마침 〈뉴 잉글랜드 저널 오브 메디슨New England Journal of Medicine〉에서 의료 사고 연구를 발표했는데, 미국 병원에 입원한 1,000명 중 3명은 의료 사고로 목숨을 잃는다는 내용이었다. 보훈병원은 하루에 25만 명의 미국인을 진료했다. 영국 국민보건서비스NHS에 이어 세계에서 두 번째로 큰 의료 서비스 기관이었다. 이 사태는 단순한 통계적 현상일 수 있었다. 이토록 방대한 의료 체계에서는 우연히 특정 시기나 장소에 오류가 집중될 수 있기 때문이다.

또한 그는 보훈부 외과의사들이 최선을 다하고 있다는 것도 알고 있었다. 그들은 모두 개인 병원에서 돈을 더 많이 벌 수 있는 사람들이었다. "다들 누구를 해칠 의도를 가지고 여기 온 게 아니에요." 카터가 말했다. "사람은 누구나 실수하죠." 그러나 현실이 어떠하든, 사람들의 인식이 현실을 압도했다. 미 의회는 노스시카고의 참전용사들에게 부적절한 치료를 제공한 보훈부 실무자들을 조사하겠다며 청문회를 열었다. "다들 고개를 숙이고 들어왔어요." 카터가 기억을 떠올렸다. "자신감 넘치던 외과의사들이 완전히 무너졌죠."

제2차 세계대전이 끝난 후 보훈청Veterans Administration을 맡은 오마 브래들리 장군General Omar Bradley은 보훈병원과 지역 의대 간에 독특하고 뛰어난 협력 관계를 만들어냈는데, 그 관계가 매우 견고해지면서 당시 노스시카고 보훈병원의 혼란을 수습하는 일이 시카고 의대 학장의 몫이 되어 있었다. 학장은 중환자실로 카터를 찾아왔다. 우린 위기를 겪고 있고 그걸 수습할 사람이 필요합니다. 학장이 그에게 말했다. 전 전혀 흥미가 없는데요. 카터가 답했다. 그는 소거법에 따라 자신이 뽑혔다는 걸 직감했다. 36세의 카터는 중환자 치료에 소명을 두고 있었다. 그에게 사무직은 대학 강의를 듣는 것과 다를 바가 없었다. 정신이 온통 딴 데로 새버릴 게 분명했다. 학장은 카터의 마음에 새로운 변화가 생긴 후에야 설득할 수 있었다. "제 강점은 위중한 환자를 돌보는 거예요. 우리에겐 매우 아픈 환자가 있었어요. 바로 병원이요. 병원이 죽어가고 있었죠. 전 이렇게 접근하기로 했어요. '어떻게 하면 이 병원을 안정시킬 수 있을까.'" 카터가 말했다.

그는 레지던트 시절 친구였던 짐 투크슈미트Jim Tuchschmidt를 불렀다. 두 사람은 함께 환자를 한 명 한 명 돌보며 병원의 명성을 되찾아갔다. "그러다 보니 제가 여기 있어요." 카터가 말했다. "젊고 경험도 부족한 제가 병원장이 된 거죠. 너무 빨리 일어난 일이라 어떻게 해야 할지 막막했습니다." 그는 기존의 시스템을 바꾸어 노스시카고 보훈병원이 돌보는 3만여 명의 참전 용사 각각에게 개인 의료팀을 배정했다. 이후 각 팀이 제공한 정보를 분석하여 의료 품질을 향상시켰다. 입원 일수, 응급실 방문 횟수, 입원 기간 등 데이터가 확보된 뒤에는 문제점을 신속하게 파악하고 개선할 수 있었다. 그렇게 새로운 시스템인 '프라임 헬스Prime Health'가 탄생했다. 새 로고에는 이오섬에 성조기를 꽂는 미 해군의 상징적인 모습이 담겼고, 그 아래에는 새로운 문구가 새겨졌다. **전장의 용사만이 누리는 독점적인 의료 서비스.** 그로부터 4년 뒤인 1995년, 카터가 떠날 무렵 노스시카고 보훈병원은 훌륭한 의료 서비스로 여러 차례 상을 받는 쾌거를 이루었다.

이들이 성과를 이루어낸 과정은 카터 미셔의 향후 행보를 결정지었다는 점에서도 의미가 있었다. 이 일을 계기로 카터는 의료 사고에 관심을 가지게 되었고 그 관심은 곧 열정으로 발전했다. 또한 노스시카고의 기적적인 변화를 지켜본 보훈부에서는 그에게 애틀랜타로 와 전 지역을 담당하는 최고 의료 책임자 자리를 맡아달라고 제안했다. "자리를 옮길 때마다 한 계단씩 올라가는 기분이었어요. 시야가 점점 넓어지더군요." 카터가 말했다. "애틀랜타는 더 높은 전망대 같았습니다. 처음으로 국가적 차원에서 일을 바라보게 되었죠. 그때부터 저는 세상을 다른 시각으로 보기 시작했어요. 시스템을 파악하기 위해서요."

애틀랜타에서 그는 3개의 자치주에 걸쳐 9개의 대형 병원을 감독했다. 그 안에서 일어날 수 있는 실수는 끝이 없었다. 종종 당연하게 여기던 것들이 가장 치명적인 결과를 가져왔다. 대표적인 예가 온수 사건이었다. 증기를 난방 공급원으로 쓰는 보훈병원에서는 세균은 죽이되 피부는 화상을 입지 않을 정도로 수온을 유지했다. 너무 뜨거운 물이 나오지 않게 욕조 수도꼭지에는 특수 밸브도 설치되어 있었다. 난방 장치가 고장 나면서 차가운 물이 나오자 간호사들은 욕조의 밸브를 뜨거운 쪽으로 돌렸다. 이 밸브는 특정 온도를 넘으면 자동으로 물을 차단하는 안전 기능이 있었다. 모든 것이 문제없이 흘러가는 듯했다. 그러던 어느 날 밤, 배관공이 간호사에게 알리지 않고 난방 장치를 고쳤다.

평소 같으면 특수 밸브 덕분에 욕조에 물이 차오르지 않았겠지만, 배관 문제로 욕조를 사용하지 않는 동안 특수 밸브 역시 고장 나 있었다. 또한 물이 너무 뜨거우면 환자들이 알려주기 마련이었으나 당시 보훈병원에는 정신 질환을 앓던 환자가 한 명 있었고, 그는 간호사가 어떻게 해주든 비명을 질렀다. 간호사들은 다음 교대자의 부담을 덜어주기 위해 항상 그를 먼저 목욕시켰다. 배관공이 난

방 장치를 수리한 후 처음으로 목욕한 환자가 그였다. 그는 비명을 질렀다. "간호사들은 밸브가 고장 난 줄 몰랐어요." 카터가 말했다. "배관공이 온도를 너무 높게 설정해둔 것도 몰랐어요. 게다가 그 환자는 습관적으로 소리를 지르니까요. 그는 욕조에 들어가자마자 비명을 질렀어요." 그리고 한 시간 후 그 환자는 피부가 벗겨지면서 열화상으로 죽어갔다. 카터는 자신이 관리하는 시스템이 사람을 산 채로 끓였다는 전화를 여러 통 받았다. 간호사들은 큰 충격에 빠졌지만, 카터는 그들 역시 피해자라고 생각했다. 그들이 일하는 환경, 신뢰하도록 권장받았던 시스템이 그들을 배신한 것이다. "세세하게 사건을 들여다보면 그들이 나쁜 사람이 아니라는 걸 알 수 있을 겁니다." 그가 말했다. "문제는 시스템이었어요. 사람의 주의력에만 의존하는 시스템은 실패할 수밖에 없습니다."

의료 사고. 이 네 글자는 중환자실의 코드블루만큼이나 그를 사로잡았다. 그는 환자의 안전을 위해서 모든 의료 사고의 세부 사항을 알아야 한다고 판단했다. 그의 직책에 있는 사람들 중 이런 태도를 가진 이는 흔치 않았다.

그가 책임자가 된 지 얼마 되지 않아 사우스캐롤라이나 찰스턴 보훈병원에서 문제가 발견됐다. 그 병원에서 검진받은 대장암 환자들은 다른 병원에 비해 사망률이 높았고, 충격적인 비율로 치료가 불가능한 단계에 이르러서야 암을 발견했다. 누구도 이유를 알지 못했다. 카터는 병원을 들쑤시고 다녔다. 그는 병원에서 문제를 살펴볼 때 한 가지 원칙이 있었다. '병원을 한 번 이상 방문할 것.' 첫 방문 때, 현지 직원들은 그를 문제점을 함께 찾아 나설 동료로 여기기보다는 책임을 추궁하러 온 감독관으로 여겼다. 그가 현장 인류학자들에게서 배운 교훈이었다. "그들은 마을을 방문할 때 두 번째 방문이 중요하다고 가르쳐줬어요." 카터가 말했다. "두 번째 방문이 있어야 현지인들에게 제대로 의도가 전해지게 되고, 그때부터 신뢰가 쌓이기 시작해요." 카터는 찰스턴에 다시 방문했을 때 특히 위험도가 높은 환자들을 어떤 식으로 치료했는지, 대장 내시경 일정을 어떻게 잡았는지 등을 묻기 시작했다. 그는 의사라기보다는 아이처럼 평범한 말들로 질문했다. **왜 이런 방식으로 했나요? 어떻게 했는지 제게 보여주실래요?** 이렇게 단순하게 물으니 중요한 질문도 쉽게 할 수 있었다. 의사처럼 말했다면 더 실없게 들렸을 말들이었다.

세 번째 방문에서는 간호사들이 그와 함께 다니며 대장암 검진 단계를 모두 보여주었다. "전 그들에게 제가 어떻게 할 건지 한 번도 말한 적이 없어요." 카터가 알려주었다. "그들이 스스로 커튼을 열고 상황을 들여다보게 했죠. 이렇게 하면 **정말** 많은 것을 볼 수 있어요. 시간을 들여 관찰만 해도 충분해요. 학력이 높을 필요도 없죠." 간호사들은 카터를 안내하면서 자신들이 무엇을 놓치고 있었는지 깨달았다. 대장암 검사 키트를 우편으로 돌려보내는 환자의 비율이 현저히 낮았다. 찰스턴 병원은 다른 병원들처럼 환자들이 대변을 채취할 수 있도록 작은 카드가 포함된 검사 키트를 보냈다. 거기엔 환자들이 쉽게 키트를 돌려보낼 수 있도록 주소가 적힌 봉투도 함께 들어 있었다.

카터는 검사 키트 봉투가 도착하는 곳에 가볼 수 있는지 물었다. 그들은 카터를 우편실로 데려가 우편물 자루를 테이블 위로 쏟아부었다. 무더기로 쌓인 검사 키트 봉투에는 모두 동일한 붉은 글씨가 찍혀 있었다. **우편요금 부족: 발송인에게 반송.** ("다행히 우체국이 어쨌든 배달을 해준 거죠.") 한 간호사가 "대체 몇 개나 반송되었을까요?"라고 물었다. "모두의 머릿속에 불이 탁 켜졌어요." 카터가 말했다. 대장암 검사 키트를 보내려면 우표를 두 장 붙여야 한다는 사실을 아무도 몰랐던 것이다. "병원으로 다시 보내려면 우표가 하나 더 필요하다는 걸 대체 누가 알았겠어요? 저라도 똑같이 그랬을 거예요." 우표 한 장 때문에 사람들이 죽어가고 있었다. 이후 찰스턴 보훈병원은 우표 두 장을 붙인 봉투를 보내기 시작했고, 1년 만에 대장암 검진 분야에서 선두를 달리게 됐다. "전 그런 순간들을 사랑해요." 카터가 말했다. "정말 상식적인 해결이잖아요."

그는 의료 사고를 줄이려면 사고가 나기 어려운 환경을 만들어야 한다고 생각했다. "120볼트 플러그를 240볼트 콘센트에 꽂을 수 없잖아요." 그가 비유를 들어 말했다. "어째서냐고요? 그럴 수 없으니까요! 플러그가 들어가지 않아요!" 하지만 의료계에는 240볼트 콘센트에 120볼트 플러그가 들어가는 경우가 너무 많았다. 간호사가 환자의 처방 약을 잘못 전달하는 일만 해도 그랬다. 카터는 캔자스주 토피카에 위치한 보훈병원의 간호사가 환자와 약물에 바코드를 부착해 서로 일치시키는 아이디어를 냈다는 소리를 듣고, 그 획기적인 아이디어를 자신의 시스템에 적용했다.

그는 또한 실수가 어디에서 어떤 이유로 발생하는지 파악하고자 인간의 정신 작용을 공부하기 시작했다. 그러던 중 이름마저 이성적인 영국의 심리학자 제임스 리즌James Reason이 쓴 《인적 오류 Human Error》라는 책을 발견했다. "인간의 정신에 대한 사용 설명서를 읽은 기분이었어요. 일반적인 사용 설명서가 아니라 인간의 모든 특이하고 별난 부분을 짚어주는 설명서였죠. 특히 스트레스에 관한 대목이 흥미로웠습니다." 중환자실은 스트레스가 많고 복잡한 곳이었다. 카터는 리즌이 묘사한 감정을 몸소 체험했다. 그는 특히 실수를 방지하는 가장 좋은 방법이 여러 겹으로 중첩된 방어 시스템을 갖추는 것이라는 리즌의 주장에 빠져들었다. 구멍이 보이지 않게 스위스 치즈 슬라이스를 겹겹이 포갠 책 속 이미지는 카터의 마음을 사로잡았다.

이 모든 경험은 그가 애틀랜타에서 새로운 일을 맡았을 때, 교실에서 선생님의 말을 들으며 딴생각에 잠기던 어린 시절의 마음으로 돌아가게 했다. 그는 늘 주어진 질문에 답하는 것보다 답하기에 흥미로운 질문을 찾는 데 관심이 있었다. 그래서 그는 병원을 운영하는 동안 겉보기에 무관해 보이는 다양한 주제의 전문가가 되었다. 그중 하나가 바로 항공 안전이었다. 비행기 두 대가 충돌할 만한 상황이 발생하면 미국 연방항공국Federal Aviation Administration은 즉시 이를 인지하고 조사에 착수했다. 하지만 간호사가 실수로 다른 환자에게 약을 준다 해도 환자가 숨지지 않는 한 그 문제를 기록하는 사람은 없었다. "그런 부분이 절 미치게 만들었어요." 카터가 말했다. "실수가 생길 만한 상황을 미리 파악해두면 실수를 막을 수 있어요. 이게 제 사고방식을 완전히 바꿔놓았죠."

그는 보훈부가 병원에서 발생한 실수뿐만 아니라 실수로 이어질 뻔한 상황까지도 더욱 체계적으로 다뤄야 한다는 생각이 강하게 들었다. "보훈병원은 의료 사고를 살피기 용이한 장소예요. 개인 병원과 달리 숨길 수가 없거든요." 그가 말했다. 카터는 워싱턴에 있는 상관에게 연락해 실수로 이어질 뻔한 일들을 직원들이 편안하게 인정할 수 있는 '안전한 공간'을 만들어달라고 간청했다. 그는 보훈부 소속의 최고 의료 책임자 21명에게 장문의 제안서를 보내 변화를 촉구했다. "우리 의료계에도 즉각적인 보고 시스템이 필요합니다." 그가 한 제안서에 이렇게 썼다. "우리는 나쁜 사건에만 집중하고 있습니다. 일어나지 않은 일은 무시하고요. 나쁜 사건에 연루된 사람만 호되게 비난하고 다른 이들은 무시합니다. 그렇게 해서는 시스템을 바로잡을 수 없습니다."

하지만 안전한 공간을 창출하기란 쉽지 않았다. 의회 의원들은 자신들에게 정치적 이득이 될 만한 실수가 일어나지 않는지 주시하고 있었다. 카터는 자신의 제안서가 워싱턴에서 기대했던 효과를 내지 못했다는 사실을 깨달았다. "진지한 논의가 이루어지지 않는 것 같았어요." 그가 말했다. 2001년에 보훈부는 내부 보고 시스템 대신 '레슨즈 런드Lessons Learned'라는 웹사이트를 개설했다. 보훈부 직원이라면 누구나 로그인해 글을 올릴 수 있었다. 그러나 대부분의 게시물은 의료 사고에 대한 고백이나 실수를 저지를 뻔한 경험담이 아니라, 작성자 자신의 능력과 지식을 뽐내려고 쓴 아이디어들이었다. 보훈부 웹사이트는 금방 개인 광고로 가득 찬 제안함이 되어버렸다. "직원들이 웹사이트에 들어가 좋은 아이디어들을 채택해주길 바랐어요." 카터가 말했다. "그러나 아무도 그러지 않았죠. 고위 간부들은 그게 불만이었고요."

보훈부 고위 간부들은 애틀랜타에 있는 최고 의료 책임자가 다른 이들과는 좀 다른 데다가 특이한 문제에 파고드는 성향이 있다는 것을 알아챘다. 그들은 카터에게 위원회를 구성해 웹사이트에서 가장 좋은 아이디어 5개를 뽑아 시스템에 적용하는 것이 어떻겠냐고 제안했다.

그들은 의도치 않게 카터 미서가 흥미를 가질 만한 말로 그의 마음을 흔들었다. 카터는 호기심이 생겼다. 레슨즈 런드에 올라온 아이디어들이 그렇게 좋다면 왜 단 하나도 채택되지 않았을까? 병원 안에 자연스레 퍼져 있는 다른 아이디어들은 어떻게 된 거지? 이런 의문들은 그에게 바퀴 달린 여행 가방을 떠올리게 했다. 짐을 배낭에 챙겨 공항에 가던 사람들이 언제부턴가 캐리어를 끌고 다녔다. 바퀴 달린 가방은 좋은 아이디어 같았다. 저절로 퍼져나갔으니까. 그러다 그는 스스로에게 물었다. 왜 어떤 아이디어는 다른 것보다 더 주목을 받을까? 왜 읽지도 않는 〈뉴 잉글랜드 저널 오브 메디슨〉을 쌓아두고는 죄책감을 느낄까? 어떤 이유가 있어야 그 저널을 읽게 될까? 삶에서 얻은 교훈은 왜 학교에서 배운 것보다 더 유용하게 느껴질까? 그리고 왜……. 그는 새로운 질문에 빠져들었지만, 상관이 준 과제와는 동떨어진 것이었다. "저는 사람들을 모았어요." 카터가 말했다. "그 모임의 안건은 웹사이트에 올라온 아이디어가 실용화되지 못하는 이유였죠."

그는 사람들이 어떤 상황에서 배우고, 어떤 상황에서 배우지 못하는지 이해하기 위해 일 년을 투자했다. 많은 책을 읽고 저자들을 직접 찾아가 그들의 생각을 깊이 들여다봤다. 그리고 그는 보훈부고위 간부들에게 장문의 보고서를 보내 어째서 레슨즈 런드가 무용지물인지 설명했다. 핵심은 사람들이 강요로 얻은 지식보다는 자신의 필요나 욕구에 따라 찾아낸 지식에서 배운다는 것이었다. 학습시키고 싶다면 학습 욕구를 자극해야 했다. 카터는 상관들에게 보낸 보고서를 이렇게 시작했다. "비행기를 몇 번이나 타보셨습니까?"

> ……수십 번, 어쩌면 수백 번일까요? 우리가 일반적으로 타는 비행기는 보잉 757입니다. 보잉은 이 기종을 2,000대 가까이 생산했고 델타 항공만 해도 100대 넘게 보유하고 있습니다. 그러니 여행을 자주 다닌다면 보잉 757기에 탑승할 확률이 높습니다. 비행전, 우리는 멀티미디어를 통해 안전 수칙 안내를 받습니다.

그는 항공사들이 승객의 머릿속에 안전 수칙을 집어넣으려고 노력하는 모든 과정을 설명한 다음 이렇게 물었다. "이런 식의 '교육'

을 몇 번이나 받으셨나요? 수십 번? 수백 번? 다음 질문에 답해보세
요."

보잉 757에 비상구는 몇 개일까요? 4개? 6개? 8개?
주황 불과 빨간 불이 나타내는 것은 무엇일까요?
좌석에서 구명조끼를 꺼내는 방법이 뭘까요?

이런 내용이 30장이나 더 이어졌다. 그는 또한 보훈부 내부에 '러
닝 익스체인지Learning Exchange'라는 새로운 기관을 만들자고 제안
했다. "조직 내에서 사람들은 온갖 것을 배웁니다. 하지만 여러분
이 가르치고 있는 것을 배우지 않아요. 공식 회의에 가보세요. 중요
한 대화는 회의실 안이 아니라 휴식 시간에 복도에서 오갑니다. 그
리고 보통 중요한 얘기일수록 금기시됩니다. 공식 회의에서는 말할
수 없는 법이죠."

카터는 복도에서 오가는 대화를 공식 회의에 끌어들일 방법을 찾
고자 애썼다. 그러나 당연히 회의를 주도하는 쪽에서는 반대했다.
"전 보고서를 건넸습니다." 카터가 당시를 떠올리며 말했다. "그들
은 어찌할 바를 모르더군요. 저더러 직접 '레슨즈 런드'에서 좋은
아이디어 네다섯 개만 골라 시스템 전체로 확대해주면 안 되냐고
하더라고요."

2005년 10월 말, 보훈부는 백악관의 요청서를 받았다. HIV 치료
에 선구적인 역할을 한 보훈병원 의사 로런스 데이턴Lawrence Deyton

에게 온 요청이었다. 그는 참전 용사들을 위한 금연 프로그램을 만들고 있었는데, 성과가 좋았다. 백악관은 최고 의료 책임자급 인물들 중 국가적 차원의 보건 문제를 다룰 수 있는 특별한 인재를 찾고 있었다. 데이턴은 요청서를 들고 22명의 최고 의료 책임자를 누구보다 잘 알고 있는 오데트 르베크Odette Levesque의 사무실로 향했다. 간호사 출신인 르베크는 보훈병원 현장 최고 책임자인 의사들과 본부를 잇는 인물이었다. "전 어떤 문제가 생겼을 때 누구에게 연락해야 하는지 잘 알고 있어요." 그녀가 말했다. 그녀는 백악관의 요청을 살폈다. "그쪽에선 '틀에서 벗어나' 생각할 수 있는 사람을 원했어요. 그때 제 머릿속에 떠오른 이름은 딱 하나였어요. 카터 미셔."

✦

카터는 백악관의 호출에 한 번 놀라고, 그들의 요청 내용에 두 번 놀랐다. 그는 여러 중환자실에서 환자를 치료하면서 감염병에 대해 많이 배웠지만, 팬데믹에 대해서는 아무것도 몰랐다. 어떤 계획을 세워야 할지 감이 오지 않았다. "하지만 백악관에서 요청한걸요." 그가 말했다. "뭐, 그래, 한번 해보자 싶었죠."

2005년 11월 말, 그는 워싱턴으로 향했고, 새로운 팀원 6명과 함께 백악관 옆의 구 행정부 청사 4층 복도 끝에 사무실을 꾸렸다. 책상과 의자, 컴퓨터가 놓인 10개의 작업 공간이 있었고, 칸막이가 없는 대신 백악관 정원인 로즈 가든과 대통령 전용 헬리콥터 착륙장이 잘 보이는 전망 좋은 곳이었다. 인접한 사무실에선 사람들이 허리케인 카트리나가 남긴 잔해를 치우고 있었다. 새로운 팬데믹 기획팀이 꾸려진 순간부터 카터는 그들 중 한 명은 아주 다른 부류라는 것을 직감했다. 바로 자신이었다. 첫 만남에서 다른 6명의 팀원은 정장을 입고 있었다. 카터는 스포츠 재킷으로 나름 차려입었다고 생각했지만, 그 직후 조스 A. 뱅크Jos. A. Bank 매장으로 달려가 돌려 입을 정장 다섯 벌을 샀다. 그런데도 뭔가 어색했다. "카터에 대한 첫인상은, 맞아, 그는 정장 차림에 전투화를 신고 있었어요." 라지브 벤카야 밑에서 팬데믹 기획자들을 관리한 켄 스테일리Ken Staley가 말했다. "전투화를 신은 이유를 물어보면 누군가 줬는데 근사해 보여서 신었다고 말할 겁니다."

리처드 해칫 역시 카터를 흥미롭게 지켜봤다. "우리는 모두 정부 각 부처에서 온 낯선 사람들과 한 방에 던져진 셈이었죠." 리처드가 말했다. "카터가 자신을 드러내는 데는 시간이 좀 걸렸어요. 우리를 편안하게 생각하고 자신의 생각을 마음껏 펼치기까지 말이죠." 처음에는 카터의 머릿속이 어디로 향하고 있는지 도통 종잡을 수가 없었다. "다들 같은 직함을 가지고 있었어요." 카터가 말했다. "말도 안 되는 직함이었어요. 그렇지만 전 보훈부 출신의 바보 같은 놈이고, 다른 사람들은 다 워싱턴에서 온 정책가였어요. 게다가 전 이런 거지 같은 일은 한 번도 해본 적이 없었고요." 업무를 분담하기 시작하자 카터는 그들이 무슨 말을 하는지 알아

듣기 힘들었다. "신학기가 시작됐는데 모두가 저보다 앞서가는 그런 느낌이었어요." 카터가 말했다. "모든 것이 새롭고 모든 것이 달랐어요. 그들은 약자로 대화를 나눴는데, 제가 평소에 쓰던 용어가 아니었죠." APHIS, FBO, CBO, HSPD, PCC…… 중간 기관.

마지막 말은 이니셜이 아니었지만 카터는 무슨 의미인지 몰랐다. 그에게 정부는 거대한 블랙박스 같았다. 팀원 중 한 사람은 농무부에서 왔는데, 다들 그 부서가 어떤 일을 하는지 정확히 아는 듯했다. 카터는 전혀 감이 잡히지 않았다. 그들은 계속 'NRP'라는 용어를 썼다. 결국 카터는 몸을 구부리고 리처드에게 물었다. "대체 NRP가 뭐예요?" 리처드는 **국가대응계획**National Response Plan이라고 알려주었다. **연방정부가 비상시에 어떻게 조직을 운영할지 레이아웃을 짜는 겁니다.** 카터는 그 말이 중요하게 들려서 NRP 문서를 찾아 400장을 전부 읽었지만 전혀 나아졌다고 느껴지지 않았다. "전부 정부 용어였어요." 그가 말했다. "그저 같은 말을 반복해서 적어놓은 데 지나지 않았어요."

다른 6명의 팀원은 맡은 역할이 분명했다. 국토안보부에서 온 여성은 수송과 국경 관련 부분을, 농무부에서 온 남성은 농장 가축의 건강 보호 부분을 집필하기로 했다. 방에 있던 또 다른 의사 리처드 해칫은 어찌 된 일인지 이미 계획의 핵심 장을 쓰는 역할을 맡았는데, 리처드가 담당한 제6장은 인간의 질병과 사망을 최소화하는 전략에 관한 것이었다. 이러한 역할 분배는 의자 뺏기 놀이 같았다. 음악이 멈추면 모두 달려가 앉아 있는데, 카터만 덩그러니 서 있었다. 그는 이렇게 회상했다. "라지브가 말했어요. '리처드, 당신이 제6장을 작업하고, 카터, 당신은 리처드를 도와주세요.'" 카터는 정부 보고서 작성 과정을 본 후 왜 아무도 그것을 읽으려 하지 않는지 알게 됐다. 리처드는 타고난 작가였지만 글솜씨를 발휘할 공간이 없었다. "어처구니없는 규칙이 널려 있었어요." 카터가 말했다. 그의 첫 임무는 리처드가 적은 내용을 미국 정부의 지침서에 맞춰 바꾸는 일이었다. "누군가를 불쾌하게 하지 않으려면 국가와 주를 언급할 땐 알파벳순으로 써야 해요. 또한 300달러 '이상'이라고 쓰면 곤란하고 '초과'라고 써야 하죠." 제안서를 완성하면서 가장 큰 장벽은 리처드가 쓴 내용에 불만을 제기하는 사람들이었다. 연방 기관에 적용되는 부분은 모조리 해당 기관의 승인을 받아야 했다. "그래서 우리는 미국 환경보호국EPA에도 문서를 보냈어요. 그런데 한 사람이 보는 게 아니었어요. 열 사람이 봤죠. 같은 문장을 두고 다섯 명이 각자 다른 방식으로 고치라고 할 때도 있었어요." 이 과정은 리처드 해칫을 미치게 만들었다. "점점 더 바보 같은 상황이 펼쳐졌죠." 카터가 말했다.

리처드와 카터는 팬데믹 질병을 해결하는 방식에 관해 생각이 약간 달랐다. 리처드는 전쟁 개념으로 바이러스를 바라봤다. 적은 긴밀하게 연결된 교점 네트워크에 가까웠다. 적이 가장 많이 밀집되어 있는 교점을 제거하면 바이러스와의 전쟁에서 승리할 수 있었다. 카터의 개념은 의료 사고였다. 그는 의사와 간호사가 저지를 법한 실수를 최소화하는 시스템을 만든 적이 있었고, 이제는 바이러스의 전파 가능성을 최소화하는 전략을 구상하고 있었다. 카터가 생각하기에 두 사람의 공통된 견해는 특효약이란 없다는 것이었다. 따라서 샌드위치에 스위스 치즈를 올리듯 여러 전략을 층층이 쌓아 빈틈을 없애야 했다. 카터는 팀원들을 위해서 '스위스 치즈 전략'에 관한 문서를 작성하기 시작했다.

카터와 리처드는 구 행정부 청사 사무실에서 여러 가지 일이 진행되고 있음을 알았다. 두 사람은 성실하게 팬데믹 계획을 작성했다. 그러나 그들이 작성하고 있는 팬데믹 계획은 수정과 보완을 거듭하면서 흥미와 독창성이 모두 사라질 수밖에 없었다. 이 계획이 그들에게 어떤 가능성을 제공할지도 고려해야 했다. 다시 말해, 이 계획은 실제 계획이 아니라 계획을 위한 계획이었다. (라지브가 쓴 12장짜리 원안은 지금은 더욱 계획을 세우기 위한 계획처럼 보인다.) 각 장을 마무리하는 문장들은 어떤 구체적인 행동에도 적용될 수 있을 만큼 애매모호하게 작성되었다. 가장 중요한 부분은 팬데믹이 발생했을 때 백신 개발 전에 연방정부가 어떻게 대처해야 하는지 제안하는 내용이었다. **"정부는 감염을 통제하고 억제하기 위해 다양한 지침을 제공한다. 이 지침에는 사회적 거리두기, 모임 제한, 또는 검역 조치와 같이 공중보건을 위해 필요한 조치들을 결정하는 기준과 도구가 포함된다."**

이 문장을 자발적으로 찾아 읽거나, 다시 곱씹어볼 사람을 상상하기는 어려웠다. 무슨 말을 하느냐보다 무슨 말을 할 수 있게 만드느냐가 더 중요했다. 성경이나 미국 헌법에 적힌 문구처럼 누가, 어떤 목적으로, 어떻게 해석하느냐가 중요했다. 리처드 해칫과 카터 미셔가 읽은 그 말들은 그들이 직면한 가장 중요한 의학적 질문에 답할 수 있는 실마리를 제공했다. '약물과 백신 없이 팬데믹 상황에서 어떻게 생명을 구할 것인가?'

4

막을 수 없는 재앙을 막아라

언젠가 역사가들은 스스로를 '미국인'이라고 부르던 이상한 민족이 어떻게 나라를 운영하고 살았는지 알게 되면 놀랄 것이다. 미국 정부 안에는 수많은 작은 상자들이 있다. 이 상자들은 특정 문제들을 해결하기 위해 만들어졌다. '식품의 안전성 확보', '대규모 예금 인출 사태 대응', '테러 예방' 같은 문제들이다. 각 상자는 그 문제를 해결할 만한 지식과 재능, 전문성을 가진 사람에게 맡겨졌다. 시간이 흐르면서 이들은 해당 문제를 중심으로 독특한 문화를 형성했다. 각 상자는 점점 자신만의 작은 세계로 굳어져, 변화에 적응할 능력은 잃어버리고, 다른 상자에서 벌어지는 일에 관심을 가지지도 않았다. '정부의 낭비'를 비난하는 이들은 주로 세금이 쓰이는 방식을 따지고 들었지만, 진정한 낭비는 바로 이런 데 있었다. 한 상자 안에는 다른 상자의 문제를 해결할 방안이나 적임자가 있을 수 있었지만 서로 그 사실을 몰랐다.

샌디아 국립연구소는 상자에 갇혀 있는 사람들이 상자 밖에서 생각할 수 있도록 돕고자 1940년대 중반에 설립되었다. 샌디아 연구진은 모두 수준이 높았지만, 그중에서도 밥 글래스는 사고력이 남다른 인물이었다. 그는 어느 상자에도 담기지 않았다. 그러나 2006년 봄이 되자 그는 상자에 갇힌 기분이었다. 15살짜리 딸의 과학 경진대회 프로젝트가 2년 만에 어엿한 질병 통제 모델로 발전되었을 때였다. 그는 오래전에 잊힌 1957~58년 아시아독감의 데이터를 찾아냈다. 10만 명이 넘는 미국인의 목숨을 앗아갔던 독감이었다. 그는 그 데이터로 자신의 질병 통제 모델을 테스트했다. 대략적인 질병 정보만으로도 그의 모델은 팬데믹을 재현해냈다. 연령별 발병률과 사망률이 유사하게 나온 것이다. 전염병을 열심히 공부해온 밥 글래스는 딸의 프로젝트가 이 분야에 제대로 공헌할 수 있겠다는 느낌이 왔다. "그런 의문이 들었어요. **전염병학자들은 왜 이것을 알아내지 못했을까?** 해당 문제를 집중적으로 다룰 수 있는 도구가 없었기 때문이었죠. 전염병의 경로를 파악하는 도구는 있었지만, 전염병을 막도록 프로그램화된 도구는 없었던 거예요." 밥 글래스와 딸 로라는 샌디아 연구소의 컴퓨터 프로그래밍 천재의 도움을 받아 질병을 막을 수 있는 도구를 만들었다.

그는 사람들이 이 모델을 사용하거나 찾아보게 만드는 일이 얼마나 힘든지 알고 놀랐다. 몇 달 전, 국토안보위원회는 독감 대유행을 대비하는 모의훈련 준비를 도와달라고 샌디아 연구소에 요청을 보냈다. 그들은 어떤 질문을 던져야 하는지, 그들이 생각하지 못했던 부분이나 미리 고려해야 할 점은 무엇인지 궁금해했다.● 하지만 밥 글래스가 속한 부서에 맡겨진 일이 아니었다. 그는 친구에게 부탁해 자신의 질병 모델 문서를 백악관으로 보내는 소포에 살짝 끼워 넣었지만, 국토안보위원회에서는 아무런 반응이 없었다. "사람들은 특정한 내러티브에 끌리는 성향이 있어요." 글래스가 말했다. "이 문제를 어떻게 막을지 고민하는 대신 그들은 외국에서 유입되는 요소들에만 집중했어요. 그러니까 국경 폐쇄나 이야기하면서 시간을 다 써버리죠. 하지만 그건 전혀 효과가 없습니다. 오히려 경제 활동을 마비시키기도 하죠."

글래스는 자신의 새로운 질병 통제 모델이 주목을 받으려면 학술지에 논문을 게재하는 것 외에는 방법이 없다고 생각했다. 샌디아 국립연구소의 과학자들은 연방정부의 최고 보안 등급인 'Q 보안 자격'을 받고 일하기 때문에 승인 없이는 연구 결과를 공개할 수 없었다. 이 연구는 아이의 과학 경진대회 프로젝트로 시작된 일이었지만, 이제 그는 연구소에서 다루는 일만큼이나 진지하게 받아들이고 있었다. 그는 상사에게 상황을 설명하고 상당한 분량의 논문을 작성했고, 출간 허락이 떨어졌다. 그는 〈사이언스Science〉와 〈네이처Nature〉를 비롯해 잘 알려지지 않은 의학 저널에도 논문을 보냈다. "다들 제 논문을 읽지도 않고 돌려보냈어요. 전 그 분야에서 유명

● 팬데믹 대응 계획을 만들게 된 백악관 집무실 회의에서 이 짧은 모의훈련 아이디어도 나왔다. 이 훈련은 팬데믹 대응 계획이 막 시작되던 2005년 12월 10일에 실시되었는데, 팬데믹 계획에는 아무런 도움이 되지 않았다.

한 사람이 아니니까요." 그가 말했다. "전 정말로 걱정되기 시작했어요." 혼자서 사색에 잠기는 시간이 많았던 밥 글래스는 스스로를 "극도로 내성적인" 사람이라고 설명했다. 전염병 분야의 전문가들에게 직접 찾아가 도움을 요청하는 것은 그의 성격에 맞지 않았다. 그럼에도 그는 그렇게 했다. 컴퓨터 모델을 활용해 질병 확산을 연구한다는 전염병학자들의 이름을 검색해 논문과 함께 짧은 편지를 보냈다. "제 메일에 답신조차 하지 않았어요." 그가 말했다. "아무런 반응이 없으니 화가 났죠. 두려웠습니다. 팬데믹이 발생하면 아무도 제대로 대처하지 못할 거란 생각에요. 전 끝났다고 생각했어요. 우리 모두 끝장이라고요. 그러다 문득 보훈부 남자 하나가 떠올랐어요."

1년 반 전, 로라는 워싱턴에 사는 고모를 만나러 갔다. 어느 날 저녁 식사 자리에서 로라는 고모의 남자 친구에게 자신의 과학 경진대회 프로젝트를 이야기했다. 그는 보훈부에서 일하는 감염병 전문가였다. "그걸 잘 적어서 출간해보렴." 남자는 한 번도 그런 아이디어를 들어본 적이 없다며 열정적으로 반응했다. 로라는 집으로 돌아와 아버지에게 그날 이야기를 들려주었다. "전 '맙소사, 일이 많아지겠는걸.'이라고 생각했어요." 말은 그렇게 했지만 그는 과학 경진대회 프로젝트를 제대로 된 질병 통제 학술논문으로 발전시켜 공동 저자에 이름을 올렸다. 보훈부 남성은 이미 그들의 연구에 지대한 영향을 끼친 인물이었다. 밥 글래스는 어쩌면 그가 또다시 도움을 줄지도 모른다고 생각했다. 밥은 자신의 과학적 발견을 알리는 데 여동생의 남자 친구를 이용하는 게 마음에 걸렸지만 워싱턴 연방정부에 아는 사람이라곤 그밖에 없었다. "과학계에선 이러면 안 되는 건데 말이죠." 글래스가 말했다. "하지만 전 제 나이대에선 하지 않는 일을 하기로 결심했어요. 시스템에 가까이 다가가는 거죠. 그래서 그 남자에게 메일을 쓰고 논문을 첨부한 뒤 물었어요. '이걸 봐줄 만한 사람을 아시나요?'"

그때까지 그는 질병 통제 분야 전문가의 이목을 끌기 위해 6개월 넘게 고생 중이었다. 그런데 단 6시간 만에 리처드 해칫에게서 연락이 왔다. "그가 말했어요. '백악관입니다. 언제쯤 여기로 와서 대화를 나눌 수 있을까요?'"

✦

알고 보니 밥 글래스의 여동생과 연애했던 보훈부 남자는 카터미셔와 아는 사이였다. 그는 밥이 보내준 모든 자료를 카터에게 메일로 전달했다. "처음 봤을 때 '대체 이건 뭐지?'라고 생각했어요." 카터가 말했다. "백악관에 들어오는 자료는 대부분 터무니없는 것들이었거든요." 아직 보훈부 프로젝트에서 벗어나지 못했던 그는 공식 채널이 정보 전달에 얼마나 열악한지, 반면 비공식 채널이 얼마나 풍성한 정보를 제공할 수 있는지 뼈저리게 실감했다. 리처드는 컴퓨터 모델을 이용해 팬데믹 전략을 구축하는 아이디어에 완전히 빠져 있었던 터라 카터는 리처드에게 보훈부 남성의 메일과 밥 글래스가 첨부한 자료까지 모두 넘겼다.

질병 모델에 흥미를 보인 인물은 리처드가 거의 유일했다. 국립보건원은 질병 모델을 구축하고자 3명의 석학에게 연구비를 지원했으나, 그 모델들의 유용성은 불투명했다. 복잡하고 느린 데다 운영비가 많이 들었다. '사람들에게 재택근무를 시키면 질병 확산 방식이 어떻게 변할까?'와 같은 간단한 질문에 답변을 받는 데도 며칠이 걸렸다. 설령 답을 얻는다 해도 어떻게 해답을 도출했는지 알 수 없을 정도로 작동 과정이 복잡해져서 결과물을 온전히 신뢰할 수 없었다. 리처드는 석학들을 회의에 초대해 지혜를 얻고자 했다. 리처드는 그들을 좋아했지만, 카터는 그들이 우쭐댄다고 생각했다. 회의가 끝난 뒤 리처드는 각 모델의 특성을 설명하기 위해 수백 개의 행으로 구성된 스프레드시트를 만들었다. 각 모델은 인간을 공격하는 새로운 질병의 특성, 즉 확산 방식, 전염률, 치명도에 관한 가정을 세웠다. 감염 대상인 인간에 대해서는 연령 분포, 주거 형태, 고용 상태, 백신 접종률 등 더 많은 가정을 설정했다. 스프레드시트를 취합하는 과정은 지루했지만 리처드는 이 질병 모델들이 새로운 팬데믹 전략을 찾게 해줄 유일한 희망임을 직감했다.

리처드는 홀로 스프레드시트 작업을 하던 중 그 평생에 가장 흥미로운 경험을 했다. 그는 어린 시절 끔찍한 사고를 당한 적이 있었는데, 그 후유증은 완전히 떨쳐낼 수 없었다. 부모님과 여행을 갔을 때 난 사고였다. 그는 펜실베이니아의 부시킬 폭포Bushkill Falls에서 가파른 벼랑으로 이어진 길을 걷다가 구명조끼 팩을 떨어뜨렸고, 울타리 아래로 그걸 잡으려다가 21미터 아래 개울로 추락했다. 그의 아버지가 그를 찾았을 때, 그는 등을 보인 채 물에 떠 있었다. 숨을 쉬지 않았다. 이마에 깊게 난 상처에서 피가 흘러나왔고 입은 꽉 다문 상태였다. 그의 아버지는 의료 교육을 받은 적 없는 은행가였지만, 우연히 친구에게 소아 소생술을 조금 배운 적이 있었다. 아들의 꽉 다문 입이 벌어지지 않자 그는 코로 숨을 불어넣었다. 그는 리처드가 다시 숨 쉴 때까지 인공호흡을 했다.

앨라배마에서 자란 리처드는 그 얘기를 수도 없이 들었다. "부모님은 항상 제가 살아난 이유가 있을 거라는 말로 이야기를 끝맺으세요." 그가 말했다. "그리고 제 생각엔 저희 아버지, 어쩌면 어머니 역시 그렇게 믿고 계신 것 같아요. 그 부분이 자라면서 제게 부담이었죠." 그는 자신에게 특별한 운명이 주어졌다고 느낄 만큼 많은 성취를 이루며 살아왔지만, 그 운명이 무엇인지 진지하게 고민하거나 입 밖으로 꺼낸 적은 없었다. 떠벌리는 것은 딱 질색이었다. 그는 뼛속 깊이 남부의 점잖은 시인이었다. 그리고 백악관에서 아무짝에도 쓸모없을지 모르는 모델들을 취합하는 지루한 스프레드시트 작업을 하고 있을 때 그는 이상한 감정에 휩싸였다. "벼락을 맞은 것처럼 번뜩 어떤 생각이 스쳤어요." 그가 말했다. "이거구나. 이 문제를 해결하는 게 내가 여기 있을 이유구나. 이 문제에 신경 쓰는 사람은 백악관에서 저뿐이고, 제가 하지 않으면 누구도 하지 않을 테니까요. 그 순간 정말로 뒤통수를 탁 맞은 기분이었어요. 인생에서 처음으로 무슨 일이 벌어지려는 것 같았죠."

나중에 그는 그 느낌의 의미를 깨달았다. 새로운 질병이 사람들을 휩쓸기 전에 이를 막을 수 있는 실질적인 전망을 가진 사람이 자기 혼자뿐이라는 느낌이었다. 기존의 뿌리 깊은 통념에 따르면 환자를 격리하고 재빨리 백신과 항생제를 만들어 유통하는 것만이 효과적인 전략이었다. 사람들을 물리적으로 떼어놓는 것뿐만 아니라 여러 가지 사회적 개입이 1918년에 시도되었으나 효과가 없었기 때문이었다. 질병통제예방센터와 보건복지부에서 일하는 미국 최고의 질병 전문가들도 이 점에 동의했다. 당시 리처드는 그들 중에서 가장 유명한 인물이었던 도널드 에인슬리 헨더슨D. A. Henderson과 친구였다. 헨더슨은 키가 약 188센티미터인데, 리처드의 마음속에선 2배나 더 커 보일 정도로 그 분야에서 존재감이 엄청났다. 헨더슨은 수많은 업적 중에서도 세계보건기구와 협력해 천연두를 박멸한 인물로 유명했다.• 존스홉킨스 공중보건대Johns Hopkins School of Public Health 학장을 역임했으며 다른 직함도 갖고 있었다. 리처드가 그곳에 도착했을 땐 보건복지부 일을 맡고 있었다.

당시 헨더슨은 명문 대학을 나온 신입 머저리들이 컴퓨터 모델로 질병 통제에 성과를 낼 수 있다고 생각하는 것에 분통을 터트리고 있었다. "그는 신입들이 아무것도 모르고 떠들어댄다고 생각했어요." 리처드가 말했다. 두 사람은 컴퓨터 모델링에 관해 이야기를 나

• "인간이 질병을 근절한 것은 이번이 처음입니다." 한 인터뷰에서 헨더슨이 말했다. 분명 한 사람만의 힘으로 질병을 근절한 적은 없었다. 전 질병통제예방센터장인 톰 프리든(Tom Frieden)이 내게 또 다른 전직 센터장 윌리엄 포지(William Foege)를 "천연두를 근절한 사람"이라며 소개했다. 어쨌든, 마지막으로 알려진 천연두 발병 사례는 1977년 10월 26일에 진단받은 23세의 소말리아인이었다.

누지 않았지만, 리처드는 지금 자신이 하는 일을 보고 헨더슨이 어떻게 반응할지 짐작이 갔다. 1957~58년 아시아독감이 10만 명이 넘는 미국인의 목숨을 앗아갔던 시절, 헨더슨은 연방정부 대응팀을 총괄한 사람이었다. 그는 리처드에게 환자를 격리하고 백신을 기다리는 일 외에는 아무것도 하지 말라고 조언했다. 다른 전략에 들어가는 비용이 이윤을 초과한다는 이유에서였다. 리처드는 헨더슨이 그렇게 장담하는 것도, 그에 따라붙는 이상한 통념도 도무지 이해가 가지 않았다. "한 가지 분명한 사실은 모든 사람이 각자의 방에 격리되어 아무와도 접촉하지 않으면 어떤 질병에도 걸리지 않는다는 겁니다." 그가 말했다. "문제는 현실적으로 정말 가능한 일이냐는 것이죠."

새로운 질병 모델은 느리고 다루기 까다로웠지만 리처드에게 희망을 주었다. 헨더슨과 질병통제예방센터 직원들을 포함해 대부분의 공중보건 전문가는 이 모델이 제대로 된 결과를 내놓지 못할 거라 생각했다. 하지만 그들은 중요한 부분을 놓치고 있었다. 그들 역시 모델을 사용했고, 판단을 내릴 때 추상적인 개념에 의존했다. 다만 그 추상적 개념들이 그들의 머릿속에 있을 뿐이었다. 전문가들은 자신의 머릿속 모델이 현실을 반영한다고 생각했다. 그들의 머릿속 모델과 컴퓨터 모델 사이의 가장 큰 차이는, 그들의 모델은 분석 결과가 명확하지 않고 검증하기가 어렵다는 것이었다. 컴퓨터 모델처럼 전문가들 역시 세상에 대해 여러 가정을 내놓았지만, 그들의 가정은 눈에 보이지 않았다.

게다가 전문가들의 머릿속에 내재된 모델이나 가정에는 항상 허점이 있었다. 프로 스포츠를 예로 들어보자. 수십 년간 은퇴 선수들은 선수 및 전략 평가 분야의 전문가로 인정받았다. 그러다가 통계 혁명이 찾아왔다. 통계 데이터로 무장한 외부인들은 선수 출신 전문가들을 웃음거리로 만들었다. 무지를 벌하는 시장의 힘은 질병 관리보다 프로 스포츠에서 훨씬 강력했다. 전염병학자들의 실수로 팀이 패배하거나 운영진이 수천만 달러를 잃는 일은 없었다. 컴퓨터 모델로 농구 선수들의 경기를 분석할 수 있다면 팬데믹 전략 또한 그렇게 하지 못하란 법은 없었다.

리처드는 백신이 없는 독감 변종이 갑자기 전국을 휩쓸어도 질병과 죽음을 막을 수 있는 전략이 존재한다고 믿었다. 또한 이러한 전략의 이점이 비용을 넘어설 것이라고 믿고 싶었다. 심지어 그는 백신 없이도 신종 바이러스를 근절할 수 있을지도 모른다고 생각했다. 그 방법은 바이러스의 감염재생산지수, 즉 감염자 한 명이 감염시키는 사람의 수를 낮추는 것이었다. 이 수치가 1 아래로 떨어지면 질병은 서서히 사라졌다. 그러나 이런 방식을 믿는 질병 통제 전문가들은 거의 없었기에 실제 팬데믹 상황에서 고려할 만한 전략은 아니었다. 리처드는 가상 세계에서만이라도 이 전략을 검토하고 싶었고, 그렇게 하게 해줄 질병 통제 모델이 필요했다. 그러다 그는 카터에게서 밥 글래스에 관한 이메일을 받았다. 리처드는 곧바로 깨달았다. 백악관에는 이 사람이 필요하다고.

리처드의 열정에 힘입어 카터 역시 밥 글래스의 모델을 분석하기 시작했다. 그의 계산 방식이 이해가 갔다. 사고방식 또한 단순하고 명확했다. 밥 글래스와 그의 딸이 아이들과 성인들의 사회관계망을 설명하기 위해 사용한 규칙은 합리적이었다. 질병 확산을 규명하는 규칙도 마찬가지였다. 유일한 문제점은 숫자가 지루하게 나열된 표였다. "사람들은 보통 표를 잘 읽지 못해요. 그래프로 봐야 이해하죠." 카터가 말했다. 수치를 그래프로 변환해 보니 충격적인 이미지가 나왔다.

그래프는 여러 가지 간단한 전략이 질병에 어떤 영향을 미치는지 보여주었다. 환자 격리, 환자가 있는 가정 전체 격리, 성인 대상으로 사회적 거리두기 실시, 항생제 배포 등, 각 전략은 약간씩 효과가 있었으나 그 어느 것도 큰 변화를 만들어내지 못했다. 무엇보다 감염 재생산지수를 1 아래로 떨어뜨려 팬데믹을 종식할 만큼 효과를 내지 못했다. 그런데 한 가지 전략만큼은 달랐다. 학교를 닫고 아이들을 대상으로 사회적 거리두기를 실시하자 독감 같은 질병은 수치가 수직으로 곤두박질쳤다. (이 모델에서 '사회적 거리두기'는 접촉을 완전히 없애는 게 아닌 학생들의 사회적 교류를 60퍼센트 줄이는 것을 의미했다.) "전 '세상에!'라고 외쳤어요." 카터가 설명했다. "학교를 폐쇄하기 전까지는 큰 변화가 없었는데, 이것만이 다른 것과 달랐어요. 마치 상태 변화 같았죠. 비선형적이고요. 수온이 0.5도에서 0도로 가는 것과 같아요. 1도에서 0.5도로 가는 건 별일이 아니지만 거기서 0.5도만 더 차가워지면 물이 얼음으로 바뀌어요. 엄청난 변화죠."

카터와 리처드는 흥분하지 않으려고 애썼다. "우린 말했어요.

'좋아. 이건 초기 모델이니까 이제 진짜 정교한 모델러를 찾아가 이야기를 나눠야 해.'" 카터가 이렇게 회상했다. 그들에게는 크고 복잡한 모델을 만들어본 3명의 석학이 있었다. 석학들이 만든 모델에 '학교 문을 닫고 학생들의 사회적 상호작용을 60퍼센트까지 줄이면 어떻게 될까?'라고 질문을 넣으니 느렸지만 모두 같은 대답을 내놓았다. **'효과 있음.'**

시간이 흘러 2006년 4월이 되었다. 팬데믹 시기에 대형 기관을 운영하는 방안에 관한 따분한 마지막 장만 빼면, 미국의 팬데믹 전략집은 사실상 완성되어 발표까지 한 달도 남지 않은 상태였다. 그 속에는 연방 기관이 취해야 할 크고 작은 모든 조치가 자세하게 적혀 있었다. 그러나 대부분의 항목은 카터나 리처드에게 별다른 흥미를 주지 못했다.

> 조류 소유주 교육: 다방면에 걸친 지원 활동과 '조류 차단방역' 교육 캠페인을 늘려 질병과 차단방역에 대한 정보를 가금류 생산자, 특히 '뒷마당'에서 사육하는 이들에게 시행한다. (11쪽)

이런 식의 항목이 수백 개나 있었고, 연방정부의 누군가는 이를 시행해야 했다. (위 사례의 경우 농무부가 맡는다.) 그러나 카터와 리처드는 기획을 마무리한 **뒤에야** 진정한 흥분을 느꼈다.

팬데믹 기획팀의 의사 두 명은 다른 사람들보다 한발 앞서가고 있었다. 심지어 그들은 백악관의 정규 근무시간을 넘겨가며 일했다. "밤늦게 리처드가 아내에게 언제 집에 갈지 이야기하는 모습을 볼 수 있었죠." 백악관의 동료 한 사람이 말했다. "그는 팬데믹 준비와 바람이 난 사람 같았어요." 그들의 강력한 파트너십은 새로운 동료들을 놀라게 했다. 라지브의 생물 테러 대응팀에서 일했던 켄 스테일리는 둘을 "이상한 커플"이라고 불렀다. 리처드는 체스를 두면서 보르헤스의 시를 읊었고, 카터는 픽업트럭을 분해하고 재조립했다. 리처드가 좋아하는 것은 흰색 리넨 슈트를 입고도 할 수 있었지만 카터가 좋아하는 활동은 대부분 손에 기름때를 묻혀야 했다. 리처드는 시구절을 빌리는 것을, 카터는 도구를 빌리는 것을 좋아했다. 리처드는 상의하달식이라 학계의 유명 인사들이나 주요 정치 인사들과 쉽게 대화를 나누었고, 그들 역시 리처드와 함께 어울렸다. 카터는 하의상달식이라 그의 호기심을 피할 만큼 보잘것없는 사실이나 사람은 존재하지 않았다. 리처드는 모든 수업을 상위권으로 마쳤지만, 카터는 수업을 이탈하기 일쑤였다. 카터는 리처드가 "모든 모델은 잘못됐지만 일부는 유용해."와 같이 중요해 보이는 말을 하며 돌아다니는 것을 놀리곤 했다. 그러나 리처드와 소통하면서 특별한 시너지가 생겨나고 있음을 느꼈다. "리처드는 제 뇌에는 없는 부분을 가지고 있어요." 카터가 말했다. 두 사람을 백악관으로 불러들인 라지브는 다음과 같이 말했다. "리처드는 철학자 유형이에요. 큰 그림을 가지고 전체를 조망하죠. 카터는 보다 세부적인 일을 살피는 데 능하고요."

리처드는 모델링을 인간의 판단을 점검하고 상상력을 보완하는 도구로 여겼다. 카터에게 모델링은 손전등과 같았다. 질병 모델은 그에게 이전까지 깜깜했던 공간 안에 무엇이 있는지 밝혀주는 도구였다. 날마다 두 의사는 새로운 아이디어와 질문을 밥 글래스에게 보냈다. 처음에는 밥과 10대 딸이 만든 모델에 대해 걱정하는 질문이 많았다. 질병의 심각성을 수정했을 때 결과가 어떻게 달라지는지, 실제 미국인들의 소통 방식을 다르게 가정하면 어떤 결과가 나오는지, 방역 지침을 일부만 따랐을 때는 어떤지 궁금해했다. 이 기초적인 질병 모델이 미국 사회를 잘 반영하고 있고, 세부 사항을 수정한 후에도 비슷한 결과를 도출한다는 사실에 만족하게 되자, 그들은 온갖 궁금증을 쏟아냈다. 레스토랑과 바만 폐쇄한다면 어떻게 될까요? 대중교통만 중단한다면요? 재택근무로 전환하면 어떨까요? 생각할 수 있는 모든 전략을 가능한 모든 방식으로 조합해보면 어떤 일이 발생할까요? 이미 지역사회에 감염자가 발생했더라도, 학교를 폐쇄하고 아이들 간의 접촉을 60퍼센트 줄이면 질병 확산을 억제할 수 있을까요? 이 모델을 통해 또 어떤 것을 알 수 있나요?

리처드에게 처음 연락받고 하루 이틀 뒤 밥 글래스는 뒷마당 헛간에 있는 컴퓨터 옆 기둥에 침대를 놓았다. 매일 밤 앨버커키에서 그는 컴퓨터 시뮬레이션을 돌려 다양한 팬데믹과 그에 따른 대응책을 살폈고, 그가 한 번도 만난 적 없는 두 남자는 아침에 직장에 도착하면 질문에 대한 답을 받아봤다. 밥은 하룻밤 사이에 세상에서 가장 무시받던 팬데믹 모델러에서 세상에서 가장 중요한 팬데믹 모델러가 되었다. 그는 과학 경진대회 프로젝트를 가지고 백악관을 위해 야간 근무를 한다는 사실을 딸에게 말하지 않았다. "아이가 스트레스를 받을 수 있으니까요." 그가 말했다. 샌디아 국립연구소의 상관에게 허락을 구하지 않은 것도 이미 어떤 대답을 들을지 알았기 때문이었다. "저를 가만두지 않았을 거예요." 그가 말했다. "그들은 제가 어떤 도움도 주지 못하게 저와 두 의사 사이에 다른 사람을 끼워 넣었을 겁니다."

아이들이 질병 전파에 중요한 역할을 한다는 것은 누구나 알고 있는 사실이었지만, 밥 글래스의 모델이 제시한 것처럼 큰 영향을 미칠 거라고는 아무도 생각하지 못했다. 그렇다고 이 모델이 틀림없이 옳다는 의미는 아니었다. 하지만 그럴 가능성이 있었다. "제가 어디를 파봐야 할지 보여주는 결과였어요." 카터가 말했다. "전 혼자 되뇌었죠. '여길 깊이 파봐야겠군. 아이들과 학교에 대해 내가 모르는 부분이 있나? 미처 생각하지 못한 게 뭐지?'" 카터에게 파헤친다는 것은 데이터를 수집한다는 의미였고, 지구상에 미국 정부만큼 데이터를 많이 수집하는 곳은 없었다. 그는 연방정부 데이터베이스에서 대부분의 주정부 및 지방정부 공무원이 교육 분야에 종사한다는 사실을 발견하고선 **교원 노조가 그렇게 강력한 데는 이유가 있었군**, 이라고 생각했다. 미국에는 유치원부터 고등학교까지 10만 개가 넘는 학교가 있었고, 5,000만 명의 아이들이 재학 중이었다. 그중 2,500만 명의 아이들이 버스를 타고 등교했다. "전 생각했죠. '맙소사, 미국 아이들의 절반이 스쿨버스에 오르는구나.'" 미국 전역에 7만 대의 버스가 운행되고 있었는데, 스쿨버스는 무려 **50만 대**에 달했다. 평균적으로 스쿨버스는 미국 대중교통 시스템보다 2배나 많은 사람을 실어 날랐다. 백악관의 팬데믹 기획팀에서 나누는 대화의 상당수는 성인들이 어떻게 일하고 움직이는지에 관해서였다. "우린 뉴욕과 워싱턴의 지하철에 대해 이야기를 해왔어요." 카터가 말했다. "그런데 성인 한 사람이 대중교통에 오를 때 두 명의 아이가 스쿨버스에 타고 있었던 거죠."

아이들이 학교에 가는 방법도 문제였지만, 학교에 도착한 후 일어나는 일도 문제였다. 미 교육부가 제공한 학교 설계도 덕분에 카터는 아이들이 각자 어느 정도의 공간을 확보하고 있는지 계산할 수 있었다. 초등학생 한 명이 하루 동안 약 1미터 반경 내에서 생활하며, 고등학생이 되면 이 공간이 1.2미터로 넓어질 뿐이었다. 학교를 졸업한 지 오래됐던 카터는 처음에 그럴 리가 없다고 생각했다. 너무 비좁아 보였다. 그는 이렇게 회상했다. "전 아내에게 전화해서 '학교에 가보고 싶어.'라고 말했죠."

카터는 고등학생 시절의 첫사랑과 결혼했다. 그와 데브라Debra는 여섯 자녀가 있는 대가족 출신으로, 그들 또한 여섯 자녀를 키웠다. 가족들은 카터가 백악관에서 일하는 동안 애틀랜타에 남았다. 카터는 주말에만 집에 갈 수 있었지만, 학부모 면담에는 빠지지 않았다. 하지만 아이들 사이의 거리를 연구하려는 목적으로 참석한 적은 없었다. 그는 아내에게 학기 중에 선생님과 만날 수 있게 자리를 마련해달라고 부탁했다. 그날 차에 탄 순간부터 그는 하루 종일 새로운 시각으로 세상을 바라봤다. **저길 봐!** 스쿨버스를 기다리는 아이들을 지나칠 때 그가 소리쳤다. **아이들이 버스 정류장에 서 있는 모습을 봐.**

어른들은 버스 정류장에 서 있을 때 서로 거리를 두는데, 아이들은 드라마 〈사인필드Seinfeld〉 속의 인물들처럼 바싹 붙어서 대화해. 그는 데브라와 함께 학교에 들어갔다. 저길 봐! 아이들로 가득 찬 바다 같아. 아이들의 머리 위로 걸어갈 수도 있겠어. 그는 아이들이 서로 장난치고 등에 업혀 노는 모습을 지켜보았다. 이제는 그가 하지 않는 행동들이었다. 그들은 작은 어른이 아니야. 우리와는 완전 다른 공간 감각을 지니고 있어.

마침내 두 사람은 교사가 기다리고 있는 교실에 도착했다. 카터는 학부모 면담 시간에 아이들 책상에 앉아야 하는 게 항상 불만이었지만, 이번에는 그다지 신경 쓰이지 않았다. 그 덕에 아이들이 수업 중에 얼마나 비좁게 앉아 있는지 느껴볼 수 있었다. 교사가 이야기하는 동안 그는 양팔을 벌렸다. 이것 봐! 그가 속으로 외쳤다. 90센티미터 정도네. 옆에 앉은 사람에게 닿겠어. 학교를 나서며 그는 스쿨버스에 줄자를 가지고 올라탔다. 좌석 길이는 약 1미터였다. "학교에서는 아이들의 엉덩이를 33센티미터로 보고 한 좌석에 3명씩 앉힌 거예요." 그가 말했다. 통로는 일반 버스보다 좁았다. 구급대원이 스쿨버스에 일반 규격의 들것을 갖고 타지 않는 이유가 통로 폭에 맞지 않아서라는 것을 그는 나중에 알았다. "미국 학교만큼 질병을 퍼트리기 쉬운 환경은 없을 거예요." 학교 방문을 마친 뒤 그가 말했다.

그때까지 누구도 학교에서 특이한 점을 파악하지 못했다. 적어도 팬데믹 전략가들의 입장에서는 그랬다. 글래스의 모델이 처음 그 점을 지적해준 셈이었다. 어째서지? 카터는 궁금했다. 어째서 그들은 알지 못했던 걸까? 그런 다음 그는 깨달았다. 모든 걸 어른의 눈에서 본 거야. 아이들이 살고 있는, 그러나 한때 자신들이 살았던 세상을 잊어버린 거야. 어른들은 자신의 공간을 실제보다 더 작게 느끼고, 아이들의 공간은 실제보다 더 넓게 인식했다. 백악관 팬데믹 기획실을 지나가는 전문가들은 오늘날 업무 환경이 얼마나 조밀한지 언급하며, 팬데믹이 오면 재택근무가 필요하다고 말하기도 했다. "그들은 정말 똑똑한 사람들이에요." 카터가 말했다. "질병과 전염병학에서 손꼽히는 리더들이죠. 그들은 바로 '당연히 재택근무로 일해야죠.'라고 말하더군요. 하지만 빌어먹을 칸막이가 들어차 있어도 사무실은 교실만큼 비좁지는 않아요." 얼마 후 그는 문제가 인간의 마음에 있다고 결론지었다. "다들 어린 시절을 잊어버렸어요. 어른들은 아이였을 때의 느낌을 잊어버린 거예요."

이를 명확히 설명하고자 그는 약 242제곱미터 크기의 주택에 미국 학교의 밀집도를 적용한 이미지를 슬라이드에 넣었다. 상단에는 '학교와 동일한 밀집도를 적용한 주택에서의 개인 간 거리'라고 적었다. 전형적인 미국 단독주택의 내부가 갑자기 난민 수용소, 혹은 날을 잘못 잡고 찾아간 이민국처럼 변했다. "학교 교실, 복도, 스쿨버스만큼 사회적으로 밀집된 공간은 어디에도 없어요." 카터가 말했다.

카터와 리처드는 아는 것이 많아질수록 점점 더 흥분했다. "우리가 날씨에 영향을 미칠 수 있다고 상상해보세요." 카터가 메모 중 하나에 이렇게 적었다. "5등급 폭풍을 2등급 혹은 1등급으로 낮출 능력이 있다면……. 비록 현재 연방정부는 허리케인의 위력을 줄일 수 있는 단계에 들어서진 못했지만, 또 다른 자연재해인 인플루엔자 팬데믹을 완화할 수 있는 문턱에는 와 있습니다." 한편 리처드는 주요 인사들을 모아 강연을 시작했다. 그는 백신이 나오기 전에 시간을 벌 방법이 있다는 그들의 직감을 모델이 어떻게 뒷받침하는지 설명했다. 그는 그들의 전략에 명칭도 붙였다. 이름하여 다층표적방역TLC, Targeted Layered Containment이었다.

다층표적방역의 기본 개념은 카터가 의료 사고에 접근한 방식과 같았다. 하나의 안전 조치로는 의사가 실수로 아픈 왼쪽 엉덩이 대신 오른쪽 엉덩이를 수술하는 것을 막을 수 없는 것처럼, 독감 같은 질병은 한 번의 사회적 개입으로는 막을 수 없었다. 질병의 특성과 인간의 행동에 따라 여러 전략을 조합해야 했다. 각 전략은 스위스 치즈 슬라이스와 같았다. 충분히 많은 슬라이스를 쌓으면 구멍을 가릴 수 있었다. 독감 같은 질병이라면 학교를 닫는 쪽이 슬라이스 중 하나가 되겠지만 다른 방법을 시도할 수도 있었다. "밥의 모델을 이용해 우리의 직관을 시험해보고, 어떤 도구를 써야 성공할 수 있는지 확인할 수 있었어요. **이 방식이 효과가 있는지 알려줘. 언제 한계에 부딪치게 되는지도 말해줘**, 라고 물었죠." 리처드가 말했다. 그들의 전략이 실패하는 경우는 바이러스 감염재생산지수가 3● 이상

● '감염재생산지수(R naught)' 혹은 R0는 유행 초기에 약물 치료나 사회적 거리두기와 같은 개입이 이루어지기 전에 감염자 한 명이 평균적으로 얼마나 많은 사람을 감염시키는지를 나타내는 지표다. 사람들이 행동을 바꾸거나 면역을 얻게 되면 R0는 변하기 때문에 특정 시점의 바이러스 증식률을 나타내는 '유효 재생산지수(effective R naught)'를 알아보는 것이 중요하다. 1918 팬데믹의 원인이 된 변종 인플루엔자의 재생산지수가 1.8에서 2.1 사이였던 점을 참고해보면, R0가 3일 때의 심각성이 이해가 될 것이다.

높아졌을 때로, 다시 말해 감염자 한 명이 3명 이상을 감염시키거나 방역 지침 준수율이 30퍼센트 미만으로 떨어졌을 때였다. "그 정도로 감염성을 높게 설정하면 우리의 대응책을 압도할 수도 있어요." 리처드가 말했다. "하지만 밥의 모델은 우리 전략의 유효 범위가 넓다는 것을 보여주었어요."

카터는 이제 학교 폐쇄 문제를 파고드는 중이었다. 그는 한번 파고들면 끝장을 보기 전에는 멈추지 않았다. 하지만 이번에는 주변에서 반대의 목소리가 높아졌다. "학교를 대상으로 전략을 세우려 하자 반발이 심했어요." 카터는 이어 그들의 반응을 설명했다. "**제대로 될 리가 없어. 아이들은 쇼핑몰에서 놀기 시작할 거고, 범죄율은 치솟을 거야. 가난한 아이들은 굶주릴 테고, 부모들은 아이들 곁에 있느라 일하기도 힘들 거야.**" 그들은 백악관에서 의회 예산으로 대통령의 지시를 따라 일하고 있었지만, 공중보건, 교육, 비상 관리 등 여러 정부 부처에서 여전히 의구심을 품고 있는 사람들에게 자신들의 전략이 효과적이라고 설득해야 했다. 백악관 서가에 전략을 꽂아두는 것만으로는 아무 소용이 없었다. 그러나 전략을 믿어야 할 많은 사람들이 그러지 않고 있었다. "전 그들에게 자료를 건네줬어요." 밥 글래스가 말했다. "그들은 그것을 그래프로 만들어 발표하러 갔지만 비웃음만 사고 돌아왔죠."

어느 순간 리처드와 카터는 보건 분야 종사자들의 마음을 바꿔야 한다는 것을 깨달았다. 그러려면 질병통제예방센터 사람들의 마음부터 돌려놓아야 했다. 질병통제예방센터는 미국 공중보건 시스템의 최상위 기관이었다. 어떤 면에서는 **세계** 공중보건의 정점에 있었고, 세계 각국의 지도자들이 지침을 구하러 오는 곳이었다. 하지만 라지브가 새로운 팬데믹 전략팀에 질병통제예방센터 직원을 포함하지 않은 데는 그만한 이유가 있었다. 백악관에서 구상하는 전략은 반드시 창의적이어야 했는데, 이미 자신을 전문가로 여기는 이들은 창의적 사고에 한계가 있기 마련이었다. 기존 전문가들은 질병 통제에 관해 모든 것을 안다는 생각에 갇혀 있었고, 실제로는 그렇지 않을 가능성에 위협을 느낄 수도 있었다. 정말 그럴 만했다. 상황이 이렇게 되자 팬데믹 전략을 짜는 두 의사와 스스로를 질병통제 분야의 권위자로 여기는 사람들 사이에는 긴장감이 감돌았다.

팬데믹 계획을 마무리하던 카터는 질병통제예방센터가 풍기는 거만한 태도를 감지했다. 계획서의 마지막 장은 아직 공백이었다. 팬데믹 상황에서 공공·민간 기관을 어떻게 운영할지에 관해 써야 했다. 팀원 모두 이 내용이 계획에 포함되어야 한다고 동의했지만 누가 작성할 것인지는 정해지지 않은 상태였다. 어느 날 라지브가 사무실에 들러 '제9장'에 대해 물었다.

"9장에는 아무것도 없어요." 카터가 말했다.

"자네가 쓰면 되잖아." 라지브가 말했다.

"제가 전혀 모르는 분야예요." 카터가 대꾸했다.

"일단 써봐. 다른 사람들도 모르긴 마찬가지야." 라지브가 말했다.

카터는 생각했다. **지루한 헛소리를 쓰는 일을 맡게 생겼군.**

그래도 그는 마지막 장을 작성했다. 자신이 개발한 소프트웨어 프로그램으로 미국 정부의 해괴한 문서 작성 지침에 맞춰 내용을 다듬은 후, 관련 기관에 검토를 요청했다. 금방 답장이 왔다. 모든 문장에 붉은 표시로 코멘트가 달려 있었다. "밑줄이 없는 건 제목뿐이었죠." 카터가 말했다. 코멘트를 살펴보니 대부분이 질병통제예방센터의 한 직원이 쓴 것이었다. 그녀의 코멘트에는 따뜻함이나 격려가 담겨 있지 않았다. 카터는 이 자료를 리처드에게 전달했고, 리처드는 그것을 검토한 뒤 그녀에게 전화를 걸었다. 전화를 끊고 돌아온 리처드는 이렇게 말했다. "나랑 말도 섞지 않으려고 해요." 일반적으로 백악관에서 전화가 오면 최소한의 존중은 표하기 마련이었다. "이 무례한 여자는 대체 누구지?" 리처드가 물었다. "저도 모르겠어요. 하지만 찾아낼 거예요." 카터가 대답했다.

일주일 후, 카터는 워싱턴으로 돌아가지 않고 질병통제예방센터가 있는 캠퍼스 한 곳을 찾아갔다. 그는 애틀랜타에서 거의 10년을 살았지만 그곳에 가본 적도, 그곳에서 일하는 사람을 만난 적도 없었다. 가는 길에 그는 마음을 좀 가다듬고 질병통제예방센터의 여직원이 작성한 코멘트를 다시 읽었다. 연방정부의 20명 남짓한 사람들이 그가 쓴 내용을 비판했지만 오직 그녀의 비판만이 해당 분야의 실질적인 지식을 제안하고 있었다. "다른 사람들의 코멘트는 '행복하다'를 '기쁘다'로 바꾸라는 식의 바보 같은 말들이었어요." 그가 말했다. "반면 그녀가 한 말은 모두 일리가 있었죠." 카터는 그녀가 생각보다 낮은 직급에 자리하고 있어서 놀랐다. 그의 연락은 기나긴 사다리를 타고 내려가듯 여러 직원을 거쳐서야 그녀에게 닿을 수 있었다. 다행히 그녀에겐 이름이 있었다. 리사 쿠닌Lisa Koonin 이었다.

◆

리사 쿠닌은 1960년대에 애틀랜타에서 자랐다. 리사는 14살 때 의사에게 맹장 수술을 받은 뒤 자신도 남에게 도움을 줄 수 있는 사람이 되리라 마음먹었다. 자신의 꿈을 학교 진로 상담 교사에게 털어놓자 상담 교사는 가정을 꾸리고 싶다면 의사가 아닌 간호사가 되라고 조언했다. 그렇게 그녀는 간호사가 되었다. 간호대를 졸업한 뒤에는 더글러스 종합병원Douglas General Hospital 소아과 병동에서 근무하며 공중보건 석사 학위를 땄다. 그녀의 논문은 마취과 의사들의 실수로 출산 중 산모들이 목숨을 잃고 있다는 사실을 밝혀냈다. 질병통제예방센터는 그 독창적인 논문을 보고서 그녀에게 산모의 사망률을 연구하는 부서로 일자리를 제안했다. 이후 20년간 그녀는 질병통제예방센터에서 여러 부서를 옮겨 다녔지만, 의사였다면 가능했을 높은 직급에는 결코 오르지 못했다. 그녀는 1만 2,000명의 보병 중 하나로 남았다. 그녀는 자신의 직장을 좋아했고 같이 일하는 사람들을 존경했다. 하지만 늘 자신이 겪어보지 못한 삶의 그늘에 가려져 있었다.

카터가 리사를 보러 갔을 때, 그녀는 '파트너십 및 전략적 제휴'라는 다소 생소한 부서를 담당하고 있었다. 대기업과 협력하여 직원들의 건강을 증진시키기 위해 독감 예방 접종이나 니코틴 껌 비용을 지원하는 일이었다. 그때 그녀는 팬데믹에 대비해 기업들이 해야 할 일의 체크리스트를 만들고 있었다. 그녀는 누구에게 일을 지시할 입장은 아니었지만, 질병통제예방센터의 권위 덕분에 사람들은 그녀의 전화를 대체로 잘 받아주었다. 그녀는 이 체크리스트를 통해 위험한 질병이 미국을 강타하게 되면 기업들이 어떤 문제에 직면하게 될지 파악할 수 있었다. 체크리스트가 완성되었을 때, 그녀는 백악관에서 온 관련 문서를 검토해보라는 상사의 연락을 받았다. "이미 거기서부터 뭔가 이상했어요." 그녀가 말했다. "보통은 질병통제예방센터에서 전략을 세우니까요."

그녀는 질병통제예방센터 사람들이 기피하는 바람에 그 문서가 이리저리 돌다가 자신에게 온 것이라고 생각했다. "전 아무것도 아니었어요. 특별한 직위도, 명성도 없었죠." 그녀가 말했다. 그녀는 문서를 열어 잘못된 부분에 모두 표시했다. 사실 대부분이 문제였다. 그녀는 수정한 문서를 다시 상관에게 보냈다. "전 전형적인 질병통제예방센터 사람이에요. 그 문서는 모든 부분이 실격, 실격, 실격이었죠. 모든 부분이 옳아야 해요. 절대 틀려선 안 되죠."

문서의 저자 중 한 명이 직접 연락했을 때, 그녀는 장난일 거라고 생각했다. "그 사람이 말했어요. '전 백악관의 리처드 해칫입니다.' 속으로 '그래, 퍽이나.'라고 생각했어요. 전 백악관에서 찾을 만한 사람이 아니니까요." 이런 식의 주목을 받을 만큼 중요한 사람이 아니라고 확신했던 그녀는 전화를 끊어버렸다. "전 우호적으로 굴지 않았죠." 그녀가 말했다. 그리고 백악관에서 카터 미셔가 그녀를 찾아왔다. 그녀는 백악관 사람이 자신과 이야기하고 싶어 한다는 사실을 더 이상 부인할 수 없었다. 그러나 태도는 여전히 냉담했다. 그녀는 '백악관 사람'에 대한 좋지 않은 선입견이 있었다. 푸른 정장, 잘난 척, 거드름이 그 특성이었다.

3시간 뒤 그녀는 카터 미셔를 도와 제9장을 쓰기로 합의하다시피 했다. "전 카터가 금세 마음에 들었어요." 그녀가 회상했다. "백악관에서 나온 약삭빠른 부류가 아니었거든요. 티셔츠 차림에 손톱에는 엔진 기름때가 묻은 사람이었어요. 거만한 인물이 아니었죠." 리사는 진료를 그만두고 공중보건 분야로 간 의사들은 일종의 변화를 겪어야 한다고 생각했다. "한 개인을 돌보는 일에서 사회 전체를 돌보는 일로 바뀌니까요. 모두가 정신력까지 바꿀 수 있는 것은 아닌데, 카터는 그걸 해냈어요. 그가 진정으로 중요하게 생각하는 것은 생명을 구하는 일이었죠." 또한 카터는 겸손했다. "그는 '전 이 분야를 잘 모르지만 당신은 알 거라고 생각해요. 당신의 도움이 필요해요.'라고 했어요. 오랫동안 많은 사람과 일했지만 그들에게 전 그저 간이나 절단하는 직원일 뿐이었어요. 그래서 전 결심했죠. **좋은 일을 하려는 사람이야. 내가 그를 도와야겠어.**"

카터가 방문한 지 얼마 되지 않아 리사는 상사로부터 시상식을 도와달라는 요청을 받았다. 질병통제예방센터는 정부 기관이라기보다는 학술 기관 같았다. "질병통제예방센터에는 터무니없을 정도로 겸손을 떠는 문화가 있어요. 자기 자랑은 금물이죠." 그녀가 말했다. 질병통제예방센터는 카키색 옷에 버켄스탁을 신은 사람들이 조용히 인정을 기다리며 낡아빠진 품위를 발산하는 곳이었다. 질병 통제 분야의 명성은 내민 가슴에서 나오는 것이 아니라 학술지에 오른 이름에서 비롯되었다. 이 고상한 시상식에서 리사의 역할은 질병통제예방센터장이 수상자의 업적을 설명하는 동안 상패를 들고 서 있는 것이었다. 무대 뒤편에서 그림자처럼 서 있는데, 그녀의 휴대폰이 진동하기 시작했다. 당황한 그녀는 무대 밖의 동료에게 휴대폰을 던졌다. "그런데 동료가 흥분하기 시작했어요. '백악관이야!!! 백악관에서 온 전화라고!!!!'" 리사가 말했다. 리사는 무대 아래로 내려가 카터의 메시지를 확인했다. "이번 주 목요일 오후, 백악관에서 열리는 회의에 초대하고 싶습니다. 설명드릴 게 있어서요."

며칠 뒤 백악관 정문에 도착한 그녀는 너무 긴장한 나머지 밖에서 카터에게 전화를 걸었다. "백악관은 처음이에요! 밖으로 나와서 저랑 같이 들어가 주세요!" 첫 회의는 사실 좀 어색했다. 그녀의 상관의 상관의 상관쯤 되는 질병통제예방센터의 고위급 인사도 그 자리에 있었다. "그는 제가 들어가자 '자네가 여긴 웬일이지?' 하는 눈빛으로 쳐다봤어요." 그녀 역시 그 이유가 궁금했다. 회의실 안에는 몇 사람밖에 없었지만 다들 중요한 사람 같았다. 모두 리처드와 카터가 해온 일을 듣고자 온 사람들이었다. 앞서 카터에게서 간략한 개요만 전해 들었던 그녀는 이제 전체적인 계획을 들을 수 있었다. "전 정신이 완전히 나갔어요." 그녀가 말했다. "특히 제 혼을 빼놓은 것은 조금이나마 효과가 있는 전략들을 동시에 사용한다는 점이었죠. 왕도는 없었어요. 그 순간 저는 생각했죠. '이건 중요한 일이야. 이건 실현 가능해. 내 일이 아니라고 해도 상관없어. 난 이걸 하겠어.'"

이내 그녀는 비행기로 애틀랜타와 워싱턴을 오가기 시작했다. 리처드와 카터의 팀은 리처드와 카터와 리사의 팀이 되었다. 두 의사는 리사를 통해 처음으로 질병통제예방센터와 진정한 교류를 할 수 있었다. 그녀는 그들의 아이디어가 얼마나 급진적인지, 팬데믹이 벌어졌을 때 이를 실행해야 하는 사람들을 납득시키기가 얼마나 어려운지 잘 알고 있었다. "질병통제예방센터만의 일 처리 방식이 있어요." 그녀가 말했다. "백신 접종과 격리죠. 하지만 이 계획은 그렇지 않았어요." 질병통제예방센터의 누구도 심각한 팬데믹이 발생했을 때 정부가 어떤 방식으로 사람들을 떼어놓을 수 있을지 생각해본 적이 없었다.

계획이 발표되는 주에 카터는 리사에게 보건복지부에서 열리는 회의에 참석하라고 말했다. 리처드가 백악관 밖에서 처음으로 다층표적방역을 설명하는 자리였다. 청중 중에는 조지 부시를 격분케 했던 원래의 팬데믹 계획 작성자들, 여러 기관의 백신 전문가, 질병 통제예방센터 인사들, 그리고 놀랍게도 살아 있는 전설 D. A. 헨더슨이 있었다. 그들은 예의를 차리는 척조차 하지 않았다. "그저 리처드를 물어뜯으려고 혈안이 되어 있었어요." 리사가 말했다. 미국 정부 내 여러 팬데믹 전략 책임자들은 밥 글래스의 초기 모델은 물론 모든 질병 통제 모델을 엉터리라고 생각했다. 그들은 학교 폐쇄를 어리석은 발상으로 치부했고, 소위 비약물적 개입이라고 불리는 방식은 장점이 전혀 없고 경제적 손실만 가져온다고 주장했다. "우리에게 실제 데이터가 없다는 점이 공격 포인트였죠." 리처드가 말했다. "이건 그저 모델일 뿐이니까요." 모든 비판의 속뜻은 명확했다. **우린 전문가고 당신들은 아니야.** 회의가 끝난 뒤 리사는 리처드에게 별명을 붙여줬다. '피냐타pinata◆'라고.

그 무렵 팬데믹 기획팀의 다른 구성원들은 백악관을 떠나 본래의 업무로 돌아간 뒤였다. 리처드 역시 방사선이 인체에 미치는 영향을 연구하던 본래의 업무로 돌아가는 것이 좋겠다고 생각했다. "전 그 일로 너무 눈에 띄고 말았어요." 그가 말했다. "말도 안 되는 주장을 해대는 미친 사람으로 공격받기 쉬워졌거든요." 반면 카터는 어찌 된 영문인지 논란의 중심에서 벗어나 있었다. 그는 6개월간 백악관에서 전체 계획을 수정하고, 주요 부분을 직접 작성했으며, 연방정

◆ 눈을 가리고 때려 맞추는 놀이에 쓰는 사탕 봉지.

부의 모든 기관을 열받게 한 질병 통제 전략을 구상하는 일에 일조한 사람이었다. 하지만 그는 묘하게도 눈에 띄지 않는 능력이 있었다. 라지브 역시 카터가 새로운 아이디어를 설득할 가능성이 가장 크다고 여겼다. "사람들은 그가 쓴 글에 반발하겠죠." 라지브가 말했다. "카터는 충분히 반발도 예상하고 있었을 겁니다. 그는 문제를 그냥 지나치지 않아요. 다른 누군가의 현실이라고 받아들이죠."

팬데믹 계획이 공개된 직후, 라지브는 하버드대학의 초청을 받았다. 1918 팬데믹의 대표 저자인 존 배리와 함께 토론을 벌이는 자리였다. 하지만 토론 전날, 라지브는 카터에게 대신 그 자리에 가달라고 부탁했다. 카터는 왜 갑자기 자신이 세상의 이목 속으로 들어가야 하는지 이해가 되지 않았다. "'젠장, 난 그 남자 책을 읽어본 적도 없는데.'라고 생각했어요. 서점으로 달려가 책을 사서 그날 밤새 읽었죠." 그는 책에 묘사된 대부분의 참상이 당시 미국에서 세 번째로 큰 도시였던 필라델피아에서 벌어졌다는 사실을 알게 됐다. 1918년 가을, 단 5주 만에 1만 2,000명이 목숨을 잃었다. 시체가 안치소 밖에 장작처럼 수북하게 쌓였고, 거리에서 썩어갔다. 필라델피아 시민들은 학교를 닫고 대중 집회를 금지했다. 그들은 마스크도 썼지만 미국에서 가장 높은 사망률을 기록했다. 이 때문에 많은 사람들이 사회적 거리두기를 시간 낭비라고 생각하게 된 것이었다. 그러나 카터를 충격에 빠트린 것은 치명적인 바이러스가 도시를 휩쓸고 있다는 사실을 알고 나서도 필라델피아 지도층이 늑장 대응을 부렸다는 점이었다. 게다가 다른 도시들은 전혀 다른 결과를 보였다. 대표적으로 세인트루이스도 바이러스의 습격을 받았지만 사망자 수는 필라델피아의 절반에 불과했다. 그 이유는 아무도 알지 못했다. 의학 역사가들은 세인트루이스와 다른 도시들이 전년도에 가벼운 바이러스에 노출되어 어느 정도 면역이 생겼을 것이라고 추측했다.

카터는 다음 날 존 배리와 함께 하버드 학술 토론에 참석했다. 토론 직후 그는 백악관 상관에게 이렇게 보고했다. "오늘 존 배리와 흥미로운 토론을 했어요. 배리는 모델링을 신뢰하지 않아요. 학교 폐쇄는 효과가 없을 것이라 생각하고요." 하지만 카터는 이어 이렇게 덧붙였다. "전 지역사회 보호에 대해 고민하기 전에 그의 책을 읽었더라면 결코 알아차리지 못했을 점들을 알게 됐어요." 카터는 1918년 미국에서 실제로 무슨 일이 벌어졌는지 직접 알아보고 싶다고 말했다. "제가 이 부분을 더 파볼 수 있게 해주세요."

다음 날 그는 라지브뿐 아니라 리처드와 리사에게도 13장짜리 '1918 필라델피아 발병 분석'을 보냈다. 그는 배리의 책에 인용된 자료의 출처를 살피기 위해 학술논문은 물론 오래전 신문 기사까지 뒤졌다. 각 지역의 지도자가 어느 시점에 시민들의 사회생활을 제한했는지 알아내고자 했다. "뼛조각 하나로 동물을 복원하는 고생물학자가 된 기분이었어요." 그는 메일에 이렇게 적었다. "배리가 제공한 가장 온전한 '화석 기록'은 필라델피아였죠. 그렇지만 그 기록조차 상당히 부실했어요…… 전 인터넷에서 추가로 '화석 기록'들을 찾아낼 수 있었죠." 마침내 그는 사망자 수와 이를 줄이기 위해 시행된 방역 조치를 모두 고려한 결과, 방역 조치가 빠를수록 사망자가 줄어든다는 사실을 확인했다. 그는 필라델피아의 경우 "학교와 교회 폐쇄, 대중 모임 금지, 대규모 집회 금지가 팬데믹 발발 이후 상당히 늦게 시행되었다."라고 지적했는데, 그 시기는 발병이 시작된 지 거의 한 달이 지난 뒤였으며, 확산이 정점을 찍기 일주일 전이었다. 그는 다른 도시들은 얼마나 빨리 대응했는지, 그리고 도시별로 대응법에 따라 사망률에 큰 차이가 있었는지 궁금해졌다.

이틀 뒤 그는 리사에게 메일을 보내 상황을 설명했다. "일부 사람들은 감염 통제와 사회적 거리두기가 효과가 없다는 주장을 뒷받침하기 위해 배리의 책을 인용합니다. 애틀랜타로 돌아가는 비행기 안에서 배리의 책을 꼼꼼히 읽어보며 특히 큰 타격을 입었던 필라델피아의 상황을 재구성해봤어요……. 결론은 이렇습니다. 1918 필라델피아 사태를 가지고 감염 통제와 사회적 거리두기가 별 도움이 되지 않을 것이라고 주장하는 사람들은 필라델피아의 대응이 전반적으로 얼마나 비효율적이었는지, 얼마나 늦게 (확산 정점일을 일주일 앞두고 이미 수만 명, 어쩌면 수십만 명이 감염된 뒤에) 시행됐는지를 알아야 할 필요가 있어요."

카터와 리처드는 다시 한번 발로 뛰기 시작했다. 비록 질병통제예방센터의 상관들은 알지 못했지만 이제 그들 곁에는 리사가 있었다. "그녀는 늘 '조용히 진행해주세요.'라고 말했죠." 카터가 회고했다. "우리 모두 피의 맹세를 했어요. 전적으로 서로를 믿어야 했어요." 리사는 낮에는 질병통제예방센터 업무를, 밤에는 팬데믹 업무를 보느라 분주했다. 그녀는 사비로 지역 신문사 아카이브를 뒤

지며 1918년에 무슨 일이 일어났는지 파악하려고 애썼다. "보물찾기에 나선 기분이었어요. 신문에서 학교 폐쇄, 술집 폐쇄 혹은 사람들에게 집에 머물라는 내용을 찾으면 그게 바로 금덩어리였죠." 그녀가 말했다. 리처드는 의회 도서관 자료 더미에서 달빛을 받으며 새롭게 일을 시작했다. 그러다 학술논문을 작성할 줄 아는 사람을 데려와야 한다는 생각이 들었다. "카터와 저는 통계적 유의성 검정 statistical significance test을 할 줄 모르는 멍청이들이었어요." 리처드가 말했다. 카터는 자신들이 하는 일에 별칭을 붙였다. '뜨내기 전염병학'이라고.

1918년에 벌어진 사건의 퍼즐을 맞추는 데 한두 달이 걸렸다. 그들의 논문은 〈미국 국립과학원회보Proceedings of the National Academy of Sciences〉 2007년 5월호에 실렸다. 공동 저자이자 친구인 하버드 전염병학자 마크 립시치Marc Lipsitch가 전문가가 쓴 것처럼 보이도록 통계 작업과 다른 부분들을 도와주었다. ● '1918 인플루엔자 팬데믹

● 논문에 이름이 실린 립시치는 다소 엉뚱한 주제이긴 하지만 재미있고 특별한 작업이었다고 느꼈다. "이 주제에 대해 진지하게 생각하는 사람은 아무도 없었어요. 뭔가 이유가 있을 때만 질문하는 법이잖아요." 이후, 많은 사람이 같은 질문을 할 이유가 생겼다. 2020년 10월 26일 기준, 〈미국 국립과학원회보〉에 실린 8만 6,622건의 논문 중 이 논문이 여덟 번째로 많이 인용되었다. 리사 쿠닌은 초안의 저자였지만 최종 논문에 이름을 올리려면 질병통제예방센터의 승인이 필요했다. 어느 순간 질병통제예방센터의 승인 과정으로 인해 발표가 지연될 것이 분명해졌고, 리처드가 초기에 프로젝트를 도와달라고 데려온 석학들이 먼저 선수를 쳐 논문을 발표할지도 모를 일이었다. 리사는 분통이 터졌다. 이 모든 아이디어의 원작자는 카터였다. 그녀는 카터와 리처드에게 자신의 이름을 빼달라고 부탁했다. 그들은 논문 말미에 "불굴의 의지로 귀한 도움을 준 리사 쿠닌에게 감사를 전합니다."라고 썼다. "마땅히 논문에 실렸어야 할 이름이었죠." 카터가 이렇게 소감을 밝혔다.

시기의 공중보건 개입과 전염병 강도 사이의 상관성 연구'라는 제목으로 나온 이 논문은 1918년의 팬데믹 결과에 있어서 대응 시기가 생사를 가를 만큼 중요했다는 사실을 처음으로 밝혀냈다. 바이러스가 유입된 즉시 대응에 나선 도시들은 훨씬 낮은 발병률과 사망률을 보였다. 필라델피아에서 처음으로 보고된 독감 사례는 9월 17일이었다. 세인트루이스의 첫 발병 사례는 10월 5일이었는데, 이날은 미국 의무총감인 루퍼트 블루Rupert Blue가 질병의 심각성을 인정하고 지역 지도층에게 조치를 취하라고 권고한 날이기도 했다. 세인트루이스의 지도자들은 연방정부의 지침을 근거로 시민들 간에 거리두기를 시행했고, 그 결과 세인트루이스의 사망률은 필라델피아의 절반 수준에 그쳤다.

그렇다고 세인트루이스 시민 모두가 그 같은 조치를 반기지는 않았다. "우리는 신문으로 세인트루이스의 상황을 살폈어요." 리처드가 말했다. "시민들은 다른 도시에 비해 자신들의 상황이 낫다는 것을 알았지만, 4~6주 이상 사회적 개입을 유지하지 못했어요." 논문은 그 여파를 분석했다. 기업들의 압박에 굴복하여 사회적 거리두기를 완화한 도시에는 큰 파도가 한 번 더 밀려들었다. 그렇지 않은 도시들은 여파가 없었다. 이 논문은 밥 글래스와 다른 모델러들이 가상 세계에서 발견한 가설을 실제 세계에서 확인할 수 있게 해주었다. 더 이상 다층표적방역의 효과를 입증할 데이터가 없다고 반박할 수 없게 된 것이다. "그때까지만 해도 우리 아이디어를 비웃던 사람들은 모델링을 무시했어요." 리처드가 말했다. "하지만 1918년에 벌어진 일까지 부정할 순 없었죠."

이 논문의 행간에는 더 미묘한 메시지가 숨겨 있었다. 바로 사람들이 전염병을 제대로 이해하기란 매우 어렵다는 것이었다. 1918년의 사건을 2006년에 와서야 새롭게, 그리고 중요하게 다룰 수 있었던 이유가 무엇일까? 인류 역사상 가장 치명적인 전염병의 진실 하나를 보는 데 100년이나 걸린 이유가 뭘까? 아마추어 연구자 3명이 다양한 사회적 개입과 미국 도시별 사망자 수를 분석한 뒤에야 비로소 시기의 중요성이 드러났다. 카터는 이 사실을 알아내는 데 왜 그렇게 오래 걸렸는지 궁금했다. 그는 그 이유가 기하급수적으로 퍼지는 팬데믹의 특성 때문이라고 생각했다. 1센트를 날마다 2배로 불리면 30일 후엔 500만 달러 이상이 된다. 그런데 사람들은 돈이 불어나듯이 질병이 빠르게 확산될 수 있다고 생각하지 못했다. "우리의 뇌가 작동하는 방식 때문인 것 같아요." 카터가 말했다. "종이를 반으로 접고, 다시 반으로 접고, 그렇게 50번을 반복해보세요. 0.1밀리미터 두께의 종이였다면 50번째에는 두께가 1억 킬로미터 이상이 돼요." 이것은 불가능한 일처럼 느껴진다. 복리의 힘을 간과하게 만드는 인지적 오류 때문이었다. 이는 질병이 급속히 확산되기 전에 초기 대응이 얼마나 중요한지 알아차리지 못하게 만들었다.

미국 공중보건 시스템이 사회적 거리두기를 완전히 수용하는 데까지 7개월이 걸렸다. 리사 쿠닌에게 그 시간은 아주 소중했다. 그녀는 호텔 연회장을 가득 채운 교육부 사람들과 주정부 및 지역 보건의들에게 보낸 이메일은 물론 카터와 함께 만든 50개가 넘는 프레젠테이션을 전부 보관해두었다. 그녀는 언젠가 이 경험을 책으로 쓸 생각이었다.

책의 주제는 '스토리텔링의 힘'이었다. 리사, 리처드, 카터는 자신들이 스토리텔링 경쟁을 벌이고 있으며, 가장 뛰어난 이야기를 가지고 있는 사람이 이긴다는 것을 깨달았다. 이 분야를 잘 알지 못하는 공중보건 관계자들은 학교를 닫으면 온갖 문제가 생길 거라고 주장했다. 아이들이 거리로 나와 범죄율이 증가하고, 급식을 먹는 3,000만 명의 아이들이 영양 부족에 시달리며, 부모들이 일하러 갈 수 없게 된다는 얘기였다. 현대 미국 사회는 이전 세대가 이해하기 어려울 정도로 아동 보육을 학교에 크게 의존하고 있었다. 가정이 그 역할에 실패했기 때문이다. "가정이 아이들을 위한 안전한 공간이 아니라는 것은 공공연한 비밀이에요." 리사가 말했다.

사회적 거리두기의 비용을 두고 성급한 반발이 일어나지 않도록 카터는 백악관 고위 보건 책임자가 그를 레인맨Rain Man◆이라고 부를 정도로 정부 각 부처에서 방대한 데이터를 수집했다. 카터는 아이들이 학교에 가지 않는 주말에 오히려 범죄율이 감소한다는 분석을 내놓았다. **FBI의 통계에 따르면, 청소년 범죄는 평일 오후 3시 30분에 가장 많이 벌어져요. 애들이 종일 갇혀 있다가 정신이 나가버리니까요. 그**

◆ 영화 〈레인맨〉의 주인공은 자폐 스펙트럼을 앓고 있지만 비범한 수학적 능력과 기억력을 가진 인물이다.

는 정확히 얼마나 많은 가정에 자녀 돌봄 서비스가 필요한지 보여주었다. 생각만큼 많지 않았다. 여름에 학교 급식을 이용하는 어린이는 260만 명에 불과했다. 영양소를 제대로 섭취하지 못하는 아이들의 수가 급식을 받는 아이 수보다 훨씬 적다고 예상할 만한 수치였다. 그는 리사 쿠닌이 급식을 먹는 아이의 학부모를 대상으로 의뢰했던 설문조사도 보여주었다. 7명 중 1명, 즉 280만 명이 학교가 문을 닫으면 자녀에게 음식을 먹이기가 어렵다고 말했다. 카터는 학교를 폐쇄할 시 3,000만 명의 어린이가 아니라 300만 명 미만의 어린이에게 푸드 스탬프를 추가로 제공하면 된다고 결론지었다.

그는 다른 사람들이 넘을 수 없을 정도로 거대하다고 생각하는 문제를 해결 가능한 규모로 줄이는 작업을 거듭했다. 하지만 사람들의 뿌리 깊은 생각은 바꾸지 못했다. 팬데믹을 완화하고자 학교를 닫거나 미국인의 사회 활동을 제한하는 게 득보다 실이 크다는 생각 말이다.

카터와 리처드는 때때로 포기하고 싶었으나 사람들의 인식을 바꾸는 게 아닌 사람들의 마음을 바꾸기로 결심했다. 마음이 움직여야 생각도 움직일 테니까. 카터는 이성이 아닌 감정에 호소하기 시작했고, 논쟁이 아닌 이야기를 시작했다. 그의 이야기는 근본적으로 누군가가 죽었을 때, 특히 막을 수 있었던 죽음이거나 그 대상이 아이일 때 느끼는 상실감을 다루었다. 그는 청중에게 지난 팬데믹을 사회사가 아닌 가슴 아픈 개인사로 다시 떠올려 보라고 했다. 그는 1918년에 9살 난 소녀가 교회에 가는 복장으로 미소를 짓고 있는 사진을 화면에 띄웠다. 사람들의 마음을 사로잡는 사진이었다. 그는 그 소녀와 다른 어린이들이 결국 시신이 되어 장작처럼 쌓이게 된 과정을 설명했다. 또한, 그는 어머니의 어린 시절 사진을 보여주며 어머니의 이웃집 이야기를 들려주기도 했다. 어머니의 옆집 여자는 4명의 아이를 낳았는데, 셋째가 독감으로 죽자 장의사는 네 번째 아이도 죽으면 공짜로 묻어주겠다고 제안했다는 이야기였다. 카터의 어머니는 1928년생이었지만, 그는 이 이야기가 사실이라 굳게 믿었다.

리사가 책에 담으려던 이야기는 2006년 12월 11일부터 12일까지 이틀간 열린 회의에서 결정적인 전환점을 맞이했다. 이 회의는 새롭지만 오래된 질병 통제 전략을 둘러싼 최후의 결전이었다. 전국의 공중보건의들이 애틀랜타 공항 근처에 있는 허름한 호텔의 연회장으로 모였고, 민간 부문과 학계의 거물들 중에는 D. A. 헨더슨도 있었다. 보건의들은 사회적 거리두기와 학교 폐쇄에 가장 불만이 컸다. 결국 그 후폭풍을 자신들이 감당해야 하기 때문이었다.

그때쯤 질병통제예방센터의 몇몇 사람도 이 전략을 지지했는데, 미국 검역본부DGMQ, The Division of Global Migration and Quarantine의 책임자인 마티 세트론Marty Cetron도 그중 하나였다. 하지만 그들의 지지는 조건부였다. 바로 이 허름한 호텔 연회장에 모인 사람들이 그들의 전략을 인정해야 한다는 조건이었다.

카터는 30분 동안 연설한 후 질병 통제 전문가인 마티에게 자리를 넘겨주었다. 마티의 발언이 끝나자 예상대로 지역 보건의들이

THE PREMONITION

반발이 터져 나왔다. 그때 카터는 마티에게 몸을 숙이고 속삭였다. "그들에게 어떻게 할 것인지 물어보세요." 그는 바로 이 순간을 위해 마티를 준비시킨 것이었다. **자녀나 손자가 있으신 분 계신가요?** 마티가 물었다. 대부분 손을 들었다. **1918 스페인독감과 비슷한 팬데믹이 다시 온다면 여러분은 자녀를 학교에 보내시겠습니까?**

플로리다에서 온 한 남성이 홀로 손을 들었다가 황급히 손을 내렸다. "그렇다면 학교 급식이 필요한 가난한 아이들만 질병과 죽음을 무릅쓰고 학교에 가야 한단 말입니까?" 카터가 말했다. "그 아이들도 집에 머물 수 있게 음식을 제공하는 방안을 마련하는 것은 어떨까요?"

그 순간 리사는 사람들이 **동요**하고 있음을 알아챘다. 사회 정의를 구현하는 전사가 아니라 부모로서 생각하기 시작한 것이다. 당연했다. 자식의 목숨을 위협할 질병이 발생한다면, 누가 아이를 학교에 보내려 하겠는가! 리사는 그때 카터와 눈빛을 교환하며 외쳤다. "우리가 이겼어요!" 바로 그 순간, 질병통제예방센터는 사회적 거리두기를 앞으로 다가올 팬데믹의 실질적 대책으로 받아들였다. 모든 사람이 그렇게 할 수밖에 없다는 걸 깨달았기 때문이었다.

카터가 질병통제예방센터에 완전히 침투하게 된 것도 이때였다. 회의 다음 날 아침, 그는 질병통제예방센터에 어울리게 복장을 차려입었다. 버켄스탁 신발에 헐렁한 셔츠, 그리고 거기에 맞든 아니든 카키색 바지로. 그는 애틀랜타에 있는 질병통제예방센터 캠퍼스로 차를 몰았다. 리사가 그에게 신분증을 달아주고 마티 세트론의 사무실로 안내했다. 마티는 유럽으로 스키 여행을 떠나 있었다. 카터는 책상에 앉아 리처드와 전화로 상의하면서 팬데믹이 발생할 경우 사회적 거리두기를 실시하도록 질병통제예방센터의 새로운 정책을 작성했다. 물론 대응 수준은 질병의 심각도에 따라 조정할 예정이었다. 예를 들어, 새로운 전염병으로 인해 45만이 넘는 미국인이 사망할 것으로 추정되는 경우에만 학교를 폐쇄하도록 권고하는 식이었다. 그러나 학교 폐쇄와 사회적 거리두기, 대규모 모임 금지 등의 개입 조치는 미국뿐만 아니라 향후 팬데믹 전략의 중심을 차지하게 될 것이었다. "질병통제예방센터는 세계에서 손꼽히는 보건 기관이에요. 질병통제예방센터가 무언가를 공표하면 그것은 단순히 미국에만 전하는 것이 아니라 전 세계에 알리는 것과 같아요." 리사가 말했다.

백악관으로 돌아온 사람들은 이 상황이 믿기지 않았다. 생화학 방어부서 연구원들은 질병통제예방센터를 비롯해 팬데믹 대응에 관여하는 다른 미국 정부 기관들이 학교 폐쇄와 사회적 거리두기에 반발하다가 마음이 돌아서는 것을 목격했다. 팬데믹 기획자들을 감독했던 켄 스테일리는 2006년 12월 말에 질병통제예방센터로부터 연락을 받았다. "그들은 전화로 '우리가 이 모든 일을 해도 괜찮은지 확인하고 싶다.'라고 말했어요." 스테일리가 기억을 더듬었다. "마치 처음부터 자신들이 낸 아이디어인 양 우리에게 괜찮냐고 물었죠. 저는 '어떻게 된 일이죠?'라고 물었고, 그들은 '그게, 여기 지금 카터와 같이 있어요……'라고 답했어요." 스테일리는 이게 무슨 상황인지 나중에야 알아차렸다. "카터는 거의 잠입 요원이었어요." 그가 말했다. "그는 좀 별난 면이 있어서, 어느새 그들 사이에 파고들어 그가 백악관 사람이라는 사실조차 사람들이 잊어버리게 만들었죠." 스테일리와 몇 사람들이 보기에 질병통제예방센터가 발표하려는 자료는 제목만 바꾼 자신들의 자료였다. 질병통제예방센터는 새로운 전략을 '다층표적방역Targeted Layered Containment' 대신 '지역사회 완화 지침Community Mitigation Guidance' 으로 부르고자 했다. "카터는 명칭 따위는 신경도 안 썼어요." 스테일리가 말했다. "그들이 명칭을 바꾸게 내버려두면서 그들의 아이디어가 된 거죠."

카터가 질병통제예방센터를 떠난 지 한참 후에도 리사 쿠닌은 여전히 실감이 안 났다. "그는 백악관에서 온 사람이었어요!" 그녀가 말했다. "근데 우리 직원이 아니란 걸 다들 잊었더라고요. 그런 일은 처음이었죠. 외부 사람이 직접 질병통제예방센터로 들어와 정책의 일부를 만들다니요." 카터의 비결은 자신의 출신을 사람들에게 상기시키지 않는 것이었다. 사실 자기 자신에 대해 아무것도 말하지 않았다. "그는 자신을 잘 숨겼어요." 리사가 말했다. "사람들은 그의 성조차 제대로 발음하지 못했죠. 미-쳐 혹은 메치-어라고 발음했어요. 항상 틀렸죠. 카터는 절대로 정정해주는 법이 없었고요." (정확한 발음은 미-셔다.) 카터가 떠난 뒤, 사람들은 그가 있었던 사실조차 잊은 듯 보였다. 2007년 2월, 질병통제예방센터에서 새로운 전략을 발표했을 때 그곳 관계자에게 누가 이 전략을 작성했냐고 물었다면, 그들은 질병통제예방센터 내의 한 남성의 이름을 알려주었을 것이다. 마티 세트론 혹은 그의 부하 직원 중 누구라고.

리사는 이 점이 마음에 걸렸다. 언젠가 이 팬데믹 전략이 수백만 명의 목숨을 구해내더라도, 누구도 그 계획이 어디서 비롯되었는지 모를 테니까. 그녀는 사람들이 알아야 한다고 생각했다. 그래서 질병통제예방센터의 공식 발간집 표지에 여러 번 확대해야 겨우 보일 만큼 작은 글씨로 TLC라고 새겼다. 그리고 카터의 메일들을 저장했다. "삶이 흘러가는 방식은 참 흥미로워요." 카터가 한 메일에서 그녀에게 말했다. "이 일을 하면서 늘 어린아이가 된 기분이 들었어요. 그런데 아이의 시선으로 경외심을 가지고 선입견 없이 문제에 접근하니 작게나마 보탬이 될 수 있었어요. 이번 일로 많은 걸 배웠습니다."

✦

질병통제예방센터가 새로운 팬데믹 전략을 발표한 지 2달 뒤, 16살이 된 로라 글래스는 워싱턴으로 가 마지막 과학 경진대회에 참석했다. '차세대 전염병학자 경진대회The Young Epidemiology Scholars Competition'라는 새로운 대회로, 로라의 어머니가 우연히 이를 발견해 딸에게 워싱턴행을 제안한 것이었다. 로라는 커다란 스티로폼 판에 혼신의 힘을 다해 기술서를 작성했다. "감염 위험이 높은 지역과 특정 연령층을 대상으로 사회적 거리두기라는 오래된 방역 전략을 적용해서 질병 확산을 막을 수 있을까요?" 그녀는 이렇게 적었다. 로라는 판을 들고 심사위원들에게 자신이 해온 작업을 차근 차근 보여주었다. 그녀는 자신이 개발에 참여한 컴퓨터 모델과 뉴 멕시코주 앨버커키의 시민들에게 실시한 설문조사의 결과를 설명 했다. "**만약** 학교를 폐쇄하고 유아, 어린이, 청소년들을 집에 머무 르게 하면 65퍼센트가 감염될 것으로 예상되는 전염병을 **거의 80퍼 센트까지 줄일 수** 있습니다." 기술서에 이렇게 적었다. "어른들 역시 불필요한 업무 환경에서의 접촉을 제한한다면 감염률이 높은 변이 바이러스도 **확실히 막을 수 있어요!**"

어찌 된 일인지 로라는 상을 받지 못했다. 심사위원들은 그녀가 아버지의 도움을 받았다고 직접적으로 지적하지는 않았으나, 로라 는 불편한 분위기를 읽어낼 수 있었다. 이러한 상황은 로라보다 밥 을 더 힘들게 했고, 로라는 불공평한 처사라고 생각했다. 과학 경진 대회에서 대상을 받은 사람들은 모두 멘토가 있었다. 어쩌다 보니 로라의 멘토는 과학자인 아버지였을 뿐이었다. "그 부분을 씁쓸하 게 여기진 않았어요." 로라가 말했다. "다만 어려운 질문을 많이 하 셔서 제가 제대로 대답하지 못했던 기억이 나요." 1년 후, 그녀는 대 학에 진학했고 과학보다는 인문학에 집중하기로 마음먹었다. 어쩌 면 당시에 과학은 그녀를 그렇게까지 필요로 하지 않았을지도 모른 다. 그때쯤, 그녀의 연구 결과는 이미 미국 정부의 공식 정책이 되어 질병통제예방센터에서 전 세계로 빠르게 퍼져나가는 중이었다.

5

선명한 예감

카터는 부시 정권 사람들이 하나둘 뒷문으로 빠져나가는 모습을 지켜보았다. "두 번째 임기가 끝날 무렵, 그들은 끝이 다가오고 있다는 걸 직감했어요." 그가 말했다. "똑똑한 사람들은 모두 일자리를 구하기 위해 일찍 떠난다는 사실을 훗날 알게 됐죠." 리처드와 라지브는 선거가 있기 훨씬 전에 자리를 떴다. 그리고 제임스 롤러James Lawler도 떠났다. 롤러는 부시 정권 말기에 그들의 집단에 합류한 젊은 해군 의사였는데, 그의 업무 중 하나는 자신들의 상황을 희화화하는 것이었다. 그는 "사람들이 우리를 보는 방식을 포착했어요."라고 말하며 사무실 밖에 그림을 걸어두었다. 리처드는 만화 〈록키와 불윙클Rocky and Bullwinkle〉에 나오는 '척척박사'였고, 카터는 긴 의복을 걸치고 강에서 팬데믹에 대응하는 '세례 요한'이었다. 롤러가 떠난 뒤 만화만이 그대로 자리를 지켰고, 오바마가 당선되자 건물 전체에서 사람이 빠져나갔다.

하지만 카터는 남았다. 이유는 정확히 알지 못했으나 그의 이름은 비상시에 새 정부의 고문을 담당할 전문가 목록에 올라가 있었다. 그는 백악관에 한두 달 더 머물게 되었다. 새로운 팬데믹 전략을 추진하기 위해 원래 계획했던 6개월의 휴직 기간을 넘기려면 그는 어쩔 수 없이 보훈부 병원 운영을 포기해야만 했다. 고통스럽지만 꼭 필요한 희생이었다. "전 달리 갈 데가 없었어요." 카터가 말했다. "그래서 알겠다고 말했어요."

그렇게 카터는 구 행정부 청사의 똑같은 사무실에 투명 인간처럼 남았다. 로즈 가든과 대통령 전용기가 들락거리는 광경이 잘 보이는 바로 그곳이었다. 그는 기존에 있던 사람들이 떠나가고 새로운 사람들이 빈자리를 채우는 것을 지켜보았다. "졸업한 고등학교에 다시 간 느낌이었죠." 그가 말했다. "건물은 그대로지만 사람들은 완전히 달랐어요." 그가 했던 작업물 역시 모두 사라졌다. 그의 책상에는 컴퓨터가 3대 있었다. 일급 기밀용, 기밀용, 일반용. "그들이 와서 모든 하드디스크 드라이브를 가져가고 새것으로 교체했어요. 비품도 다 챙겨가고, 오래된 파일은 모두 모아 없앴죠. 예전 메일도 보관할 수 없었습니다."

그는 정부의 비효율적인 운영 방식에 놀랐다. 모든 것을 없애다니. 그가 세계 최초로 내놓은 팬데믹 전략을 포함해 수천 개도 넘는 파일들이 증발했다. "충격이었어요. 이러니 사람들이 남길 바라는 게 당연하죠. 그간의 작업이 그들의 머릿속에만 남아 있으니까요."

심지어 그는 할 일조차 없었다. 새 정부가 들어서고 한두 달 동안 그 평생 가장 한가한 때를 보냈다. 그는 새로 들어온 사람들이 사무실에 적응하는 걸 구경하면서 시간을 때웠다. 신임 예산관리국장은 여자 친구를 데려와 자신의 커다란 새 사무실과 근사한 벽난로를 구경시켜 주었고, 여자 친구를 위해 벽난로에 불을 붙였다가 연통이 막혀 있다는 것을 알게 됐다. 건물은 연기로 뒤덮였다. 카터는 새 인사들의 얼굴이 실린 신문을 들고 조류 관찰자처럼 누가 누구인지 식별하려고 애썼다. 직장생활을 시작한 뒤 처음으로 그에게 맡겨진 일이 아무것도 없었다. 그는 정치색이 뚜렷한 인물이 아니었으나 이전 정부와 연관되어 있어 논외로 여겨지는 듯했다. "전 그 뭐죠? 딥 스테이트Deep State◆로 여겨졌어요. 옛 무리의 일부였죠." 그가 말했다. 적대감은 아니고 주로 무관심이었다. 새 인사들은 그가 몇 달 안에 나갈 것을 알았기에 굳이 그에게 신경 쓸 필요가 없었다.

새롭게 카터의 상관이 된 하이디 에이버리Heidi Avery는 정보기관의 고위직 출신으로, 이제는 국토안보부의 부차관보였다. 그녀는 그에게 오바마 정부가 생화학공격방어부서를 해체하고 탄력대응부Resilience Directorate로 병합하기로 했다고 알려주었다. 개인적으로 카터에게 그 말은 기억도 안 나는 허울뿐인 직책 하나를 다른 것으로 바꾼다는 의미에 지나지 않았다. 하지만 팬데믹 대응의 측면에서 보자면 큰 실수라고 생각했다. 앞으로 질병이 미국인의 삶을 위협하는 다른 위험 요소들과 함께 관리되면 우선순위에서 밀리게 될 것이 분명했다. 조지 부시가 존 배리의 책을 읽은 뒤 느낀 공포 덕분

◆ 제도 밖 숨은 권력.

에 그의 정부는 관행을 깨고 오직 팬데믹만 전담하는 사무실을 만들었는데, 오바마는 그것을 없애려는 것이다. "그녀는 정말 냉혹했어요." 카터가 새 상관에 대해 소감을 밝혔다. "그게 잘못된 생각 같다면 그 이유를 작성해 오라고 하더군요."

그는 오바마의 사람들이 묵살할 것을 알면서도 문서를 작성했다. 결과는 예상대로였다. 그 후 그는 팬데믹 계획의 세 번째 연간 보고서를 쓰며 시간을 보냈다. 이는 곧 해체될 사무실의 두 젊은 의사, 두에인 커니바Duane Caneva와 데이브 마르코치Dave Marcozzi에게 큰 재미거리가 되었다. "그들은 계속 '이 세상 어느 누구도 그 자료를 읽지 않을 것'이라고 말했어요." 이후 4년 동안 그는 매년 이런 경과 보고서를 작성했다. 관련 정부 기관들은 팬데믹 계획이 요구하는 수백 가지 조치를 3년 안에 실행해야 했다. 농무부가 뒷마당 닭장에서 아이들에게 바이러스가 옮는 일을 막으려고 조류 소유주들을 교육하는 건 몇 달이면 될 일이었다. 하지만 보건복지부가 조류 인플루엔자 백신을 생산할 때 달걀을 사용하지 않는 방식으로 백신 공급 체계를 개선하려면 수년이 걸릴 수 있었다. ◆

백악관을 떠나기 몇 주 전인 2009년 4월의 어느 날 밤, 연간 보고서를 마무리하던 카터는 보건복지부에서 일하는 친구에게 전화 한 통을 받았다. 그는 카터가 알아야 할 것 같아서 연락했다고 말했다.

◆ 인플루엔자바이러스 백신을 만들 때 대개 달걀에 바이러스를 주입해 배양하므로, 충분한 양의 달걀이 필요하다.

캘리포니아 남부에서 두 번째로 신종 인플루엔자바이러스 양성 판정을 받은 사람이 나왔다는 뉴스였다. 첫 번째 사례는 이틀 전이었으나 두 번째 사례와 160킬로미터 이상 떨어져 있고, 두 사람 사이에는 어떤 연관성도 없었다. 동시에 멕시코시티에서 젊은이들을 죽이는 인플루엔자에 대한 불안한 소식이 들려왔다. 만약 그 사망자들이 캘리포니아에서 발견된 새로운 병원체에 의해 발생한 것이라면, 상황은 전혀 다른 의미를 띠게 될 것이었다. 기존의 인플루엔자는 산발적인 질병을 일으켰지만 신종 인플루엔자는 수백만 명을 죽일 수도 있었다. 카터는 친구에게 캘리포니아의 바이러스가 멕시코시티의 바이러스와 같은 것인지 물었다. "친구는 '대답하기 복잡한 질문이야.'라고 하더군요." 카터가 회상했다. "전 그랬어요. '아, 이러지 마. 그럼 복잡한 대답이라도 해주면 되잖아?'" 친구는 그럴 수 없었다. 결국 카터는 질병통제예방센터의 마티 세트론에게 연락했다. 마티는 멕시코에서 받은 샘플을 질병통제예방센터가 아닌 캐나다 정부로 보내 분석한 결과, 젊은 멕시코 청년들의 목숨을 앗아간 바이러스가 캘리포니아에 나타난 신종 인플루엔자와 같은 바이러스였다고 설명했다. 그리고 곧바로 텍사스에서도 두 건의 추가 확진 사례가 보고되었다.

카터는 전화를 끊고 하이디 에이버리에게 연락했다. 그는 새로운 상사에게 팬데믹이 막 시작되었고 국가 안보와 직결되는 위협이라고 말했다. 다음 날이 되자 그녀는 아침 7시에 백악관의 고위 관계자들을 소집하고 카터에게 브리핑을 지시했다. 그다음 날 카터는 서관에 있는 존 브레넌John Brennan의 사무실에 들렀다. 약간 주제넘다고 느끼면서도, 그는 국토안보보좌관에게 대통령이 이 질병을 얼마나 심각하게 받아들이고 있는지를 알리기 위해 긴급 내각 회의를 소집하자고 제안했고 브레넌은 동의했다. 4월 17일, 오바마가 멕시코시티 여정에서 돌아왔다. 그가 거기서 악수했던 사람이 며칠 뒤 목숨을 잃었는데, 당시에는 사인이 신종플루로 잘못 알려져 있었다. 이제 오바마는 카터와 대화하길 원했다.

최악의 시나리오는 무엇이죠? 새 대통령이 물었다.

1918년 스페인독감입니다. 카터가 말했다.

그때 무슨 일이 있었죠? 오바마가 물었다.

인구의 30퍼센트가 감염되고 2퍼센트가 사망했습니다. 현 상황에서는 200만 명이 사망할 것으로 보입니다. 카터가 말했다.

그리고 그는 대통령에게 팬데믹 전략을 설명했다. 그 전략은 바이러스가 처음에는 아시아 같은 먼 곳에서 출현해 미국이 준비할 시간을 가질 수 있다고 가정한 것이었다. **바이러스는 우리의 계획보다 한참 앞서 있습니다. 이미 여기 와 있어요.** 카터가 말했다. 그는 이 모든 사태를 오바마가 감당하는 것이 좀 안쓰러웠다. 당시 대통령은 세계 경제 위기와 두 곳의 외국 전쟁을 유제로 안고 있었고, 자신이 제안한 의료보험 제도를 관철하느라 국내에서도 치열하게 싸우고 있었다. 그가 말하는 동안 오바마의 비서실장인 람 이매뉴얼Rahm Emanuel이 고개를 들고 말했다. "그다음은 뭐죠? 메뚜기 떼인가요?"

경각심을 느낀 카터는 하이디에게 리처드 해칫을 다시 백악관으로 데려와야 한다고 말했다. 그녀는 리처드를 복직시키고 다음 날부터 일할 수 있게 조치하겠다고 말했다. "팬데믹이 닥치자마자 그녀는 절 믿었어요." 카터가 말했다. "이유는 모르겠지만요."

✦

며칠 전에 신종플루에 관한 뉴스를 처음 보았다. 지금은 독감과 싸우던 날들이 아득하게 느껴지는 데다가 가짜 뉴스에 이골이 나서 읽어보지도 않았다…….

리처드는 아이들이 태어난 후 한 해 동안 일기를 적어 성인이 되었을 때 선물하자고 스스로와 약속했다. 그는 첫째 때는 약속을 지켰지만, 둘째 때는 미루다가 2009년에 아이가 3살이 되어서야 일기를 쓰기 시작했다. 이후 1년 넘게 그는 매일 밤 고치지도, 다시 쓰는 일도 없이 1,000자씩 적어나갔다. 마치 머릿속에서 완성된 문장을 고스란히 받아쓰는 기분이었다. 2009년 4월 금요일, 일기는 이렇게 이어진다.

아침에 일어나 보니 백악관 의료대비정책Medical Preparedness Policy 분야 최고 책임자인 카터 미셔에게서 간결한 이메일이 와 있었다. 거기에는 '일어나면 연락해달라.'며 그의 휴대전화 번호가 적혀 있었다. 어젯밤 11시 20분에 보낸 이메일이었다.

알고 보니 낮에 멕시코에서 심각한 호흡기 질환이 발병해 최소 1,000명이 감염되고, 최대 60명이 사망했는데 대부분이 청년층이었다. 단순한 독감이 아닌, 텍사스와 캘리포니아에서 발생한 것과 동일한 신종 인플루엔자였다. 이 바이러스는 북아메리카의 인간 및 조류 인플루엔자와 유라시아 돼지 인플루엔자가 결합한 특이한 형태였다. 아마도 멕시코, 특히 멕시코시티 근방의 일부 돼지 몸에서 전례 없는 바이러스 재조합이 일어난 것으로 보인다.

리처드의 일기는 원래 일상을 담은 기록이었으나 카터의 메일을 받은 이후로 신종 바이러스에 맞서는 미국 정부를 실시간으로 묘사하는 글이 되었다. 그 이야기는 7개월 뒤 대통령 집무실에서 오바마 대통령이 리처드에게 팬데믹 대응에 대한 사후 보고를 요청하며 마무리된다. 그때 사람들은 미국이 간신히 총알을 피했다고 말했다. "우린 총알을 피한 게 아닙니다." 리처드가 대통령에게 말했다. "자연이 우리에게 비비탄을 쏜 겁니다."

신종플루가 퍼지고 한두 달이 지난 뒤 리처드는 자신의 일기가 역사적 자료가 될 수 있음을 직감했다. 신종플루가 미국에 상륙하기도 전에 거대한 허리케인처럼 왔다 사라질 것이 분명해지면서, 이번 팬데믹은 새로운 의미를 가지게 되었다. 병 속에 든 편지이자 불길한 징조, 그리고 경고였다. 리처드는 수많은 작은 교훈과 함께 두 가지 큰 교훈을 얻었다. 제일 먼저, 실제 팬데믹이 상상 속 팬데믹과 얼마나 다른지 뼈저리게 느꼈다. 5월 9일, 백악관으로 복귀한

지 거의 3주가 지난 후, 그는 "이번 팬데믹은 아무것도 특징지을 수 없고 상당 부분이 모호하다. 특히 감염자 수에 있어서 그랬다."라고 썼다. 그들이 가진 것이라곤 멕시코 중환자실에서 젊은이들이 죽어간다는 과장된 보고들뿐이었다. "중환자실은 깔때기와 같아요." 리처드가 말했다. "모든 나쁜 일이 집중되어 있죠." 하지만 나쁜 일만으로는 충분한 정보를 얻을 수 없었다. 좋은 일도 봐야 했다. 감염치사율에는 단순히 분자(사망자 수)뿐만 아니라 분모(감염자 수)도 포함되어 있었다. 얼마나 많은 사람이 감염에서 살아남았는지 모른다면 바이러스가 실제로 얼마나 치명적인지 알 수 없었다.

바이러스에 대응한 지 2주가 지났지만, 아직도 이것이 얼마나 큰 타격을 줄지 감이 잡히지 않는다. 낙관적인 전망과 부정적인 전망이 공존하고 있다. 사람의 감각에 의존할 수 없는 이유가 수천 가지나 된다. 우리는 멕시코에서 이 괴물의 등지느러미를 얼핏 보았지만 지금 괴물은 다시 물속으로 깊이 들어갔다. 현재 불어나는 전염 사례들은 바이러스가 어디에 있었는지를 알려줄 뿐, 어디로 향하고 있는지는 말해주지 않는다.

흥미롭게도 멕시코는 미국의 새로운 팬데믹 전략을 적극적으로 실행했다. 그들은 학교를 폐쇄하고 다른 방식으로 사회적 거리두기를 실시해, 추후 연구가 알려주듯 질병 전파를 차단했다. 반면 질병통제예방센터는 학교에 자율적으로 결정하라는 공문을 보냈는데,

마치 초등학교 6학년에게 숙제를 해도 되고 안 해도 된다고 말한 것과 다름없었다. 일부 학교는 문을 닫았지만 대다수는 그러지 않았다. 지역 보건의들은 학교를 폐쇄할 권한은 있었지만 실제로 그렇게 할 정치적 지원을 받지는 못했다. 그 순간 리처드와 카터는 통합된 국가 전략이 없다는 것을 뼈저리게 실감했다.

카터와 나는 '전략적 중단'을 두고 질병통제예방센터와 치열하게 논쟁을 벌였다. 질병통제예방센터는 "데이터가 충분하지 않다."라는 입장이었다. 이는 예방 원칙과 실수를 피하려는 과학자의 욕구가 대결하는 상황으로, 공중보건 관료들의 지나친 위험 회피 성향까지 얽혀 있는 문제였다. 이 일로 카터는 화가 머리끝까지 났다.

리처드는 수학적 모델을 활용해 질병 예측의 신뢰도를 높이는 데 일조하여 예측 전문가들의 입지를 군혔다. 5월 4일, 백악관은 임페리얼칼리지런던의 닐 퍼거슨Neil Ferguson과 하버드대학교의 마크 립시치를 초청해 그들의 연구를 듣기로 했다. "그들은 실시간 분석 분야에서 말 그대로 세계 최고예요." 리처드가 설명했다. "그들은 우리가 무엇을 모르는지, 그리고 왜 모르는지까지도 보여줬죠." 두 전염병학자는 멕시코 사태에서 데이터를 수집했다. 그들은 발병률(감염될 가능성이 있는 인구의 비율)을 약 20~30퍼센트로, 치사율을 0.1~1.8퍼센트로 추정했다. 이 수치는 평년보다 조금 심한 독감부터 100만 명이 넘는 미국인(그중 상당수는 어린이)들이 사망하는 상황까지 걸쳐 있었다. 그들은 이렇게 제한된 정보만으로 결정을 내려야 했다.

새로운 팬데믹 전략은 인구의 0.1퍼센트 이상이 감염되기 전에 학교를 폐쇄하기를 권고했다. 그 정도의 수치는 육안으로는 가늠할 수 없었다. 10만 명이 사는 도시에 100명도 되지 않는 바이러스 감염자가 돌아다니는 꼴이었다. 1퍼센트의 치사율은 끔찍한 팬데믹을 의미했다. 하지만 이는 중대한 결정을 내려야 할 시점에 10만 인구의 도시에서 단 한 명만이 사망했을 수 있다는 뜻이기도 했다. 어쩌면 그 한 명조차 아직 사망하지 않고 중환자실 병상에서 죽음을 앞두고 있을 수도 있었다. 그런 상황에서 "전부 폐쇄하세요."라고 말하려면 아주 비범한 리더십이 필요했다. 필연적으로 대중의 반감을 살 것이고 설명하기도 까다로웠다. 그렇지만 진정한 리더라면 해야할 일이었다. 5월 5일, 예측 전문가들이 이 폭풍의 강도가 여전히 예상 불가라고 밝힌 다음 날, 질병통제예방센터가 그들을 곤경에서 구해주었다.

질병통제예방센터는 오늘 학교 재개를 권고하는 지침을 급하게 발표했다. 개정된 지침은 애틀랜타 기자회견에서 발표되었다……. 그날 일찍이 난 보았다. 국토안보부 장관 자넷 나폴리타노Janet Napolitano가 폭스 뉴스Fox News에 나와 신종플루에 대해 이야기하는 동안 화면 아래에 '최악은 면했다!'라는 자막이 흘러갔다. 그녀가 직접 한 말은 아니겠지만, 사람들이 이 위협을 얼마나 성급하

THE PREMONITION

게 무시하는지 여실히 드러났다. 마치 삼류 SF 영화의 한 장면처럼…… 질병통제예방센터 대응 책임자 리치 베서Rich Besser는 자신이 개를 풀어주는지 호랑이를 풀어주는지 모르는 채 목줄을 놓아버렸다. 불확실한 상황에서 그런 무모한 결정을 내리다니 놀랍기 그지없다. 질병통제예방센터는 공중보건 수호라는 주요 임무에 철저히 실패했다.

그 순간부터 리처드와 카터는 질병통제예방센터로부터 제대로 된 정보를 얻지 못하게 되었다. 그들은 순진하게도 질병통제예방센터가 발병 정보를 모두 백악관으로 보낼 것이라 생각했다. 그러나 질병통제예방센터는 발병 상황을 독점적으로 파악하려는 듯했다. 리처드는 여러 차례 질병통제예방센터가 신종플루 감염과 사망 데이터를 일부러 늦게 보내는 걸 눈치챘다. 리처드와 카터는 현황을 파악하려고 안간힘을 썼다.

난 지금 뉴욕시가 주요 격전지라고 생각한다. 현재 뉴욕에는 최대 300개의 연쇄 감염이 존재할 수 있으며, 바이러스가 폭발적으로 증가할 것으로 보인다.

5월 17일, 리처드가 이 일기를 쓰고 일주일 뒤에 뉴욕시의 한 교감인 55세 미첼 위너Mitchell Wiener가 신종플루로 사망했다. 그러나 실질적으로 이 죽음이 무슨 의미인지 단정 짓긴 어려웠다. 단 한 사람의 죽음이었으니까. 교육부의 안 던컨Arne Duncan은 보건 당국이 시키는 대로 하겠다고 밝혔다. 백악관 내의 전문가 집단은 학교를 닫아야 한다고 주장했고, 애틀랜타 질병통제예방센터는 닫지 말아야 한다고 주장했다. 오바마가 카터에게 어떻게 해야 할지 물었을 때 카터는 적을 정확히 파악할 때까지 학교를 폐쇄해야 한다고 말했다. 하지만 오바마는 질병통제예방센터의 의견을 따랐다.

몇 달 뒤, 안개가 걷히며 전쟁이 끝난 듯 보였다. 신종플루는 예상보다 치명적이지 않았다. 질병통제예방센터는 4,000만~8,000만 명의 미국인이 감염되었으나 사망자 수는 12,469명에서 그쳤다고 보고했다. 질병통제예방센터의 판단은 옳았고, 오바마 대통령의 결정은 효과가 있었다. 이내 사람들은 팬데믹을 잊고 앞으로 나아갔다. 리처드는 그 결정이 우연히 들어맞았을 뿐 올바른 결정이라고는 생각하지 않았다. 오히려 어떤 면에서는 더 걱정스러웠다. 그런 결정 과정이 잘못된 자신감을 심어줄 수도 있었다. 9월 말, 그는 다른 이들도 이 점을 감지했다고 기록했다.

백악관에는 점차 이런 생각이 퍼졌다. 만약 우리가 총알을 피한다면 그건 우리의 대응 능력이 뛰어나서가 아니라 운이 아주 좋았기 때문이라고. 실패로 이어질 수 있는 조건들이 사방에 깔려 있다.

리처드가 백악관에서 근무하며 배운 두 번째 교훈은 정부가 신속히 처리할 수 있는 일이 얼마 없다는 사실이었다. "위기 상황에 부딪히면 그저 주어진 버튼 중에서 누를 수밖에 없어요."그가 말했다. "새로운 버튼이 생기지 않죠. 사실상 9월이 되자 팬데믹 초기와 비교해 별로 달라진 게 없다는 걸 알게 됐어요."신종플루가 발견되고 몇 주 후인 2009년 5월에 생산에 들어간 백신은 12월이 되어서야 대량으로 배포될 준비가 끝났다. 만약 바이러스가 처음 나타났을 때처럼 치명적이었다면 많은 이들이 목숨을 잃었을 것이다.

하지만 리처드는 한편으로 안도감을 느꼈다. 이 사태는 3년 전에 그들이 했던 일의 중요성을 크게 부각시켜 주었다. 미국 정부는 멕시코처럼 학교를 폐쇄하거나 다른 사회적 거리두기 조치를 취하지 않았지만, 이제 이런 방법들은 현실적인 선택지가 됐다. 미국에 새로운 버튼과 그 버튼을 누를 새로운 전문가가 생긴 셈이었다. 그리고 리처드는 그 전문가들 중 한 명이 다른 누구보다 뛰어나다고 생각했다.

카터만이 우리가 이 영화의 어느 장면에 와 있는지 알고 있는 듯하다. 그는 끊임없이 관찰하고, 탐색하고, 수집하고, 계산하고, 예측한다.

✦

카터 미서는 11살 때 잊을 수 없는 이상한 경험을 했다. 그 기억은 신종플루 팬데믹이 시작되면서 눈앞에 되살아났다. 1967년의 일이었다. 당시 미국은 핵전쟁에 대한 잠재적 불안을 늘 안고 살았다. 일부 연구가들은 핵 공격이 벌어졌을 때 실제로 사람들이 어떻게 반응하는지 연구하기로 마음먹었다. 시카고 시내 한복판에서 그들은 방사능 대피소를 만들고 지원자를 모집했다. 어떤 이유에선지 카터의 어머니는 이를 좋은 아이디어라고 생각해 손을 들었고, 카터는 이유도 제대로 모른 채 부모님을 따라 다섯 형제자매와 대피소로 갔다. "400명이 머물기에는 턱없이 좁은 공간이었어요." 그가 당시를 회상했다. "콘크리트 바닥에는 베개나 담요도 없었어요. 먹을 것이라고는 크래커와 표백제 맛이 나는 물이 전부였죠. 전등이 하나 있었는데, 불을 켜려면 누군가가 계속해서 자전거 페달을 밟아 발전기를 돌려야 했어요. 그 자전거는 선풍기에도 전력을 공급해야 해서 불을 쓸 건지 선풍기를 쓸 건지 결정해야 했죠. 내부는 지옥처럼 더웠어요." 허락된 유일한 위안거리는 담배뿐이었고, 대피소 전체는 담배 연기로 찌들었다.

그곳에서 카터와 가족들은 사흘을 버텼다. 연구진들이 다가와 보고서를 작성했다. "그들은 사람들이 어떻게 행동하는지 관찰하고 싶어 했어요." 카터가 말했다. "그래서 저도 같이 살폈어요." 사람들을 보며 그는 깨달았다. 핵전쟁이 나면 절대 이런 식은 아닐 것이라고. "어머니는 집에, 우린 학교에, 아버지는 직장에 계시겠죠. 모두 뿔뿔이 흩어질 겁니다. 대피소로 어떻게 가야 하는지도 모르고, 어차피 그곳으로 가려 하지도 않을 거예요." 그의 머릿속에는 다른 시나리오가 펼쳐졌다. 그는 방사능 대피소가 어리석은 아이디어라고 확신했다. "그 경험이 재해를 바라보는 제 시각을 완전히 바꿔놓았어요."

2009년, 유사 팬데믹의 말미에도 그는 비슷한 감정을 느꼈다. 상황은 그가 예상했던 대로 흘러가지 않았다. 만약 그 상황을 다시 겪는다 해도 그는 여전히 오바마에게 학교를 폐쇄하라고 조언했을 것이다. 이 일로 많은 사람들이 학교를 닫지 않은 것과 치명적인 유행병 초기에 확산을 막으려고 과감한 조치를 취하지 않은 것이 현명한 행동이었다는 교훈을 얻었다. "마치 운전 중에 휴대전화를 들여다보며 갓길을 마구 달리는데도 아무것도 들이받지 않은 느낌이었어요." 그가 소감을 밝혔다. "그런 교훈은 강력하거나 명확하지가 않아요. 운전자가 우편함을 들이받았거나 도랑에 빠져서 차가 파손되었다면 제대로 된 교훈을 얻었겠죠. 보행자를 치어 사망케 했다면 한동안 운전대를 잡지도 못할 겁니다. 그런데 사실 두 사례 모두 배워야 할 교훈은 같아요."

사람들은 그 점을 이해하지 못한 듯 보였다. 카터는 경험에도 단점이 있다고 생각했다. "경험이란 같은 실수를 반복하되 더 자신 있게 저지르는 것이다." 자신이 만든 말은 아니지만 카터는 이 말을 좋아했다.

3년 전, 애틀랜타를 떠나 백악관으로 향할 때 카터는 아내에게 6개월 후에 돌아오겠다고 말했다. 이제야 집에 돌아갈 수 있으리라 생각했지만, 뜻밖의 일이 벌어졌다. 강철 같은 하이디 에이버리가 앞으로 생길 문제들을 함께 고민해보자며 그에게 백악관에 남아달라고 요청한 것이다. 카터는 하이디가 자신에 대한 생각을 바꾼 시점을 짐작할 수 있었다. 처음 팬데믹 계획을 논의하면서 카터는 그녀에게 지도에 대해 이야기했다. 그에게 계획이란 앞으로 할 일을 그려놓은 지도나 다름없었다. 그는 그녀에게 알프스에서 길을 잃은 군인들 이야기를 들려줬다. "그들이 눈보라에 갇혔을 때 한 병사가 배낭에서 지도를 발견했어요. 지도를 따라 그들은 무사히 빠져나왔죠." 이야기의 하이라이트는 군인들이 안전한 곳에 도착해서야 그 지도가 알프스산맥이 아닌 피레네산맥의 지도였다는 사실을 깨닫는 대목이었다. "길을 잃었을 때 지도는 유용해요. 출발점을 알려주니까요." 그는 이를 과거에 중환자실 의사로 일했던 경험에 빗대어 설명했다. "눈앞에서 환자의 상태가 급격히 나빠질 때, 그들에게 할 수 있는 선택지가 바닥나선 안 돼요. 선택지가 없어지면 어떻게 되겠어요? 당연히 패닉에 빠지겠죠. 그래서 지도든 계획이든 처치 목록이든 뭐라도 눈앞에 두는 게 중요합니다. 완벽하지 않더라도 아무것도 없는 것보단 낫거든요."

카터는 오바마의 첫 임기가 끝날 때까지 백악관에 남기로 했다. 하이디 에이버리는 딥워터 호라이즌 석유 유출 사건, 후쿠시마 방사능 유출 사건, 아이티 대지진 등 신중한 결정이 필요할 때마다 카터에게 의견을 구했다. "그녀는 '앞서가서 뭐가 있는지 살펴보고 와줘요.'라고 하곤 했죠." 카터가 회상했다. 그녀는 카터를 '정찰병'이라고 불렀다. "정찰병, 다른 사람은 보지 못한 걸 알려줘요."라는 식이었다. 그녀는 카터 미셔가 다른 사람은 보지 못하는 걸 본다는 점을 간파했다.

THE PREMONITION

2011년 말, 카터는 마침내 애틀랜타 보훈부 제대군인의료청으로 돌아왔다. 그곳 사람들은 그가 백악관에서 일했다는 사실을 처음부터 몰랐다는 듯이 이내 잊어버렸다. 투명 인간이 되는 그의 능력은 여전했다. 가끔은 상사들도 그의 존재를 잊은 것 같았다. 여유가 생긴 카터는 다음 팬데믹을 생각하며 시간을 보냈다. "흔히들 '다음번엔 이번처럼 쉽지 않을 거야.'라고 말하지만 전 그 말을 경계하는 편이에요. 팬데믹이 얼마나 끔찍한지 이미 안다는 걸 전제로 하는 말이거든요. 그건 정말 잘못된 가정이에요. 이런 안갯속, 이런 불확실성이 팬데믹의 큰 부분을 차지해요. 천리안이라도 있어야 할 판이죠."

그는 사람들이 다음번에는 다른 방식으로 이해할 수 있게 적절한 비유를 찾으려 애썼다. 팬데믹 대응은 페달을 밟은 뒤 15초 후에나 액셀이나 브레이크가 작동하는 이상한 차를 모는 것과도 같았다. "아니면 별을 본다고 생각해보세요." 그가 말했다. "같은 이치예요. 지금 보이는 별빛은 몇 년 전의 것이니까요. 지금 여러분에게 보이는 질병은 지난주에 발생한 것이죠." 질병통제예방센터는 뛰어난 인재들이 많은 곳이었지만 본질적으로 거대한 대학 같았다. 카터는 그곳을 "전시 속의 온실"이라고 불렀다. 질병통제예방센터 사람들은 정확히 무슨 일이 일어났는지 밝혀내는 데는 능했지만, 그들이 일을 마칠 때쯤이면 이미 전투는 끝나 있었다. 그들은 팬데믹 초기에 필요한 일종의 선견지명에는 관심도 없고 재능도 없었다. 그렇지만 이제 카터와 리처드가 만들고 있는 전략의 본거지는 질병통제예방센터였다. "따라서 질병통제예방센터에 결정권이 있고, 모두가 그들이 결정을 내리기를 기다려야 했죠." 카터가 말했다. "게다가 누가 질병통제예방센터에 맞서겠어요. 지역 보건의가요?"

◆

채리티 딘은 아주 어릴 적부터 목록을 작성하는 것을 좋아했다. 화이트보드, 책 안, 종이쪽지에도 목록을 끄적였고, 매년 생일 소원은 책상 옆에 걸린 할머니의 초상화 뒷면에 적어두곤 했다. 그녀는 주로 정신적으로 극복해야 하는 일을 목록으로 정리했다. 그중 하나는 그녀의 인생 목표를 가로막으려 했던 약 20가지의 장애물이었다.

그 특별 목록의 맨 위에 오리건주 정션시티가 있었다. 그녀는 이 농촌 지역에서도 특히 가난한 편이었다. "전 가난을 숨기느라 부끄러움과 수치심 속에 자랐어요." 그녀가 말했다. 그녀는 다른 친구들 앞에서 옷을 갈아입다가 구멍 난 속옷을 들킬까 봐 체육 수업 후에 샤워도 하지 못했다. 그녀가 입던 옷은 교회에서 아프리카 선교를 위해 모아둔 옷 더미에서 찾은 것이었다. 가족들은 저소득층에게 제공되는 푸드 스탬프로 먹고살았다. 그녀는 가난보다 그것을 숨길 수 없는 무능력함이 더 고통스러웠다.

두 번째 항목에는 교회가 있었다. 교회는 가족의 삶을 좌우했고, 그녀는 교회 장로들을 두려워하게 되었다. "초교파nondenominational◆라는 점이 중요했어요." 그녀가 말했다. "침례교나 가톨릭과 달리 독

◆ 다른 기독교 공동체 및 신조와 거리를 두고 자신들의 복음주의에만 몰두하는 집단.

자적으로 움직였고, 자기들만이 천국에 간다고 믿었죠. 그들은 다른 교회와의 공통점을 찾으려 하지 않았어요. 분열과 두려움을 토대로 한 곳이었죠." 아주 어린 나이부터 그녀는 개가 훈련을 받듯이 자신도 어떤 야망 없이 그저 아이를 낳는 여성이 되도록 길들여지고 있다고 느꼈다. 천국으로 가는 길은 하나뿐인 반면 지옥으로 가는 길은 무수히 많았다. 예를 들어 세속적인 음악은 숨어서 들어야 했다. 과학도 마찬가지였다. 6학년 과학 수업에 진화론이 등장했을 때 채리티는 수업이 끝날 때까지 교장실에서 기다리라는 쪽지를 받았다. 같은 교회에 다니던 다른 아이들도 모두 같은 쪽지를 받았다.

그렇다고 교회에서 배운 것이 아무것도 없지는 않았다. 그녀가 7살일 때 아프리카에 다녀온 선교사들이 그들이 목격한 전염병에 대해 들려주었다. 그 목격담은 그녀를 사로잡았다. 이후 그녀는 질병과 질병의 원인이 되는 바이러스에 대해 모든 것이 알고 싶었다. 의사가 될 수 없는 이유에 붙들리기 전에 의사가 되기로 마음먹었다. "전 4년제 대학을 나온 사람을 한 번도 본 적이 없었어요." 그녀가 말했다. "정선시티 사람들은 다들 그랬죠." 진학 상담 교사는 정선시티 출신 아이들은 의사가 될 수 없으니 마음을 바꾸라고 말했다. 하지만 그녀는 꿈을 접는 대신 더욱 소중히 지켜나갔다. "아무도 믿지 않을 테니, 꿈을 비밀로 하는 법을 배웠어요." 고등학교 3학년 때 기회가 찾아왔다. 지역 유지가 세운 재단에서 부모가 대학에 가지 못한 집안 아이들을 대상으로 장학금을 지원했다. 포드 패밀리 재단Ford Family Foundation은 그녀가 오리건주립대학에 진학할 수 있도록 학비를 대주었다. "장로들은 제가 4년제 대학에 들어가는 게 하느님의 뜻을 거스르는 행위라고 말했어요." 채리티가 회상했다.

그녀는 오리건주립대학에 진학해 의대에 필요한 수업을 듣기 시작했다. 그녀가 제일 먼저 배운 것은 자신이 기가 막힐 정도로 준비되지 않았다는 사실이었다. 정선시티에는 AP 과학 수업이 없었다. 누구도 그녀에게 공부하는 방법을 가르쳐준 적이 없었다. 지도교수는 그녀에게 과학을 포기하고 전공을 예술로 바꾸라고 조언했지만 그녀는 미생물학에 푹 빠졌다. 아무리 작은 생물일지라도 모든 생명체는 늘 진화하고 있었다. 진화는 하나의 견해로 치부할 문제가 아니었다. 그녀는 부모님에게 인간의 진화 여부가 아니라 진화의 전체 과정이 어떻게 시작되었는지를 설명하려 했지만, 부모님은 듣고 싶어 하지 않았다. 과학을 배울수록 그녀는 가족과 지역 공동체에서 겉돌게 되었고, 그들의 신임을 얻을 만한 무언가를 해야 한다는 압박감에 시달렸다. "대학에 갔을 때 전 외면당했어요." 그녀가 말했다. "그걸 돌릴 수 있는 방법은 결혼뿐이었죠."

그녀는 툴레인대학교 의과대학에 진학하길 간절히 원했다. 네 군데의 의대에 합격했지만 툴레인은 예비 합격이었다. 그녀는 툴레인대학의 웹사이트에서 학생의 다양성을 장려한다는 부분을 보고서 입학처장에게 편지를 썼다. 그녀는 자신의 성장 배경을 밝힌 뒤 지금까지 그녀와 같은 학생이 입학한 적이 있는지 물었다. "전 오리건 출신의 가난한 백인이었어요. 그게 제가 가진 전부였죠." 그녀는 오리건주 모양으로 초콜릿을 한 묶음 만들어 편지와 함께 보냈다. "초콜릿이 도착한 날 연락을 받았어요." 채리티가 말했다. "입학처 여직원의 전화였죠. 그녀가 말했어요. '학생이 보낸 것 때문은 아니고요, 툴레인 의대 입학을 제안하려 합니다.'"

교회 장로들은 달가워하지 않았지만, 졸업 후 정선시티로 돌아와 그들이 정해준 남성과 결혼한다는 조건으로 뉴올리언스로 가게 해주었다. 겨우 22살에 원치 않는 남편이 생긴 채리티는 낯설고 죄로 가득한 도시에서 하버드와 스탠퍼드 같은 명문대 졸업생들과 경쟁해야 했다. 그녀는 첫 학기를 수석으로 마쳤다. 남편은 교회 장로들에게 아내가 온종일 공부만 한다고 불평했다. "그는 제가 열심히 공부하는 게 불순종이라고 말했어요." 채리티가 기억을 더듬었다. "그리고 그들도 남편의 생각에 동의했죠. 장로들은 제게 100점 만점에 50점만 받으라고 했어요. 그 이상은 곤란하다고요." 다음 학기에도 여전히 높은 점수를 받자 교회 장로들은 그녀에게 편지를 보내 의대를 자퇴하고 정선시티로 돌아오라고 종용했다.

그녀는 실제로 고민했다. 여전히 그들이 두려웠다. "천국과 지옥 사이에서 선택해야 한다고 생각했어요." 하지만 그녀는 고심 끝에 남편에게 이혼하자고 말했다. 곧 남편은 떠났고, 교회 장로들이 보낸 편지가 도착했다. "전 그들에게 죽은 사람이라고 적혀 있었어요." 그 교회에서 이혼만큼 큰 죄는 없었고, 단순히 교회뿐 아니라 지역 공동체와도 이별해야 했다. 친구들은 그녀에게 등을 돌렸고, 가족들은 점점 불편해졌다. "차라리 지옥에 가더라도 의사가 되겠다고 마음먹었어요." 그녀가 말했다. 한 달에 두 번씩 그녀는 '결혼식

꿈'을 꿨다. 꿈에선 그녀가 버진 로드를 걷다가 전부 잘못되었다는 것을 깨닫는다. 신랑은 원하는 남자가 아니다. 그 자리에서 그녀는 그만두겠다고 말하고 도망쳐 나온다. "제가 용기가 없어서 하지 못했던 결정이었죠." 그녀가 설명했다. "하지만 꿈에선 항상 그렇게 해요."

23살의 채리티는 의대생으로 홀로 살며 18살 이전에 알던 친구 상당수를 잃었고, 그렇게 그녀는 자신이 마주한 도전 과제의 제1부를 마무리 지었다. 제2부는 한층 더 험난할 테지만, 그녀는 자신의 도전 목록을 비관적으로 보지 않았다. 불만을 적은 목록이 아니었다. 적어도 그녀가 캘리포니아주 부보건국장이 되었을 때쯤엔 모두 그녀에게 필요한 이야기가 되어 있었다.

다윗은 그녀가 성경에서 제일 좋아하는 인물이었다. 어린 다윗은 무서운 사자와 곰을 마주쳤지만 그 덕분에 재주를 얻었다. 용기가 그 재주 중 하나였고, 채리티는 용기를 매우 중요하게 여겼다. 다윗이 골리앗과 싸울 힘을 준 곰들에게 고마워했듯, 채리티도 삶에서 마주해야 했던 곤경들을 감사하게 여겼다. "제가 극복한 20가지의 일 덕분에 전 좋은 보건의가 될 수 있었어요. 그것들이 바로 제 인생의 곰과 사자죠."

42세 생일에 채리티는 연례 소원 목록을 작성했다. 다시금 그녀는 스스로에게 이야기를 들려주며 마음을 다잡을 필요가 있었다. 캘리포니아주 부보건국장으로 일하던 첫해에는 낯설고 불안한 일들의 연속이었다. 드라마 같은 사건 사고가 끊이지 않았다. 그녀는 일을 훌륭하게 해낸다는 평가를 받으며, 캘리포니아주 보건국 수장 자리도 눈앞에 두고 있었다. 그러던 중 주지사가 제리 브라운Jerry Brown에서 개빈 뉴섬Gavin Newsom으로 바뀌면서, 새 주지사는 채리티를 고용했던 보건국장인 스미스 박사를 해고했다. 채리티는 4개월 동안 뉴섬 밑에서 일을 도맡았고, 수장 자리가 자신의 몫이 될 거라 믿었다. 그러나 뉴섬은 뉴욕시 보건의인 소냐 앤젤Sonia Angell을 데려왔다. 앤젤은 비만과 당뇨 같은 만성 질환 전문가였고, 전염병을 관리해본 적은 없었다.

앤젤이 합류하면서 채리티는 샌타바버라에서 겪었던 불안감이 되살아났다. 미국 사회는 그녀가 예상하는 문제들을 대처할 능력이 없었다. "미국에는 제대로 된 보건 시스템이 없어요." 그녀가 말했다. "5,000개의 외딴섬이 각각 선출된 공무원의 뜻에 따라 움직이죠."

그녀는 침실에 앉아 생일 소원을 쓰기 시작했다. 그리고 그 내용을 새크라멘토의 책상 옆에 걸린 할머니의 사진 뒤에 정성스럽게 옮겨 적었다. 그때가 2019년 12월 21일이었다. 지난 몇 달 동안 스스로에게 왜 이곳에 왔는지 질문하던 그녀는 이제 예감이 들기 시작했다. 샌타바버라에서 병이 발생했을 당시 종종 느꼈던 감각과 비슷했다. "항상 하나의 사례에서 시작해 섬뜩한 침묵이 이어지죠." 그녀가 말했다. 지난 15년간 그녀는 개인적으로 바라는 것을 빌었다. '다시 피아노 치기', '새 직장에서 자리 잡기', '아프리카에 가기'. 올해 목록에도 그녀는 지극히 개인적인 목표로 첫줄을 채웠다. 그리고 두 번째 줄에 한 가지 예감을 적었다. "무언가가 시작됐다."

제2부

6

레드폰

조 드리시Joe DeRisi는 다른 사람들처럼 신문을 읽고 있었다. 새롭게 발생한 질병에 대해 특별히 아는 정보도 없고, 그가 개입하길 기대하는 사람도 없었다. 그가 가진 것은 캘리포니아대학교 샌프란시스코 캠퍼스(이하 UC샌프란시스코)에 마련한 신설 연구실과 그의 눈에는 거의 마법의 무기 같은 바이러스 추적 장비뿐이었다. 조는 자신의 연구실을 "DIY 메이커 페어DIY Maker Faire"라고 묘사했다. 그는 그 신무기가 그들이 만든 근사한 물건 중 하나라고 설명하면서, 언제 어디서 가장 효과적으로 활용할 수 있을지 고민 중이라고 말했다.

그러던 중 조는 중국에서 새로운 전염병이 발생했다는 소식을 접했다. 2003년 2월 10일, 세계보건기구WHO 베이징 사무소는 광둥성에서 '이상한 전염병'에 관한 메일을 받았다. 이 병은 독감과 유사했지만 독감과는 비교할 수 없을 정도로 높은 치사율을 보였다. 아이뿐 아니라 성인도 감염되었으며, 예방 조치를 철저히 한 사람들도 병을 피해 가지 못했다. 세계보건기구가 파견한 카를로 우르바니Carlo Urbani라는 이탈리아 의사는 원인을 밝히기도 전에 목숨을 잃었다. 이 소식을 들은 조는 하던 일을 제쳐두고 이 새로운 게임에 뛰어들 방법을 모색했다. "우린 질병통제예방센터에 연락해서 이렇게 말했죠. '저희에게 새로운 칩이 있어요. 병원체를 식별하는 데 도움이 될 겁니다.'" 조가 말했다.

발병 후 몇 주가 흘렀을 무렵 질병통제예방센터는 전염병 조사를 이끌어 가느라 정신이 없었다. "처음에는 우릴 무시했어요." 조가 말했다. 그들은 조 드리시라는 이름도, 그가 개발한 '새로운 칩'에 대해서도 들어본 적 없었다. 하지만 조나 그의 칩이 무시당한 것은 그때가 마지막이었다. 이듬해 그는 '맥아더 '천재' 보조금MacArthur 'genius' grant'을 받게 되었고, 그의 사무실 전화기는 긴급한 용건으로 너무 자주 울리는 탓에 '레드 폰'이라고 불리기 시작했다. 하지만 2003년 3월 당시만 해도 질병통제예방센터의 눈에 조 드리시는 또 하나의 야심 찬 젊은 생화학자일 뿐이었다. 드리시 연구소 밖에서는 그가 개발한 칩을 아는 사람이 별로 없었다. "우리는 질병통제예방센터에 바이러스 샘플을 보내달라고 말 그대로 구걸하다시피 했어요." 조가 당시 상황을 설명했다. "마침내 그들이 샘플을 보내줬죠."

샘플은 새로운 질병으로 죽은 사람의 폐 조직이었다. 기가 막히게도 질병통제예방센터는 그 샘플을 일반 페덱스 택배 상자에 넣어 보냈다. 그것도 주말에. 질병통제예방센터는 새로운 병원균이 공식적으로 식별되기 전까지는 그저 평범한 유전물질로 분류된다고 설명했다. 조는 학교 택배 센터가 주말에 문을 닫는다는 사실을 뒤늦게 깨달았다. 치명적인 공기 매개 질병으로 최근에 사망한 사람의 폐 조각을 누군가가 페덱스 트럭에 싣고서 캠퍼스 주변을 돌고 있었던 것이다. 배송 예정일인 토요일 아침, 조와 그의 박사후 연구원들은 거리로 나왔다. 조가 페덱스 트럭을 발견하고 멈춰 세웠다. "어이, 친구!" 그가 운전사를 향해 소리쳤다. "드리시 연구소로 온 소포 있어요?"

운전사가 그를 쳐다봤다. 조는 당시 33살이었지만 23살로 보였다. 어딘가 태평하면서도 자유분방한 모습이었다. 조는 일주일 내내 러닝화, 카고 반바지, 앞면에 아무렇게나 프린트된 티셔츠를 유니폼처럼 입고 다녔다. 자신의 이름을 건 생화학 연구소가 있고, 바이러스를 사냥하는 새 무기를 개발한 사람이라기보단 서퍼나 스케이터, 혹은 입버릇처럼 타인을 "친구!"라고 부르는 부류처럼 보였다. 첫인상은 믿을 것이 못 됐다. 그는 3년 전 대학 교수진에게 선발되어 박사후 과정의 과학 실습 단계를 건너뛰고 그의 이름을 딴 연구소까지 얻은 사람이었다. 교수들은 그의 특출난 능력을 잠시도 낭비하고 싶지 않았다. "경계가 없는 두뇌죠." 드리시의 채용을 추진했던 UC샌프란시스코의 미생물학자이자 의사인 던 가넴Don Ganem이 말했다. "그의 두뇌는 모든 것에 호기심을 보이고 아무것도 두려워하지 않아요. 대부분의 사람이 이해하기 힘들 정도로 광범위한 지적 수용력을 자랑하죠."

실제로 조의 첫인상은 오래가지 않았다. 보통 그의 말과 행동으로 정체가 드러났다. 상자를 집어 든 페덱스 배송 기사가 그 물건이 질병통제예방센터에서 왔다는 사실을 알아차렸을 때, 조는 카고 반바지에 손을 넣어 두꺼운 실험용 안전 장갑 한 쌍을 꺼내고 있었다. 조는 더 이상 태평한 사람처럼 보이지 않았다. 분명 그는 맨손으로 페덱스 상자를 잡지 않으려고 매우 조심하고 있었다.

그 순간 페덱스 배송 기사가 이런 질문을 던졌다면 누구나 이해했을 것이다. '상자를 만질 때 **이 남자**에게 장갑이 필요하다면, 나에게도 필요한 게 아닌가?' 하지만 배송 기사는 다른 질문을 던졌다.

저기, 상자 안에 뭐가 들었죠?

아, 별거 아니에요. 조가 말했다.

배송 기사는 다시 그를 쳐다봤다.

다시 여기 오나 봐라. 배송 기사가 말했다.

드디어 조의 시간이 찾아왔다. 그는 한 쌍의 이중 나선구조처럼 폐 조직뿐 아니라 그걸 얻는 과정에서 재미난 이야기도 생겼다. 그는 폐를 분석했다. 24시간 뒤 그의 연구소는 처음 숙주를 죽인 병원체가 무엇인지 알아냈다. 신종 코로나바이러스였다. 2003년 3월에 이는 충격적인 소식이었다. 아무도 코로나바이러스가 사람에게 치명적인 질병을 일으킨다는 소리를 들어본 적 없었다. 코로나바이러스는 동물에게는 치명적일 수 있으나, 사람에게는 늘 일반적인 감기 형태로 나타났다. 세계보건기구는 마침내 이 코로나바이러스가 일으키는 질병에 이름을 붙였다. 중증급성호흡기증후군Severe Acute Respiratory Syndrome, 즉 사스SARS였다. "전 바로 흥미가 생겼어요."

조가 말했다. "이 일을 더 자세히 알아보고 싶어졌죠."

조는 질병통제예방센터가 드리시 연구소의 업적과 신속성에 놀라워하고 있다는 점을 알았다. 그것은 과학이라기보단 마법 같았다. 질병통제예방센터 역시 코로나바이러스를 식별해냈지만, 바이러스학을 공부하지 않은 UC샌프란시스코의 무명 생화학자가 몇 시간 만에 알아낸 사실을 그들은 몇 주에 걸쳐 밝혀낸 것이었다. "우리가 가진 기술이나 우리가 하고 있는 일을 아는 사람이 없었어요." 조가 말했다. "아무도 신경 쓰지 않았죠." 하지만 곧 상황은 달라졌다. 조의 입지도 마찬가지였다.

사스가 발생한 후 얼마 지나지 않아 레드 폰이 울리기 시작했다. 편지와 메일로도 특이한 요구가 자주 들어왔다. 한 사례로 2003년 말, 미국 해군 고위 장교라고 주장하는 남자에게서 메일 한 통이 왔다. **당신이 워싱턴 D.C.로 와서 제이슨 그룹과 이야기를 나눴으면 합니다.** 서두가 이렇게 시작되는 짧고 간략한 메일이었다. 요점은 '제이슨 그룹'에게 새로운 생물학적 위험이 어떻게 인간에게 옮겨갔는지, 드리시 연구소가 어떻게 그 점을 밝혀냈는지 설명해달라는 것이었다. "첫 번째 의문은 '대체 제이슨이 누구지?'였어요." 조가 말했다. 구글로 검색해보니 주로 음모론에 관련된 웹사이트만 나왔다. "그 당시의 큐어논QAnon◆같은 거였죠. 모든 게 딥 스테이트와 관련되어 있었죠." 그러던 중 조는 조금이나마 믿을 만해 보이는 출처를 찾았

◆ 온라인으로 활동하는 미 극우 음모론 집단.

THE PREMONITION

다. 제이슨 그룹이란 워싱턴 D.C.에서 비밀리에 모이는 과학자들과 군 지도부로 구성된 숨겨진 집단이라는 내용이었다. "전 생각했어요. '맙소사, 거절할 수 없는 제안이군.'" 조가 말했다.

두어 달 뒤 그는 덜레스 공항으로 날아갔다. 그를 기다리던 검은 SUV 차에 올라타자 해군 남성이 앉아 있었다. 목적지로 가는 동안 그 해군은 아무 말도 하지 않았다. "전 생각했죠. **'무슨 상관이람. 그냥 이상한 인간인가 보지.'**" 조가 말했다. 차는 버지니아주 타이슨스 코너Tysons Corner에 자리한 유리로 된 건물 앞에 멈췄다. 유리 카운터 너머의 한 남성이 조에게 배지를 건넸다. "컬러 코드◆ 배지였어요. 제 컬러는 해군 남성과 달랐어요." 조가 말했다. 그 후 해군 남성은 조를 늙은 백인 남성에게 넘겼다. 늙은 백인 남성은 조를 데리고 복도를 지나고 모퉁이를 돌아 보안 검색을 통과했고, 마침내 그들은 엘리베이터에 탑승해 지하로 내려갔다. 어색한 침묵 가운데 조는 늙은 남성의 보안 배지에 적힌 이름을 보았다. 제이슨이었다. 해군 남성과 마찬가지로 그도 과묵한 스타일이었다. 두 사람이 천국과 지옥 사이 어딘가로 내려가는 동안 분명 이름이 제이슨이 아닌 남성이 조에게 몸을 돌려 말을 걸었다. "근사하지 않나?" 조가 그렇다고 동의하자 노인은 말했다. "토끼 굴로 들어가는 것과 같아, 젊은이."

노령의 남성은 작은 강당에 도착할 때까지 더 이상 아무 말도 하지 않았다. 150석 정도 되는 강당에는 군복을 입은 나이 든 백인들

◆ 색깔을 통한 등급 혹은 표시 체계.

로 가득했다. "장군 같은 뭐, 그런 부류의 사람들이었어요." 조가
말했다. 노령의 남성이 조에게 그날 진행될 강연 제목이 적힌 종이
를 건넸다. 표시된 컬러 코드를 보니 강연 별로 보안 등급이 다르다
는 것을 알 수 있었다. 조가 질문하기도 전에 그 남성은 말했다. "자
네는 우리가 나가게 할 거라네." 그 말 덕에 조는 자기의 보안 등급
으로는 본인의 강연밖에 듣지 못한다는 사실을 알게 되었다. 그의
다음 강연 제목은 '밤의 주먹The Night Fist'이었다. "전 그 자리에 머
물러 강연을 듣고 싶었어요. 아니, 밤의 주먹이라니, 궁금하지 않은
사람이 어디 있겠어요?" 조가 말했다.

조가 연단으로 걸어가며 보니 맨 앞줄에 앉은 남성들은 단순히
나이 든 사람들이 아니었다. 그들은 고대 화석 같았다. 아주 가까이
에 있어 배지에 적힌 이름을 읽을 수 있었다. 제이슨이었다. 강당에
모인 모든 사람이 제이슨인 척하고 있었다. 그리고 조는 인생 최고
의 순간이라 느꼈다. "전 생각했어요. '이건 진짜야. 근사한데. 톰
클랜시Tom Clancy의 소설에서나 일어날 법한 일이야.'" 제이슨이라
는 사람들이 실제로 누구든 간에 그들은 조에게 10분을 주며 UC샌
프란시스코에서 그의 팀이 홍콩과 중국 본토에서 수백 명의 목숨을
앗아간 바이러스를 어떻게 그렇게 빨리 식별할 수 있었는지 설명해
달라고 했다. 10분은 기술적인 사항을 다루기보다는 오랜 시간 자
신의 머릿속에서 발전시킨 세계관 정도를 전달할 수 있는 시간이었
다. 그날 준비된 강연들을 보니 그곳에 있는 과학자들은 주로 물리
학자들이었다. 그가 평소에 접하던 청중이 아니었다. 우여곡절이

있었지만 그는 일반인을 대상으로 강연을 준비했기에 안심했다.

조는 자신의 새로운 기술을 설명하기 시작했다. 지금까지 신종 바이러스를 식별하는 일은 느리고 지루한 작업이었다는 이야기였다. 바이러스의 문제는 너무나도 작다는 데 있다. 전자 현미경으로 수백만 배 확대해도 바이러스를 보려면 많은 양이 필요하다. 감염된 인간에게서 추출한 바이러스로는 양이 부족해서 바이러스 학자들은 발견한 바이러스를 배양하여 더 많은 양을 얻어야 한다. 바이러스를 배양하려면 우선 바이러스가 자랄 숙주 동물을 찾아야 하는데, 예를 들어 소량의 바이러스를 쥐에게 투입한 뒤 배양되길 기다리는 식이다. 만약 쥐의 몸에서 바이러스가 배양되지 않으면 다른 동물을 찾아야 한다. 바이러스를 볼 수 있을 만큼 충분히 얻는 것조차 골치 아픈 일이다. 충분한 양을 확보한 뒤에야 어떤 바이러스인지 가설을 세울 수 있다. 가설에는 검증이 필요하고, 각 검사마다 하루 이상이 걸린다. 검사 결과가 음성이면, 즉 바이러스 학자의 추측이 틀리면 처음부터 다시 시작해야 한다. 한 번의 기회가 날아가고 수십 번을 더 시도해야 하는 것이다. "거의 낚시를 하는 거죠." 조가 말했다. "예전에 봤던 것 중에 뭐 하나 비슷한 게 걸려들길 바라면서요. 하지만 완전히 새로운 것, 혹은 한 번도 본 적 없는 것이라면요? 그러면 곤란해집니다." 인간의 머리는 자연의 다양성을 따라갈 수 없다. 자연은 그 어떤 똑똑한 과학자도 예측할 수 없는 놀라움으로 가득하다. "인간은 익숙하게 떠오르는 것부터 찾아보기 시작합니다." 조가 말했다. "그러면 거기에 무엇이 있는지 놓치게 되죠." 드리시 연구소가 만든 새로운 칩은 관찰이 가능할 만큼 바이러스를 배양할 필요가 없었다. 또한 연구 과정에서 가설 단계를 없애고, 가설 없이도 과학적 탐구를 진행할 수 있게 만들었다. 인간의 두뇌가 경계를 넘도록 해준 것이다.

'바이로칩Virochip'은 사실 유리 현미경 슬라이드였다. 표면에는 그간 확인된 모든 바이러스의 유전자 염기서열이 배치되어 있었다. 이 염기서열들은 생물의 유전 정보와 함께 미국 국립보건원 산하 데이터베이스인 젠뱅크GenBank에 보관된 것들이었다. 젠뱅크는 전 세계 과학자들이 2주마다 업데이트하는 거대한 유전자은행이다. "마치 퍼즐 가게에서 상자 위의 그림을 살펴볼 수 있는 것과 같아요." 조가 말했다. 인간의 유전체가 완전히 해독되었듯이 일부 퍼즐 그림은 완성된 상태였다. 하지만 많은 바이러스를 비롯해 대부분의 그림은 미완성이었다. 드리시 연구소에서는 젠뱅크에서 바이러스 2만 2,000개의 전체 또는 일부 유전자 조각을 가져와 하나의 유리 슬라이드에 배열해 놓았다. 미확인 바이러스의 유전물질은 확인된 바이러스에 있는 동일한 유전물질과 결합했다. 슬라이드 위의 미확인 유전물질을 씻어내고 무엇이 붙어 있는지 확인하면 끝이었다. "퍼즐 조각 하나를 들고 가게를 돌아다니며 맞는 그림을 찾는 것과 같아요." 조가 말했다.

조의 팀은 질병통제예방센터에서 받은 폐 조직 샘플을 녹여, 그 유전물질을 바이로칩 위에 분포했다. 일부는 기존에 확인된 3종류의 바이러스에 달라붙었다. 소 코로나바이러스, 조류 코로나바이러스, 인간 코로나바이러스였다. "각기 다른 3개의 퍼즐에서 나온 조각 같았어요." 조가 말했다. "서로 맞지 않았죠. 그 말은 곧 신종 코로나바이러스라는 뜻이었어요." 새로운 바이러스가 소, 조류, 인간에게서 발견된 바이러스와 유사하다고 해서, 반드시 소나 새나 사람에게서 왔다고 볼 순 없었다. 바이러스가 인간에게 전파되기 전에 숙주 역할을 한 동물, 즉 중간 숙주는 여전히 미스터리였다. 다만 인간에게서 나온 바이러스가 아니라는 점만은 확실했다. 만약 그렇다면 인간들은 이미 이 바이러스에 면역이 되어 있어야 했는데, 분명 그렇지 않았다. 조는 소일 가능성도 거의 없다고 봤다. 상업용 가축을 위협하는 바이러스는 이미 철저하게 연구되어 있었다. 연구진은 결국 중국 전역에서 동물을 잡아와 조사했고, 그중 하나에서 사스바이러스를 찾아냈다. 그 동물은 바이러스가 몸속에 증식하고 있었지만, 아무런 병증을 보이지 않았다. 놀랍게도 신종 바이러스의 중간 숙주는 관박쥐였다. "박쥐 코로나바이러스는 누구도 본 적이 없었어요." 조가 말했다. "존재하지 않는다고 여겼죠."

조는 제이슨 그룹에게 바이로칩으로 어떻게 조사 과정에서 추측의 필요성을 없앴는지 설명했다. 새로운 병원체가 인간을 감염시켰을 때, 이제는 전문 바이러스학자의 추측에 의존할 필요가 없었다. 사전 지식이나 선입견 없이도 병원체에 접근할 수 있게 된 것이다. 그저 기회를 주면 유전자가 스스로 정체를 밝히고, 생물학적 특성을 드러냈다.

그날 조는 바이로칩의 탄생 과정을 비롯해 제이슨 그룹에게 설명하지 못한 부분이 많았다. 스탠퍼드 대학원생 때 그가 손으로 직접 만든 거대한 기계의 연장선이라든가, 유리 슬라이드 위로 2만 2,000개 바이러스의 유전자 염기서열을 배열하는 로봇을 만든 과정들이 그 예였다. 또한 바이러스의 전체 염기서열은 유리 슬라이드에 들어가지 않기 때문에 어쩔 수 없이 각 바이러스의 일부 유전자만 넣었다는 사실도 말하지 못했다. 조의 팀은 바이러스 감지 가능성을 극대화하고자 식별된 각 바이러스의 가장 오래된 유전자 서열, 즉 바이러스가 진화한 후에도 계속 보존하고 있는 염기서열을 바이로칩에 넣었다. 바이러스가 점차 진화해서 완전히 새롭게 바뀐다고 해도 기존 서열은 계속 가져갈 확률이 높았다. 조는 강연 중에 이러한 세부 사항들은 언급하지 않았다. 제이슨 그룹은 바쁜 사람들이었고, 조에게 주어진 시간은 고작 10분이었다. 게다가 그들에게는 질문이 있었다.

식별되지 않은 바이러스가 새로운 바이러스라면 어떻게 바이로칩의 한 부분에 들어맞게 된 거죠?

사람들은 항상 이런 질문을 했다. 조는 지구상 모든 바이러스가 유전적으로 관련이 있다고 설명하는데, 왜냐하면 공통의 조상에게서 진화해왔기 때문이다. 새로운 바이러스라면 칩의 DNA와 완벽하게 일치하지 않지만 칩은 그 바이러스의 가족을 알려줄 수 있었다. 조부모 혹은 적어도 먼 친척 정도는. 바이로칩은 기존 바이러스를 진단하는 데 사용될 뿐만 아니라 사스처럼 새로운 바이러스를 발견할 수도 있었다. 그리고 새로운 바이러스를 칩에 추가하면 진단 능력이 더욱 향상됐다.

지구상의 어떤 바이러스와도 유전적 연관이 전혀 없는 바이러스라면요? 화성에서 온 것이라면요?

이것 역시 자주 하는 질문이었다. 하지만 만족할 만한 답을 내놓기 어려웠다. 실제로 이런 말이 있다. **유전체 분석의 암흑 물질.** 알려진 유전물질과 아무런 연관성이 없는 유전물질을 가리키는 말이다. 하지만 사스는 그런 경우가 아니었다. 게다가 생물학적으로 인류를 위협할 만한 부분도 없었다.

그런데 바이러스는 왜 사라졌을까요? 8,000명을 감염시키고, 800명을 죽여놓고선 어째서 거기서 멈춘 거죠? 바이러스는 어디로 갔을까요?

첫 사스 유행이 멈춘 건 감염자들이 신속히 격리되어 다른 사람들을 감염시키지 못했기 때문이었다. 전염력이 있는 환자는 증상이 뚜렷해서 쉽게 구별할 수 있었다. 무증상 전파자가 거의 없었다. 그러나 바이러스는 사라지지 않았다. "여전히 존재하고 있습니다." 조가 말했다. "외계에서 온 것이 아니니까요. 다시 나타날 가능성이 아주 큽니다."

다시 말해, 지금은 생물학적 위협에서 안심할 시기가 아니라는 뜻이었다. 알려진 정보가 너무 적었다. 심지어 사스에 대해서도 상당 부분 풀리지 않은 의문이 남아 있었다. 대체 어떻게 사람 간에 전파가 되는 걸까.

첫 사스 발발 이후, 세계보건기구는 가을에 보고서를 발표했다. 조에게 이 보고서는 탐정 소설만큼 흥미진진했다. 결혼식에 참석하기 위해 아내와 함께 중국에서 홍콩으로 간 의사에게 벌어진 일이었다. 그 의사는 사망했고, 홍콩 메트로폴 호텔의 같은 층에 있던 다른 5개의 객실에서도 환자들이 나왔다. 감염 경로는 수수께끼로 남았다. 발병 두 달 뒤 세계보건기구 팀이 메트로폴 호텔을 범죄 현장처럼 샅샅이 살폈다. 카펫과 커튼부터 공기 중의 먼지까지, 심지어는 배수구와 환기구에도 바이러스가 있는지 살폈다. 청소 직원의 진공청소기와 도어맨의 유니폼도 검사 대상이었다. 그들은 호텔 에어컨을 통해 객실 공기가 조금씩 복도로 배출된다는 점을 발견했다. 그래서 죽은 중국인 의사와 그 아내가 머물던 방, 911호를 특히 주목했지만 방에서는 바이러스의 흔적을 찾을 수 없었다. 결정적인 단서는 복도에 있었다. 중국 의사가 죽은 지 두 달이 지났는데도 그를 죽인 바이러스의 유전물질이 방문 근처의 카펫에 큰 원형으로 남아 있었던 것이다.

메트로폴 호텔 9층에서 바이러스에 감염된 대부분의 사람에게 한 가지 공통점이 있었다. 그들은 객실에서 엘리베이터로 가려면 911호 앞을 지나야 했다. 세계보건기구 팀은 그 지점을 지나친 사람들이 신발을 벗었을 때 바이러스에 감염되었을 수 있다고 보았다. 그들은 추가로 의사가 카펫에 토한 다음 직접 토사물을 치운 것이 아닌가 추정했는데, 호텔 측에 도움을 요청한 기록이 없었기 때문이었다. 하지만 모두 추정일 뿐, 진실은 아무도 알지 못했다.

발표가 끝나자 조는 기밀 정보에 노출되지 않도록 곧장 호위를 받으며 밖으로 나왔다. 수많은 제이슨의 질문이 있었지만, 조는 그들이 가장 중요한 질문을 놓쳤다는 사실을 깨달았다. '이 신기술로 향후에 어떻게 바이러스보다 앞설 수 있을까?' 바이러스는 인간에게 자연의 칼날과도 같았다. "바이러스는 유전 코드에 의도적으로 오류를 만들어요." 조가 말했다. "실수를 저지르도록 진화했고, 그 실수로 전례 없는 진화와 유연성을 얻었죠." 바이러스의 특별한 능력에 대응하려면 우리는 빠르게 바이러스를 파악해야 했다.

✦

조의 전화기가 레드 폰이 된 것은 신종 코로나바이러스가 발병한 뒤였다. "사스 발병으로 연구소가 명성을 얻게 되자 전화가 걸려오기 시작했어요." 그가 설명했다. "모든 수를 다 쓰고도 무엇인지 모르겠을 때 연락하는 거였죠." 도와달라는 급박한 절규는 크게 두 가지로 나뉘었다. 첫 번째는 상업적 가치가 없는 일부 동물의 멸종, 혹은 적어도 대량 폐사를 걱정하는 쪽이었다. 뱀이 대표적인 예였다.

2009년 초, 조는 한 여성에게 편지를 받았다. 편지에는 보아뱀을 목에 감은 그녀의 사진이 동봉되어 있었다. 편지는 이렇게 시작했다. "당신이 바이러스 사냥꾼이라고 들었어요." 이어서 그녀는 사진 속 뱀이 자신의 반려동물이라고 설명했다. 보아뱀의 이름은 '래리'였다. 래리의 수의사는 조가 바이러스를 식별하기 위해 새로운 칩을 개발했다는 이야기를 들었다고 했다. 그녀는 전 세계 뱀들이 정체 모를 병으로 죽어간다며, 래리가 그렇게 되기 전에 조의 칩으로 원인을 밝혀줄 수 있냐고 물었다.

이 모든 일이 조에게는 낯설었다. 그는 뱀이 반려동물이 될 수 있다는 사실도, 상당수의 뱀이 새로운 질병으로 죽어가고 있다는 사실도 몰랐다. "맙소사, 제정신이 아니라고 생각했어요." 그가 회상했다. "그 편지를 1년 정도 책상에 놔둔 것 같아요. 정말 이상한 편지였죠."

조는 과학을 사랑했다. 하지만 과학이 어떤 면에서 오해받고 있다고 생각했다. 특히 아이들이 과학을 배울 때 그런 일이 많이 발생했다. 과학적 진보는 종종 냉정하고 결벽에 가까운 과정으로 묘사되곤 했다. 한 명 혹은 팀을 이룬 과학자들이 가설을 세우고, 그것을 검증할 방법을 찾고, 새로운 진실을 발견하거나 실패하는 식으로 말이다. 조는 과학자들이 뭘 찾는지도 모른 채 그냥 관찰하도록 권장해야 한다고 생각했다. "가설을 세워야 할 때가 있듯이 가설을 내려놓아야 할 때도 있어요." 조가 말했다. 또한 선입견 없이 무언가를 관찰하는 사람들이 새로운 것을 발견하는 경우가 많다고 믿었다. "이것이 과학의 어두운 비밀이에요." 그가 말했다. "천체물리학은 아닐지도 모르지만, 의학이나 생물학 분야의 위대한 발견들을 들여다보면 뜻밖의 발견을 하기까지 그리 많은 단계를 거치지 않아요." 과학은 그저 호기심의 도구였다. 발전은 주로 누군가가 예상치 못한 것을 보고 "어라, 저거 이상하네."라고 할 때 시작됐다.

따라서 조에게 "저거 이상하네."라는 말은 가벼운 흥미에 대한 주석이라기보다는 조사의 서론에 가까웠다. 결국 조의 호기심이 발동했다. 그는 래리의 수의사에게 연락했다. "정체불명의 질환으로 뱀이 죽어가고 있다는 게 사실인가요?" 조가 물었다. "아, 그렇죠." 수의사는 모든 사람이 이 사실을 아는 것처럼 말했다. 동물원마다 뱀이 죽어나가고 있었다. "그래서 전 유튜브에 들어가 '제 뱀이 아파요.'라고 쳐봤어요." 조가 말했다. "그러자 전 세계에서 동영상이 엄청나게 뜨더군요. 그게 뭔진 모르지만 뱀을 미치게 만들고 있었어요. 비단뱀이 미치는 걸 본 적 있으세요?"

그는 뱀 팬데믹을 이해하려고 노력했다. 드리시 연구소가 사스를 식별하는 데 도움을 준 이후 5년 동안 바이러스 사냥꾼의 무기고는 확장된 상태였다. 시장에는 크고 빠른 유전체 염기서열 분석 장비가 등장해 바이로칩이 했던 일을 훨씬 더 효과적으로 수행했다. 이제는 유리 슬라이드에 유전물질을 분포하는 대신, 그 물질을 마법의 유전자 기계에 던져 넣으면 기계가 알아서 그 물질이 무엇인지 분석해냈다. 기계는 유전물질을 조각낸 다음 100만 개의 작은 퍼즐 조각으로 돌려주었다. 그러면 젠뱅크에 저장된 퍼즐과 비교하여 그 조각들이 어디에 속하는지 확인할 수 있었다. 바이로칩은 들러붙은 바이러스 조각만 찾아냈지만, 새 장비는 **어떤** 낯선 유전물질이든 조사할 수 있게 해주었다. 가령, 그가 알 수 없는 질병을 가진 사람에게서 유전물질을 받았다고 가정해보자. 인간의 유전체는 완전히 해독되었기에 샘플에서 모든 유전물질을 식별하여 남은 퍼즐 조각을 걸러낼 수 있다. 걸러진 조각들은 바이러스, 세균, 단세포 유기체 등 인간에게 속하지 않는 유전자다. 그는 그 조각들을 젠뱅크에 있는 모든 유전자와 비교할 수 있다. "그 조각들을 가지고 커다란 퍼즐 창고에 가는 것과 같아요. 그리고 어떤 퍼즐에 조각이 들어맞을지 찾아보는 거예요." 조가 말했다.

이 신기술은 인간뿐만 아니라 유전체가 완전히 해독된 생물종에는 모두 잘 작동했다. 그러나 뱀은 그중 하나가 아니었다. "비단뱀 유전체 프로젝트를 시작한 사람이 있었을까요?" 조가 물었다. "아무도 없었어요!" 그래서 그는 먼저 그 일을 시작했다. 그는 박사후 연구원들을 샌프란시스코 수족관으로 데려가 건강한 보아뱀의 혈액을 채취한 다음 본격적으로 뱀의 유전 퍼즐 만들기에 착수했다. 작업이 끝나자 그는 알 수 없는 질병으로 폐사한 뱀의 유전물질을 추출해 유전자 분석 장비에 넣었다. 그는 기계가 모든 퍼즐 조각을 뱉을 때까지 기다렸다가 뱀의 유전자 조각에 해당하는 것을 모두 버렸다. "이 게임의 핵심은 뱀의 유전물질과 뱀의 유전물질이 아닌 것을 분리해내고, 아닌 것이 무엇인지 보는 겁니다." 조가 말했다. 원인 미상의 질병으로 죽은 뱀들은 정말로 기존에 식별되지 않았던 바이러스를 지니고 있었다. 드리시 연구소는 그 바이러스가 아레나바이러스 계열에 속한다는 점을 알아냈다. 뜻밖이었다. 아레나바이러스는 설치류나, 아주 운이 나쁜 경우에만 사람에게 나타나곤 했다. 라사열과 브라질 출혈열을 비롯해 몇몇 치명적 질병의 원인이었지만 뱀에게 발견된 적은 없었다.

더 이상한 것은 신종 뱀 아레나바이러스에는 기존 아레나바이러스의 퍼즐에 속하지 않는 염기서열이 하나 있었다. 그런데 이 염기서열은 에볼라바이러스의 유전 퍼즐과 맞아떨어졌다. "우리가 발견한 것은 사실 에볼라의 고대 조상이었어요." 조가 말했다. "공룡도 같은 바이러스를 보유하고 있었죠."

바이러스학에서는 널리 합의된 증명 기준이 있는데, 19세기 후반에 이 기준을 처음 고안한 독일 의사의 이름을 따서 '코흐의 가설'이라고 불린다. "바이러스가 질병의 원인이라는 것을 증명하는 유일한 방법은 바이러스를 분리해서 건강한 동물에게 주입해보는 거예요." 조가 설명했다. "만약 그 주입으로 인해 질병이 생기면 원인을 입증했다고 모두가 동의합니다." 그들이 분리한 바이러스가 보아뱀과 비단뱀을 죽이고 있다는 것을 증명하려면 먼저 실험실에서 에볼라의 고대 조상을 배양한 다음 건강한 보아뱀과 비단뱀에게 주입해야 했다. 그런데 바이러스를 아프리카 비단뱀에게 주입하는 데 문제가 생겼다. 뱀은 주사할 정맥이 없어서 놀랍게도 심장에 바로 주입해야 했다. 뱀의 심장은 인간의 심장처럼 고정되어 있지 않고 몸을 따라 위아래로 이동하기 때문에 뱀의 심장에 바이러스를 주입하려면 박사후 연구원 두 명과 교수 한 명이 필요했다. 한 사람은 뱀을 단단히 움켜잡고, 다른 한 사람은 도플러 레이더로 뱀의 심장을 찾고, 남은 한 사람은 바늘을 심장에 찔러 넣는 식이었다.

대학원생들의 충성심을 시험할 수 있는 임무처럼 보였다. 조의 요청으로 드리시 연구소에서 근무하는 박사후 연구원들은 생물학자, 화학자, 딥 러닝 전문가, 의사 등 분야가 다양했다. 그들에게는 한 가지 공통점이 있었다. 무슨 일이든 달려들 준비가 되어 있었다.

"전 모든 분야의 사람을 뽑으려고 해요." 조가 말했다. "우리 연구실에 끌리는 사람들은 어떤 항해든 망설임 없이 뛰어드는 사람들이죠." 교수와 학생들은 수많은 보아뱀과 비단뱀에게 아레나바이러스를 주입했다. 바이러스가 주입된 보아뱀은 전 세계 동물원에서 죽어가던 보아뱀들과 정확히 같은 방식으로 앓다가 죽었다. 이 결과는 뱀에게 큰 승리를 가져다주었다. 동물원 측은 새로운 보아뱀을 격리하여 바이러스 검사를 시행한 후 다른 뱀과 합사할 수 있게 되었다. 또한 잠재적으로 인간에게도 큰 도움이 되는 일이었다. 뱀 안에 있는 바이러스가 언젠가 인간에게 옮겨갈 수도 있었다. 그렇다면 그 바이러스가 무엇인지 정확히 알아두는 편이 좋았다.

무엇보다 드리시 연구소는 놀라운 사실을 발견했다. 비단뱀에게 보아뱀을 죽였던 똑같은 바이러스를 주입했으나 고대 에볼라바이러스는 비단뱀은 죽이지 못했다. "비단뱀은 구세계 뱀이고 보아는 신세계 뱀이죠." 조가 말했다. "바이러스가 구세계 뱀은 건드리지 못했으나 신세계 뱀 체내에선 큰 혼란을 일으켰어요." 그는 비단뱀이 오랜 시간에 걸쳐 에볼라에 면역을 갖도록 진화한 것은 아닌지 의문이 생겼다. 어쩌면 비단뱀이 에볼라의 숙주종일지도 모른다는 뜻이었다. "코로나바이러스 때는 숙주종을 찾는 일이 작은 게임에 불과했어요. 쉬웠죠." 조가 말했다. "에볼라바이러스는 **아직** 누구도 밝혀내지 못했어요. 사람들이 아프리카 동물원을 모조리 뒤졌지만 그런 종류의 동물은 찾지 못했어요."

이 미스터리를 해결하는 데는 몇 가지 방법이 있었다. 그다지 효과적인 방법은 아니지만 아프리카로 가서 비단뱀을 한가득 모아 에볼라바이러스를 보유하고 있는지 확인하는 것이었다. 바이러스를 발견할 수도 있겠지만, 못 찾았다고 해서 바이러스가 없다는 뜻은 아니었다. 그저 엉뚱한 뱀을 모았을 가능성도 있었다. "이게 과학이 가진 문제예요." 조가 말했다. "부정적인 데이터에서는 얻을 게 없어서 별로 의미가 없어요." 좀 더 가능성 있는 접근은 비단뱀을 잡아 살아 있는 에볼라바이러스를 주입한 뒤 어떻게 되는지 관찰하는 것이었다. 체내에서 에볼라가 증식하는데도 비단뱀이 살아 있는지 알아보기 위해서였다.

드리시 연구소 안에서 벌어지는 많은 일이 그렇듯 말처럼 쉬운 실험이 아니었다. 살아 있는 에볼라바이러스 사용은 엄격하게 제한되어 있었다. 아무리 호기심 많은 바이러스 사냥꾼이라도 비단뱀의 심장에 바이러스를 주입하는 것은 허용되지 않았다. 조는 메릴랜드주 포트 데트릭에서 생물학적 위협을 연구하는 미국 육군전염병연구소United States Army Medical Research Institute of Infectious Diseases 사람들과 긴 대화를 나누었다. 2001년에 탄저균이 유출됐던 바로 그 연구소였다. 2008년에는 이곳의 과학자가 탄저균이 담긴 편지를 발송해 미국인 5명을 살해한 혐의로 조사를 받다 스스로 목숨을 끊은 일도 있었다. 미국에서 조가 원하는 실험을 할 수 있는 곳은 이 연구소뿐이었다.

연구소 측은 에볼라바이러스의 숙주종을 찾는 것이 의미 있는 연구라는 데 동의했다. 하지만 조의 말대로 "이건 미친 실험"이라고 생각하기도 했다. 실험 전에 논의에만 몇 달이 걸렸다. "온갖 최악의 상황을 가정하고 의사 결정 과정을 거쳐야 했죠." 조가 말했다. "그들은 그 과정의 12단계쯤에서 정말로 '만약 뱀에게 에볼라바이러스를 주입했는데 다시 돌아와 보니 뱀 우리에 구멍이 나 있고 뱀이 사라졌으면 어떻게 할 겁니까?'라고 진지하게 물었어요." 조의즉각적인 반응은 이랬다. "죽어라 도망쳐야죠!" 결국 미 육군의 무시무시한 연구소가 위험을 무릅쓰기로 했다. 용감한 미 육군 과학자가 에볼라바이러스가 든 주삿바늘로 비단뱀의 심장을 찔렀다. 뱀은 살아남았고, 코를 쿵쿵거리는 증상조차 보이지 않았다. 심지어사육된 비단뱀들도 숙주종의 첫 번째 요건을 충족했다. 그렇지만뱀의 생존만으로는 부족했다. 에볼라를 배양할 필요가 있었다. 군연구소는 뱀 체내에서 에볼라바이러스를 찾으려 했으나, 찾기도 전에 안전 규정 위반으로 폐쇄되었다. 질병통제예방센터는 연구소 직원들이 "위험에 상응하는 생물 안전 및 격리 절차를 확실히 시행하지 못했다."라고 의회 보고서에 밝혔다. 그렇게 미스터리는 풀리지않은 상태로 남았다. "연구를 끝내지 못한 게 후회돼요." 조가 말했다. "하지만 안전 문제는 우리 뱀들과 아무 상관이 없었어요."

어쨌든 이것이 레드 폰으로 들어온 긴급한 연락 중 하나였다. **무엇이 이 동물들을 죽이는지 알아낼 수 있게 도와줄 수 있나요?** 두 번째연락은 한층 더 급박했다. 수화기 너머로 목소리가 들려왔다. **여기사람이 죽어가는데 이유를 모르겠어요.**

　　마이클 윌슨Michael Wilson은 2007년 UC샌프란시스코 의대생일 때 처음 조 드리시의 강의를 들었다. 강의 주제는 드리시 연구소가 어떻게 사스바이러스를 식별하는 데 기여했는지에 관한 것이었다. "의대 강의는 대부분 긴장감이 떨어져요." 그가 말했다. "하지만 그의 수업은 흥미진진했어요." 윌슨은 하버드대학교 매사추세츠 종합병원Massachusetts General Hospital에서 레지던트 근무를 시작했다. 그는 신경학을 전공했으나 특히 감염으로 인한 뇌 질환에 관심이 많았다. 미국에는 한 해에 약 2만 건의 뇌염이 발생했다. **뇌염**은 진단명처럼 들리지만 뇌에 염증이 생긴 걸 그럴듯하게 표현한 것에 불과했다. 매년 수천 건의 뇌염 사례가 원인 불명으로 남았다. 의사들은 환자가 왜 죽었는지 끝내 알아내지 못했다. 윌슨은 매사추세츠 종합병원과 브리검 여성병원Brigham and Women's hospital에 있으면서 동료 학생 및 선배 의사들과 흥미로운 대화를 많이 나누었다. "상당수의 논쟁이 이렇게 끝나요. '그래, 좋은 토론이었어. 하지만 우린 여전히 그 사람이 어떤 병에 걸렸는지 알 만한 단서가 없어.'"

　　레지던트로 일하던 윌슨은 감염병을 전문으로 하는 신경과 의사가 된다면 대개 희망을 포기한 채 지내야 한다는 것을 깨달았다. "그 환자들에게 유독 마음이 쓰였지만 동시에 허무함도 밀려왔죠." 그가 말했다. 마지막에 그는 조 드리시와 사스바이러스를 식별한 그의 도구가 도움이 되겠다는 결론에 다다랐다. "레지던트 시절에 메일을 두 번이나 보냈는데 답장은 못 받았어요. 그의 관심을 끌지 못했죠." 윌슨이 회상했다. 윌슨은 서로 간에 지인이었던 유명 신경과 전문의를 통해 드리시 연구소에서 조를 만나기로 약속을 잡았다. ("조와 이야기를 나누다 보면 그의 눈에서 번개가 발사되는 느낌을 받을 겁니다." 그 유명한 신경과 전문의가 말했다.) 조의 사무실에 앉은 윌슨은 조의 답장을 받지 못한 이유를 알 수 있었다. "어깨너머로 그의 컴퓨터를 봤는데 읽지 않은 메일이 1만 3,000개나 들어 있었어요." 윌슨이 회상했다. 하지만 윌슨이 자신의 문제를 설명하자, 조는 그 자리에서 윌슨을 연구소에 채용하고 사람들의 뇌를 감염시키는 원인을 찾는 데 도움을 주겠다고 했다. 자리가 끝나갈 무렵 조는 이렇게 덧붙였다. "그건 그렇고 다른 일도 있을 거예요."

"무슨 뜻인가요?" 윌슨이 물었다.

"알게 될 거예요." 조가 대답했다.

그리고 조는 마이클 윌슨을 마크 스텐글렌Mark Stenglein과 같은 사무실에 배치했다. 마크는 드리시 연구소에서 뱀 연구를 주도했던 박사후 연구원이었다. 얼마 지나지 않아 윌슨은 드리시 연구소가 윌리 웡카의 초콜릿 공장처럼 과학을 활용한다는 것을 깨달았다. "조는 일주일에 한 번씩 연구실로 들어와 '방금 전화 한 통을 받았어.'라고 말하곤 했어요. 뱀, 북극곰 또는 앵무새에 관한 것이죠. 예측할 수 없으면서도, 예측 가능한 일이었어요." 마치 번개처럼 말이다.

윌슨이 합류한 지 얼마 되지 않아 조는 위스콘신에 사는 친구의 연락을 받았다. 신경과 전문의인 친구에겐 알 수 없는 뇌 질환으로 중환자실에서 죽어가는 10대 소년 환자가 있었다. 친구는 드리시 연구소에 소년의 척수액 샘플을 보냈고, 연구소는 죽은 비단뱀에게 했던 것과 동일한 실험을 진행했다. 하루도 채 지나지 않아 과학자들은 인간의 유전물질을 제외하고 남은 것을 식별해냈다. **렙토스피라균**Leptospira이었다. 드물긴 하지만 인간에게 렙토스피라병Leptospirosis을 일으키기도 했다. 나중에 그 소년이 푸에르토리코를 여행하면서 따뜻한 호수에서 수영을 했다는 사실이 밝혀졌지만, 위스콘신 병원에서는 누구도 그 일과 질병의 연관성을 알아차리지 못했다. 렙토스피라의 치료제는 바로 페니실린이었다. 하지만 드리시 연구소처럼 질병통제예방센터의 공식 의료 인증을 받지 않은 곳은 의사에게 연구 결과를 알리지 못하게 하는 법이 있었다. 질병통제예방센터에 문제를 제기할 즈음엔 소년이 목숨을 잃을 수도 있었다. 조는 UC샌프란시스코의 생명윤리학자와 함께 이 문제를 논의했다. 조의 주장은 설득력이 있었다. 조는 친구에게 자신이 발견한 사실을 알렸고, 친구는 환자에게 페니실린을 투여했다. 일주일이 되지 않아 소년은 병원을 걸어 나갔다. 그 아이는 심지어 동영상도 보내왔다. **안녕하세요, 여러분. 제 목숨을 구해주셔서 고맙습니다……**.

마이클 윌슨이 드리시 연구소에 있었던 3년 반 동안 이런 행복한 일이 종종 일어났다. 하지만 레드 폰은 체계가 부족했고, 사람들이 레드 폰을 울렸을 때는 이미 늦은 경우가 많았다. 의사들의 절박한 도움 요청은 드리시 연구소에 대한 기사를 읽고 난 뒤에야 걸려왔다. 좀 더 보편적으로는 조나 마이클 윌슨을 아는 사람이 곤경에 처한 누군가를 만나게 되면서 연락이 이어졌다. 원인 불명의 뇌 질환으로 죽어가고 있다면 마이클 윌슨이나 조 드리시와 두 다리 이상 떨어져 있지 않아야 생존 확률이 올라갔다. "조는 그걸 '마이클 윌슨의 지인 프로그램'이라고 불렀어요." 윌슨이 말했다. "하지만 사실은 '마이클-조의 지인 프로그램'이죠."

한 중국 여성이 대표적인 사례였다. 그들이 이 여성을 알게 된 것도 결국 그녀가 UC샌프란시스코 병원에서 마이클과 조 모두와 친분이 있는 의사에게 진료를 받았기 때문이었다.

조의 말에 따르면 이 이야기는 2014년 7월에 시작됐다. 영어를 할 줄 모르는 74살의 여성이 샌프란시스코에 있는 중국인 병원Chinese Hospital으로 걸어 들어왔다. 그녀는 열이 났고 몸을 떨었다. 의사는 요로 감염이라 생각하고 항생제를 처방한 뒤 그녀를 귀가시켰다. 3주 뒤인 8월 1일, 중국인 여성은 열과 기침, 시력 상실 증상으로 세인트메리 종합병원St. Mary's Medical Center에 찾아왔다. 이번에는 의사가 MRI를 찍었다. 뇌 사진을 보니 그녀는 여러 차례 작은 뇌졸중을 겪은 상태였다. 그들은 뇌졸중 위험을 줄이는 항응고제를 처방한 뒤 그녀를 귀가시켰다. 이틀 뒤 친척들이 혼수상태에 빠진 그녀를 UC샌프란시스코 병원으로 데려왔다. 의사들은 다시 MRI를 찍었다. 이번에는 뇌세포가 대량으로 죽어 있었다. 살릴 방법이 없었다. 의료진은 뇌를 살리기 위해 할 수 있는 모든 방법을 동원했다. 그녀에게 곰팡이 감염을 없애는 비싼 약과 기생충을 죽이는 더 비싼 약을 투여했다. 하루 만에 15만 달러어치의 약을 썼지만, 어느 것도 효과가 없었다. 8월 15일, 의사들은 뇌 조직 일부를 떼어냈으나 특이점을 찾지 못했다. 일주일 후인 8월 22일, 조직 검사 결과 여성의 뇌혈관이 모두 죽어 있었다. 이유는 아무도 알지 못했다.

이틀 뒤인 8월 24일, 여성이 처음 병원을 찾은 지 45일이 지나고, UC샌프란시스코 병원에 온 지 3주가 지난 후에야 누군가 레드 폰으로 연락할 생각을 했다. 나흘 뒤 여성은 사망했다. 병원비로 100만 100달러가 나왔다. 거의 100만 달러나 쓰면서도 목숨을 살리지 못한 것이 의문이었다. 그녀의 질병 역시 의문투성이였다. 여성의 뇌를 들여다본 병리학자들은 건강한 뇌세포를 잠식한 작은 생물체들이 사실 정체불명의 감염에 맞서 싸우는 면역 세포였다고 결론 내렸다. 감염 원인은 여전히 미스터리였다.

드리시 연구소는 여성의 척수액을 유전자 기계에 넣었다. 한두 시간 뒤에 기계가 작은 조각으로 부서진 그림을 내뱉었다. 1,900만 개의 유전자 조각 중 1,863개를 제외한 모든 것이 인간의 것이었다. 1,863개는 인간의 뇌에 속하지 않는 퍼즐 조각이었다. 기존의 유전자 퍼즐 그림과 비교해보니 1,377개가 어디에도 맞지 않았다. 하지만 나머지 486개는 **발라무시아 만드릴라스**Balamuthia mandrillaris라는 병원체의 퍼즐과 일치했다.

발라무시아의 퍼즐 그림은 미완성이었다. 유전체가 일부만 해독되어 있었다. 이 병원체는 1986년 샌디에이고 야생 동물원의 죽은 개코원숭이에게서 발견되면서 아메바라는 이름이 붙었지만, 그 이후로 대부분의 특성은 미지의 영역으로 남았다. 알려진 게 거의 없어서 숙련된 병리학자도 아메바의 사진을 보고 인간의 면역 세포로 오인할 정도였다. 첫 발견 이후로 겨우 수십 차례 확인되었는데, 그중 한번은 죽은 4살 여자아이에게서였다. 아메바가 개코원숭이나 인간의 뇌를 먹지 않을 때는 무엇을 먹는지 아무도 알지 못했다. 사실 사람에게 어떻게 침투하는지도 알지 못했다. 무엇을 발견했냐는 질문을 받았을 때, 조는 이렇게만 말했다. "발라무시아는 아메바의 일종으로, 뇌를 먹으며, 치료법이 없습니다."

그때쯤 마이클 윌슨은 드리시 연구소의 마법에 익숙해져 있었다. 윌슨을 놀라게 한 것은 조의 다음 행동이었다. "조는 거기서 멈출 수도 있었어요." 윌슨이 말했다. "그는 '우리가 뱀 바이러스를 찾았습니다.'라고 말했을 때처럼 '자, 우리가 찾은 원인은 이것입니다.'라고 말하고 그냥 넘어갈 수도 있었어요. 하지만 거기서 멈추지 않았죠." 발라무시아를 발견하고 분리시킨 조는 연구소에서 치료제도 찾을 수 있지 않을까 생각했다. 드리시 연구소가 발라무시아 치료제를 찾지 않는다면, 누가 하겠는가? 제약 회사에서 이 문제를 신경 쓸 리가 없었다. 매년 발병 사례가 손에 꼽을 정도라 발라무시아 치료제는 돈이 되지 않았다.

조는 팀원들에게 미국 식품의약국이나 유럽 규제기관의 승인을 받은 약은 모두 시험해달라고 요청했다. 그리고 이렇게 덧붙였다. "이상한 러시아산 말고." 박사후 연구원들은 인체에 무해하다고 알려진 2,177개의 약물을 실험했다. 그들은 매일 세상에서 가장 위험한 냉장고 선반에서 아메바를 꺼내 어떤 약이 그것을 죽였는지 살폈다. "작업하기 두려웠어요." 한 학생은 이렇게 고백하기도 했지만, 두려움은 곧장 사라졌다. 승인된 약 중, 니트록솔린Nitroxoline이라는 약이 실제로 아메바를 죽인 것이다. 조와 박사후 연구원들은 연구 결과를 정리해 2018년 10월 미생물 저널인 〈엠바이오mBio〉에 기고했다.

이 사연에는 여러 가지 교훈이 담겨 있다. 하나는 의료 산업계의 인센티브 체계가 얼마나 엉망인지를 보여준다. 한쪽에선 효과도 불분명한 약에 100만 100달러나 쏟아부으며 생명을 건지려 애쓰고 있고, 다른 한쪽에선 박봉의 박사후 연구원이 몇 주 만에 저렴한 치료법을 찾아내지만 환자를 살리기엔 너무 늦고 마는 것이다. 또 다른 교훈은 문제가 해결된 것 같아 보여도 실제로는 그렇지 않다는 점이다. 조와 그의 박사후 연구원들이 발라무시아에 대한 연구를 발표한 지 2년이 지나도록 미국 식품의약국은 니트록솔린을 치료제로 승인하지 않았다. 유럽규제의에 치료제로 허가를 받은 지 한참이 지났는데도 그랬다. 질병통제예방센터의 웹사이트는 드리시 연구소가 효과는 없고 부작용만 있다고 밝힌 기존의 치료법(2,177개의 약물 중 하나)을 계속 권장했다. 결과적으로 미국 시민들은 발라무시아가 무엇인지, 치료제가 있는지 알지 못한 채 죽을 수도 있었다. 레드 폰의 존재를 알지 못한다면 말이다.

조가 이 이야기에서 얻은 중요한 시사점은 '의료 서비스의 실제 적용 문제'였다. 기업은 수익을 창출할 수 있는 분야에만 흥미를 보였다. 반면 학계는 출판 가치가 있는 연구에만 흥미를 보였고 논문이 완성되면 흥미가 식어버리곤 했다. 이 공백을 정부가 메워야 했지만 미국 정부는 조를 혼란스럽게 할 뿐이었다. 그는 질병통제예방센터에 새로운 유전체 기술을 설명하고자 방문했지만 돌아온 것은 지루한 표정과 멍한 눈빛들이었다. 식품의약국에는 단 한 명의 직원만이 의사와 환자들이 새로운 지식에 쉽게 접근할 수 있도록 학술논문을 정리하고 있었다. 그 누구도 지시하지 않았지만 그녀가 자발적으로 맡은 일이었다. "주로 이런 일은 개인들이 맡아서 하는데, 심지어 업무의 일환도 아니에요." 조가 말했다. "여러 기관에 이런 사람들이 흩어져 있어요. 체계적이진 않지만 부실한 시스템을 개선하려 애쓰고 있죠." 레드 폰만 제때 울린다면 목숨을 구할 수 있을 텐데, 현실은 그렇지 못한 경우가 더 많았다.

✦

2020년 1월 1일, 조 드리시는 캄보디아로 가는 길에 광둥성 공항을 통과했다. UC샌프란시스코에 있는 연구소뿐 아니라 이제 그는 챈 저커버그 바이오허브Chan Zuckerberg Biohub라는 특이한 신설 기관을 운영 중이었다. 이 기관은 페이스북의 창립자와 그의 아내인 소아과 의사 프리실라 챈이 6억 달러를 투자해 만든 곳으로, 21세기가 끝나기 전에 지구상의 모든 질병을 종식시키겠다는 대담한 목표를 가지고 있었다. 그리고 챈은 스스로에게 물었다. '실제로 이 역할을 해줄 수 있는 사람이 누구일까?' UC샌프란시스코의 의대생이었던 그녀는 조 드리시의 강의를 들은 적이 있었다. 그녀는 생각했다. '그가 해낼 수 있을지도 몰라.'

그 무렵 조는 세계적인 질병 감지 네트워크의 거점을 세우기 위해 캄보디아로 향하고 있었다. 그가 '신종 병원균 감지 레이더'라고 부르는 이 시스템은 미국 정부도 한때 관심을 보였던 아이디어였다. 부시 정부의 팬데믹 계획에 포함됐던 '프리딕트Predict'라는 프로그램으로, 전 세계 동물에게서 사람에게 전염될 수 있는 바이러스를 찾아내는 것이 목표였다. 그러나 트럼프 정부가 예산을 끊으면서 프리딕트는 아무것도 예측하지 못하고 실패작으로 남았다. 그럼에도 조가 크게 실망하지 않았던 이유는 바이오허브에서 유전자 기술을 이용해 더 간단하고 실용적인 방법으로 같은 목표를 달성할 수 있을 거라 믿었기 때문이었다. 새로운 바이러스가 인간의 몸에서 발견되는 순간 즉시 포착하는 방식이었다. 만약 한 아이가 원인을 알 수 없는 고열로 캄보디아 응급실에 들어온다면, 조가 꾸린 캄보디아 의료진은 유전체 기술을 활용해 원인을 신속하게 확인할 수 있었다. 인간에게 한 번도 나타난 적이 없다면, 그 사실 역시 알 수 있었다.

이런 야심 찬 글로벌 프로젝트의 거점은 미국 정부나 세계보건기구여야 마땅했으나 그들에겐 팬데믹 대응 시스템이 충분히 갖춰져 있지 않았다. 비용 대비 효과를 놓고 보면 비용은 대수롭지 않은 문제였지만 어느 기업이나 개인도 이 문제를 해결하려는 의지를 보이지 않았다. "우린 질병통제예방센터로 가서 이 일을 제안했지만 냉담한 반응이 돌아왔어요." 조가 말했다. "그래서 '비용은 우리가 부담할게요!'라고 말했지만, '흠, 그렇게까지 한다고요?'라는 반응이었죠. 기본적으로 관심이 없었어요. 우린 그곳을 나오면서 알아서 해내야 한다는 것을 직감했어요."

결국 바이오허브는 또 다른 비영리 단체인 게이츠 재단Gates Foundation과 손잡고 세계적인 감염병 감지 네트워크를 구축하기로 했다. 조는 2022년까지 이 시스템을 갖출 수 있을 거라고 내다봤다. 과정은 순탄치 않았다. 중국이 참여를 거부하면서 커다란 구멍처럼 남아 있었다. 그렇지만 조는 주변 국가에 이 시스템을 구축하면 중국의 내부 상황도 파악할 수 있을 거라고 생각했다. 캄보디아가 중요한 이유가 여기에 있었다. 조가 캄보디아행을 결심한 이유이기도 했다. 캄보디아는 중국과 가깝고 중국 관광객을 끌어들이는 곳이었다. 만약 중국에서 신종 바이러스가 발생한다면 캄보디아가 첫 정거장이 될 확률이 높았다.

그는 프놈펜 주변에서 열흘을 머무르다가 새로운 동료들이 유전자 장비를 능숙하게 다루는 것을 보고 흡족해하며 그곳을 떠났다. 하지만 2020년 1월 10일, 귀국길에 오른 그는 불안감을 떨칠 수 없었다. 그는 사스의 슈퍼 전파자였던 중국 의사의 고향인 광둥성에서 비행기를 갈아타야 했는데 공항 분위기가 완전히 달라져 있었다. 수많은 보안 요원이 마스크를 쓰고 있었고, 승객들은 한 명씩 아크릴 부스로 들어가 체온을 측정해야 했다. "장난이 아니었어요." 조가 말했다. "도대체 무슨 일이 벌어지고 있는 건가 싶었죠."

그는 이전까지 체온 측정 부스를 한 번도 본 적이 없었다. 그 안으로 들어서자 싸한 기분이 들었다. "그 사람들은 무언가를 알고 있었어요. 우리는 알지 못하는 그 무언가를요."

7

뜨내기 전염병학자

백악관에서 함께 근무한 지 10년이 지났지만 리처드 해칫은 어떤 문제를 고민할 때면 제일 먼저 카터 미셔에게 연락하고 싶었다. 리처드는 2017년에 런던으로 가 감염병대비혁신연합CEPI, Coalition for Epidemic Preparedness Innovation이라는 특이한 신생 조직을 이끌고 있었다. 간단하게 CEPI로 불리는 이 조직은 유럽 정부와 게이츠 재단을 비롯한 후원가들의 넉넉한 지원을 받아 새로운 백신과 신속한 백신 제조 방식을 개발하는 곳이었다. 2020년 1월 8일, 카터는 리처드와 이런저런 얘기를 주고받다가 문득 화제를 돌렸다. 카터의 머릿속은 새롭고 한층 흥미로운 주제에 이끌렸다. "근데 말이에요, 중국에서 신종 코로나바이러스가 발견되었다는 소식을 들었어요." 그가 말했다.

카터는 애틀랜타로 돌아간 지 9년째였다. 그는 오바마의 첫 임기가 끝났을 무렵 백악관을 떠나 애틀랜타에 있는 보훈부 제대군인의료청으로 돌아갔다. 주변 사람들은 그가 지난 6년간 어디에 있었고 무엇을 했는지 알지 못했거나 이내 잊어버렸다. 그 누구도 백악관 혹은 팬데믹에 관해서 언급하지 않았다. 병원 운영진 자리를 사퇴한 그를 보훈부에서는 '수석 의료 고문'이라 불렀고, 그 말은 카터가 원하는 것은 언제든 마음껏 할 수 있다는 뜻이었다. "그들은 카터의 존재를 잊어버린 것 같았어요." 리처드가 말했다.

이따금 누군가가 카터에게 일을 맡기기도 했지만, 대개는 카터가 직접 내부 문제를 찾아 해결하는 편이었다. 예를 들어, 그는 보훈병원 직원들이 병가를 어떻게 쓰는지 궁금해하다가 간호사들의 병가 일수와 독감 활동이 밀접한 관련이 있다는 사실을 파악했다. 덕분에 독감 철에 간호사가 부족할 거란 걸 미리 예측할 수 있었다. 한동안 그는 병원의 효율성을 높이는 데 힘썼다. 카터가 돌아왔을 때 보훈부는 진료 대기 시간이 지나치게 길다는 민원으로 골치를 앓고 있었다. 어떤 퇴역 군인은 심장병 전문의를 만나려고 6개월을 기다리다가 의사를 보기도 전에 심장병으로 사망했다. "왜 이런 일이 생길까요?" 카터가 물었다. "의사들이 너무 바쁘고, 환자를 돌볼 인력이 부족해서일까요? 아니면 업무 처리가 비효율적인 탓일까요?" 그는 보훈병원 의사들의 실적 평가 방식을 연구 중이던 아일린 모런 Eileen Moran이란 여성을 찾아갔다. 보훈부의 고위 관계자들은 그녀를 좋아하지 않았다. "그들은 그녀의 연구를 막으려 들었어요." 카터가 말했다. "하지만 저는 그 연구를 살펴본 후 '정말 좋은데요!'라고 말했죠." 카터는 모런과 협력하여 퇴역 군인들이 치료를 받지 못하는 문제의 원인이 의사가 부족해서인지 아니면 진료 방식에 결함이 있어서인지 보훈부에서 파악할 수 있는 시스템을 만들었다.

이 모든 것은 그가 해결하고자 했던 더 큰 문제의 일부였다. 바로 정부 기관의 예산 배분 방식이었다. 매년 의회는 보훈부에 천억 달러가 넘는 예산을 배정했고, 부처 곳곳에선 작년보다 더 많은 예산을 확보하려고 아우성이었다. 고위 간부들은 실제로 누가 뼈 빠지게 일하고, 누가 빈둥대는지, 어디에 더 많은 도움이 필요한지 가려낼 방법이 없었다. "누구 말에 귀를 더 기울이냐에 달린 거였죠." 카터가 말했다. "전 그 과정을 지켜보면서 정말 진저리가 났어요." 그는 특히 능력은 없으면서 예산만 가득 확보하려는 이들을 혐오했다. 반면 없으면 없는 대로 성과를 내는 유능한 사람들은 적은 예산을 받을 수밖에 없었다. "이런 시스템은 도전 정신을 꺾어버려요." 카터가 말했다. "그래서 무슨 일이 벌어지는지 알 수 있는 시스템이 있으면 좋겠다고 생각했어요."

그는 잠시도 가만있지 않았다. 매년 말이면 자체 평가 보고서를 4~5장가량 거뜬히 채울 정도였다. 그러면서도 효율적으로 자신을 관리했다. "그들은 절 완전히 잊어버린 것 같았어요." 그가 말했다. "그 덕에 자유를 맘껏 누릴 수 있었죠."

보훈부 밖에는 카터 미셔를 잊지 않은 사람들이 있었다. 적어도 그와 백악관에서 같이 일했던 사람들 중 일부는 그랬다. 톰 보서트 Tom Bossert가 그중 하나였다. 조지 W. 부시의 국토안보보좌관이었던 보서트는 카터와 리처드가 팬데믹 계획을 새롭게 고안하고, 인류 역사상 최악의 팬데믹을 재해석하는 모습을 지켜봤다. 또한 새 질병을 막을 수 있는 전략으로 사회적 거리두기를 되살리는 모습부터 질병통제예방센터가 그걸 가로채 자기네 아이디어로 만드는 장면까지 모두 목격했다. 도널드 트럼프는 전임 정부 인사들을 대부분 배제했으나 보서트는 예외였다. 그는 보서트를 국토안보보좌관으로 앉혔다. "제 역할은 국가 최고 위기 관리자였습니다." 보서트가 말했다. "그리고 그렇게 불려야 마땅했죠." 임명 후 보서트는 생물학적 위험에 대응하는 팀을 꾸려 곧바로 리처드 해칫과 카터 미셔에게 전화했다. **일이 터지면 제일 먼저 자네들한테 연락이 갈 걸세.** 그는 이렇게 말했다. 그리고 트럼프 행정부 초기에는 질병이 발생했을 때 카터와 리처드를 즉시 백악관으로 불러들여 일할 수 있게 하는 방안도 검토 중이었다.

하지만 2018년 4월 9일, 트럼프가 존 볼턴John Bolton을 국가안보보좌관으로 임명했고, 다음 날 볼턴은 톰 보서트를 해고했다. 생물위협 대응팀 모두가 강등되거나 해고됐다. 그 순간부터 트럼프의 백악관은 레이건 정부 이후 암묵적으로 지켜온 규칙에 따라 운영되었다. 미국인의 삶을 위협하는 건 오직 다른 나라뿐이라는 것이었다. 부시와 오바마 정부가 주목했던 다른 종류의 위험들은 지하에 처박혔다. 볼턴은 백악관을 재설계해 자연재해나 질병보다는 적대국에 대응하는 데 초점을 맞췄고, 특히 끔찍한 사건보다 나쁜 사람에 주목했다. "자원이 한정된 세상에서는 선택과 집중을 할 수밖에 없습니다." 한 트럼프 백악관 관계자가 〈워싱턴 포스트Washington Post〉지에 익명으로 말했다.

2020년 1월 8일, 카터가 리처드에게 중국의 신종 코로나바이러스에 대해 메일을 쓸 때, 그는 백악관도 보훈부도 아닌 자기 침실에 놓인 이튼알렌의 체리목 책상 앞에 앉아 있었다. 어쩌면 속옷 차림이었을지도 모른다.

사실 카터와 리처드는 같이 일하지 않은 적이 없었다. 이들을 주축으로 7명의 의사가 함께 작은 모임을 꾸려나가고 있었다. 모두 65세를 앞둔 카터보다 젊었고, 일부는 한 세대나 차이가 났다. 대다수는 이라크전에 참전했고, 모두가 적어도 한 번은 카터와 백악관에서 일한 적이 있었다. 카터와 리처드를 제일 먼저 백악관으로 불러들인 장본인이자 아시아 대형 제약 회사에서 백신 개발을 총괄 중인 라지브 벤카야를 제외하곤 모두 군 복무를 경험한 사람들이었다. 두에인 커니바와 제임스 롤러는 미 해군 출신이었고, 데이브 마르코치와 맷 헵번Matt Hepburn은 미 육군 출신이었다. 팬데믹이 닥치면 각자 맡은 역할이 있었다. 예를 들어 롤러는 네브래스카대학교에서 세계보건안보센터Global Center for Health Security를 이끌고 있었는데, 이곳은 치명적인 신종 병원체에 감염된 미국인을 연구하고 치료하는 연방 지원 시설이었다. 그들은 에볼라 환자도 치료한 적 있었다.

10년이 넘는 세월 동안 메르스, 에볼라, 지카 같은 생물학적 위험이 나타날 때마다 7명의 의사들은 뭉쳤다. 모두 보이지 않는 곳에서 제 역할을 해냈다. 전화와 메일을 폭풍처럼 주고받으며 상황을 파악하고, 생명을 구하기 위해 각자 어떤 일을 할 수 있을지 알아내려고 노력했다. 비밀 결사대처럼 보일 법도 했지만, 그 중심에 자리한 인물이 누구에게든 자신의 생각을 기꺼이 나누었기 때문에 그렇게 보이지 않았다. 팀명도 있었다. 울버린들Wolverines. 전 부시 백악관 동료가 떠올린 이름으로, 어쩌다 보니 자연스레 굳어져 있었다.●

카터는 리처드에게 신종 코로나바이러스에 대해 메일을 보내면서 다른 다섯 의사에게도 참조를 걸었다. 그리고 카터는 사라졌다. 모두가 혼란에 빠졌다. 카터가 아내와 함께 아들의 결혼식이 열리는 한적한 교외로 장거리 여행에 나선다는 말을 빼먹은 것이다. 다들 곧장 그의 부재를 알아차렸다. 새로운 질병이 나타나면 제일 먼저 달려들어 독창적인 해석을 내놓던 사람이 카터였다. 1918 팬데믹을 분석할 때도 그랬다. 그는 전염병학이나 바이러스학, 혹은 관련 분야를 정식으로 공부한 적은 없었지만, 데이터를 찾아내는 안목과 그 의미를 해석하는 능력이 뛰어났다. 어떤 질병이 발생할 때마다 카터는 다시 중환자실로 돌아가는 듯했다. 그는 위기 상황의 골든 타임에 무슨 일이 벌어지고 있는지 파악하는 재능이 있었다. "저희의 통화는 대부분 '카터, 어떻게 생각해요?'로 시작했어요." 2020년 1월, 국토안보부의 최고 의료 책임자였던 두에인 커니바가 말했다. "카터는 모든 분야에 정통한 사람이거든요."

● 1980년대 냉전 시대를 배경으로 한 디스토피아 영화 〈레드 던(Red Dawn)〉에서 따온 명칭이다. 그 영화에서 소비에트는 미국 침략에 성공하는데, 일부 미국 고등학교 학생들이 덴버 외곽 산속에서 저항군을 조직하고 학교 마스코트를 본떠 자신들을 울버린이라 부른다. 카터는 자신을 저항군에 빗대는 게 적절한지 (또 자신이 맞서야 할 소비에트를 누구로 봐야할지) 알 수 없었으나 자기 집단에 이름이 있다는 사실이 재미있다고 생각했다.

카터에게서 소식이 끊긴 지 9일째인 1월 18일, 세상은 여전히 이 사태를 국지적 감염 사례로 보고 별다른 주의를 기울이지 않고 있었다. 세계보건기구는 "지속적인 사람 간의 전파는 없다."라고 말했고, 중국 정부는 우한에서 4만 가구가 모여 뷔페를 즐기는 연례행사를 허가했다. 여전히 카터로부터 연락이 없자 결국 제임스 롤러가 나섰다. 그는 팀원들에게 메일을 보냈다. "오늘 우한에서 17명의 환자가 추가로 발생했다는 미확인 보도를 봤어요. 그래서 카터처럼 생각해봤죠. 우리 예상보다 더 큰일인 것 같지 않나요?"

그날은 중국이 새로운 발병 사례를 발표한 지 일주일째 되는 날이었다. 감염자 수는 45명에서 62명으로 증가했으며, 대부분 우한에서 발생한 사례였다. 중국 외에는 우한을 다녀온 사람 중 두 명이 걸렸는데, 한 명은 태국인, 한 명은 일본인이었다. 롤러는 이 두 사례를 가리키며 물었다. "우한을 방문했던 외국인 가운데 이미 두 명이 감염되었는데, 과연 중국 내에 감염자 수가 100명 이하라는 것이 사실일까요?" 그리고 그는 카터처럼 추정치를 계산하기 시작했다. 학술적으로는 터무니없을지도 모르나 통찰력 있는 '뜨내기식 역학조사'였다.

롤러는 가장 최근 자료인 2017년을 기준으로 중국인의 해외여행 횟수가 1억 3,100만 건이었다고 언급했다. 우한의 인구는 1,100만 명으로, 중국 전체 인구의 1퍼센트 정도였다. 롤러는 우한 시민들이 보통의 중국인들보다 국제적이기 때문에 해외여행을 더 자주 다니는 편이라고 보았다. 그는 2주 동안 우한 시민들이 1만 5,000번 정도 해외여행을 했을 것이라고 추정했다. 아울러 우한에 머물렀던 사람들은 해외여행을 다녀온 사람들만큼 코로나바이러스에 노출되었을 가능성이 높다고 보았다. "월초 2주 동안 우한에서 최소한 3,000건의 확진 사례가 있었을 것으로 보입니다. 이는 감염된 여행객이 모두 확인되었을 때 적용되는 추정치로, 실제와는 분명 다를 겁니다."

카터 미셔처럼 문제를 바라보는 것은 재미있는 접근법이었다. 카터의 시선으로 문제를 바라보면 완벽한 답을 찾아야 한다는 걱정에서 자유로울 수 있었다. 완벽한 답은 존재하지 않으니까. **현재까지도** 1월 18일 우한에서 얼마나 많은 사람이 감염되었는지 정확히 아는 사람은 없다. 하지만 62명보다는 훨씬 많았다는 데 모두가 동의한다. (2020년 3월, 홍콩의 한 수리역학자가 발표한 논문에 따르면, 1월 23일까지 우한에서는 1,000명에서 5,000명 사이의 감염자가 발생했을 것으로 추정된다.) 그러나 불가피한 불확실성을 넘어서면 더 나은 지점에 도달할 수 있었다. 위중한 환자를 단순히 연구 대상으로 삼는 게 아니라 치료할 수 있는 지점이었다. 완벽하진 않아도 옳은 선택이라 자신할 수 있는 그곳으로 울버린들은 가야 했다. 다만 서둘러 그곳에 당도해야 행동으로 옮길 수 있었다.

다음 날, 미국에서 첫 확진자가 나왔다. 일주일 전에 우한에서 여행하다 시애틀로 돌아온 남성이었다. 그러나 미국 정부는 전혀 위기감을 보이지 않았다. 질병통제예방센터에서 여행 경보를 내리고, 중국에서 입국하는 여행객들의 체온을 재는 게 다였다. 트럼프는 "중국에서 단 한 명이 들어왔을 뿐이고 우리가 상황을 잘 통제하고 있으니 문제는 없을 것"이라고 말했다. 그 말을 할 때 대통령은 스위스 다보스Davos에서 열리는 세계경제포럼에 참석 중이었다. 때마침 라지브 벤카야와 리처드 해칫도 그 자리에 있었다. 리처드는 다른 사람들에게 메일을 썼다. "오늘 아침에 라지브와 식사하면서 누군가 카터를 찾으러 숲이나 동굴, 아니면 바람 부는 외딴 들판으로 가는 모습을 상상했어요. 마치 레이가 루크를 찾으러 가는 것처럼요.●"

그때 마침내 카터가 모습을 드러냈다. "당신과 라지브는 내가 외딴곳에 있다는 걸 텔레파시로 알아챈 모양이에요." 카터가 리처드에게 말했다. "집에 돌아오는 길에 메일을 봤어요……. 당신의 추정치에 동의해요. 비교해보자면 미국인은 약 1퍼센트가 매달 해외로 나가요. 어쩌면 질병 발생에도 자동차 사이드 미러에 붙은 경고 문구가 필요할지도 몰라요. '사물이 거울에 보이는 것보다 가까이 있습니다.'"

카터는 침실 책상으로 돌아와 중국에서 발표한 발병률, 입원율, 사망률을 포함해 공식 통계를 수집하기 시작했다. 그는 수집한 데이터를 중국의 블로그와 신문 기사에서 찾아낸 자료들과 비교했다. 대부분의 정보가 중국어로 되어 있어서 해석하는 데 시간이 걸렸다. "무슨 내용인지 전혀 모르겠더라고요." 그가 말했다. "전부 알아들을 수 없는 말들뿐이었어요. 컴퓨터에는 계속 '이 사이트는 안

● 영화를 인용한 부분: 〈스타워즈: 라스트 제다이(Star Wars: Episode VIII, The Last Jedi)〉

전하지 않습니다!'라는 경고창이 떴고요."그는 자신이 찾은 내용을 구글 번역기에 붙여 넣고 무슨 내용인지 알아봤다. 일부는 부고였다. 그는 관계 당국이 매일 자정에 발표하는 사망 일자가 지역 보도에 등장한 일자보다 늦다는 점을 발견했다. 그 말인즉슨 1월 23일까지 우한에서 사망했다고 보도된 37명은 공식 발표보다 더 이른 시기에 사망했다는 뜻이었다. 시기는 중요했다. "전 그 별빛이 얼마나 오래 전의 것인지 파악하려고 했어요." 카터가 말했다. 감염에서 사망까지 평균 2주가 소요되므로, 사망자 수를 통해 약 2주 전에 질병이 얼마나 널리 퍼져 있었는지를 알 수 있었다. 게다가 중국이 사망자 보고를 늦추고 있다면 실제 사망자 수는 보고된 것보다 훨씬 더 많을 수밖에 없었다. 그는 중국 정부가 2주 전에 몇 건의 사례만 보고한 뒤 이제 와 사례가 많아진 것처럼 행동한다는 사실을 알아차렸다. "찻잎을 읽는 것과 같습니다." 그는 동료 울버린들에게 보낸 메일에 이렇게 적었다. "중국이 단 5일 만에 우한에 1,000개의 격리 병상을 마련했어요. 게다가 군대에 도움을 요청한 것을 보니······ 전 체르노빌에 군대가 동원됐던 일이 떠올라요."

카터는 자신이 홀로 일한다고 생각하지 않았다. 모든 울버린이 힘을 보탰다. 리처드 해칫은 임페리얼칼리지런던의 전염병학자인 닐 퍼거슨과 계속 연락을 주고받았다. 퍼거슨은 감염재생산지수를 3으로 추정했다. 이는 발병 초기에 감염된 한 사람이 다른 세 사람을 감염시킬 수 있다는 뜻이었다. 아주 충격적인 결과였다. 역사상 전파 속도가 가장 빨랐던 1918년 스페인독감조차 초기 감염재생산지수는 1.8이었다. 신종 바이러스의 재생산 주기는 대략 일주일이었다. 일주일 전 감염자가 300명이었다면 일주일 후에는 900명이 되는 것이고, 그 300명이 실제로는 한 달 전 감염자였다면 한 달 뒤에는 2만 4,300명의 감염자가 생기는 것이다. 어느 시점부터는 수학 문제가 되었는데, 계산을 하려면 바이러스가 얼마나 빨리 움직이고 있는지 정확히 예측해야 했다.

카터는 바이러스의 전파 속도를 정확하게 알아내기엔 늦었다는 사실을 받아들였다. 대신 대략적인 그림이라도 그려보고자 했다. 그는 분석과 유추를 접목한 독특한 접근법을 썼다. "패턴에 주목해야 합니다." 그가 말했다. "유추를 통해 패턴을 찾을 수 있죠. 하지만 실제로는 존재하지 않는 패턴을 발견할 수도 있으니 주의해야 합니다. 이런 유추들은 지름길이에요. 연역적 웜홀과 같아서 A에서 B로 빠르게 건너뛰게 해주죠." 결국 그의 질문은 '이 바이러스와 가장 닮은 바이러스는 무엇일까?'였다. 첫 번째 답은 이 신종 바이러스와 유전적으로 가장 가깝다고 알려진 2003년 사스였다.

카터는 첫날 밤을 꼬박 새우며 두 사스◆가 발병한 후 첫 44일 동안 보고된 감염자 수와 사망자 수를 스프레드시트 위에 나란히 작성했다. 두 감염병은 감염자 수와 사망자 수까지 아주 유사해서 처음에는 구분하기 어려울 정도였다. 최초의 사스는 8,000명을 감염

◆ 여기서 두 사스는 '2003년 사스'와 '2019년 코로나19'를 일컫는다. 코로나19의 원인이 되는 바이러스의 정식 명칭은 '사스 코로나바이러스-2(SARS-CoV-2)'로, 2003년 사스와 2019년 코로나19 모두 코로나바이러스로 유발되는 호흡기 질환이다.

시키고 800명의 목숨을 앗아간 뒤 진정되었다. 새로운 사스도 공식 통계는 비슷했지만, 그는 통계가 잘못되었다는 징조를 보았다. 일례로, 새로운 사스는 다른 국가로 퍼져나가는 속도가 2003년 사스보다 훨씬 빨랐다. 또한 중국 정부의 반응도 매우 달랐다. 1월 23일, 관계 당국은 우한을 봉쇄하고 출입을 금했다. 카터는 메일을 썼다. "리처드가 여러 번 지적했듯이 감염병의 심각성을 파악하는 일은 정말로 어렵습니다. 제 판단이 틀렸을 수도 있지만 이번 발병은 가볍게 느껴지지 않습니다." 그리고 그는 1918 팬데믹을 넌지시 가리켰다. "우한은 필라델피아와 같습니다. 부디 우리가 세인트루이스처럼 보고 배울 수 있기를……. 곧 우리는 작은 불길을 피해 언덕 위로 달리게 될 겁니다."

1월 24일, 질병통제예방센터는 미국에 두 번째 확진자가 나왔다고 발표했다. 우한을 다녀온 여성이었다. 다음 날인 1월 25일, 중국에서 2,298명의 확진자가 보고되었다. 겨우 4일 전만 해도 446명이었던 확진자 수가 급증한 것이다. 카터는 "전염병은 이런 식으로 움직이지 않습니다."라고 메일을 썼다. 신규 감염자가 5일 만에 5배나 늘 리가 없었다. 그는 중국이 보고를 늦추고 있다고 의심했으나, 그래도 충격이 가시진 않았다. 그는 중국 정부가 우한에 1,300개의 병상을 갖춘 또 다른 대형 병원을 짓기 시작했다는 소식을 들었다. 1918 팬데믹 때 미국 정부 역시 필라델피아에 새로운 병원을 지은바 있었다. 그는 또한 우한의 유명한 이비인후과 의사가 신종 바이러스로 목숨을 잃었다는 뉴스를 접했다. 이는 동물과 접촉한 사람만이 바이러스에 감염된다는 통념을 깨는 소식이었다. 신종 바이러스는 보호 장비를 착용한 사람도 감염시킬 정도로 교묘했다. "이건 경고에 불과합니다." 카터가 말했다. "감염 관리가 허술했을 수도 있고, 더 심각한 문제가 있을 수도 있습니다." 다른 기사에는 증상이 전혀 없었음에도 여러 명을 감염시킨 중국 남자에 대한 내용이 있었다. 이 기사가 사실이라면 보고되지 않은 감염 사례뿐만 아니라 아예 파악조차 되지 않은 감염 사례도 있다는 뜻이었다. 카터가 파헤친 정보들을 보면 왜 중국 정부가 발표된 수치보다 바이러스가 더 빨리 퍼지고 있는 것처럼 행동하는지, 왜 2003년의 사스보다도 훨씬 전파가 빨라 보였는지를 이해할 수 있었다. 카터가 이해하지 못한 부분은 왜 미국 정부가 동일한 응급 상황에서 아무런 조취도 취하지 않느냐는 것이었다. "전 감염자들 상당수가 질병통제예방센터의 발열 체크 부스를 통과한 뒤 다른 이들에게 바이러스를 전파하고 있다고 생각합니다." 울버린들에게 보낸 이메일에서 카터가 말했다. "우리는 이미 한발 늦었습니다. 불길이 언덕을 빠르게 타고 올라가는데, 우리는 그 상황을 살필 만큼 계곡 가까이 다가서지도 못했어요."

카터의 머릿속엔 불이 타올랐다. 그는 사람들에게 빠르게 번질 수 있는 위험에 대해 경각심을 갖게 하는 게 얼마나 어려운지를 말할 때면 종종 불에 비유하곤 했다. 그에겐 몇 년 전 리처드와 함께 읽었던 화재 기사가 뇌리에 깊게 박혀 있었다. 1949년 몬태나주에서 발생한 맨굴치 협곡 화재Mann Gulch fire였다. 미국 산림청은 이 사건이 일어나기 10년 전에 낙하산을 타고 화재 진압에 뛰어드는 정예 산림소방대를 꾸렸다. 8월의 어느 오후, 대부분 17세에서 23세 사이인 15명의 청년들이 간단해 보이는 화재 현장으로 낙하산을 타고 내려갔다. 오후 4시 10분에 착륙한 그들은 무거운 장비와 풀라스키 도끼를 등에 짊어지고 맨굴치 협곡을 따라 내려갔다. 그들은 서로 잘 모르는 사이였고, 산을 오르며 두 팀으로 나뉘었다. 오른쪽에는 가파른 산등성이가, 왼쪽에는 계곡이 있었다. 그들이 진화해야 하는 불은 계곡 건너편에서 안전하게 타고 있는 것처럼 보였다. 나무는 많지 않았고 높게 자란 풀이 무성해서 앞이 잘 보이지 않았다. 1.6킬로미터 정도 협곡을 내려가면 그 계곡은 미주리강으로 이어졌다. 그들은 강가로 걸어가 계곡을 건너 강을 등지고 불과 싸울 작정이었다. 뒤편 강이 그들의 탈출로가 되어주도록 말이다.

그런데 강 근처에 갔을 때 그들은 충격적인 장면과 마주했다. 불이었다. 불길이 이미 계곡을 건너 그들이 강으로 가지 못하게 막고 있었다. 엎친 데 덮친 격으로 불이 풀밭을 타고 그들을 향해 다가왔다. 불은 한순간 눈에 보이지 않더니 어느새 9미터가 넘는 끔찍한 화염 벽으로 변했다. 그때가 오후 5시 45분이었다.

그들은 도망치려고 몸을 돌렸으나 유일한 탈출로는 가파른 산등성이를 오르는 것뿐이었다. 나중에 조사관들이 측정한 바에 따르면 이 산등성이의 경사는 76도에 달했다. 불은 시속 48킬로미터에서 64킬로미터의 순풍을 받으며 기하급수적으로 커졌다. 풀밭에 난 불은 숲에 난 불보다 더 빠르게 번졌다. 조사관들의 사후 조사 결과,

처음 대원들이 불을 봤을 때 불길은 약 시속 1.9킬로미터로 움직이고 있었다. 10분 뒤인 5시 55분, 불은 시속 11킬로미터로 빨라졌다. 1분 뒤인 5시 56분, 한 소방대원의 손목시계가 그 자리에서 녹아내렸다. 조사관들은 바로 그때 15명 중 10명이 불에 타 숨졌고, 일부는 여전히 무거운 배낭과 풀라스키 도끼를 짊어지고 있었다고 밝혔다.

나머지 5명은 탈출했다. 3명은 도끼를 버리고 산등성이를 넘는 데 성공했으나 그중 한 명은 다음 날 화상으로 숨졌다. 네 번째 대원도 하루 안에 목숨을 잃었다. 다섯 번째였던 33세의 리더이자 근사한 이름의 소유자인 웨그 도지Wag Dodge는 생존했다.

카터는 웨그 도지의 사연이 가장 흥미로웠다. 오후 5시 55분, 그는 불길이 엄청난 속도로 1분 거리 앞까지 왔을 때, 자신이 올라가야 할 언덕 방향으로 불을 피웠다. 불길이 그 앞에 있던 풀을 모두 태우자 그는 뜨거운 재 속으로 몸을 던졌다. 그리고 대원들에게 제일 먼저 배낭과 도끼를 버리라고 지시한 다음 그가 놓은 불길을 따라오라고 했다. 하지만 대원들은 그 말을 듣지 못했거나 그가 정신이 나갔다고 생각한 듯했다. 그들은 웨그 도지를 잘 알지 못했고 그를 믿을 만한 이유도 없었다. 도지는 큰불이 자신을 놔두고 양옆으로 지나가는 것을 홀로 듣고 느꼈다.

그전까진 소방관이 그런 방식을 사용한 전례가 없었다. 이후 웨그 도지가 했던 방식은 풀밭에 난 화재를 진압하는 전략이 되어 '탈출용 맞불'이라고 불렸다. 그 사건은 《흐르는 강물처럼A River Runs Through It》으로 유명해진 저자 노먼 맥클린Norman Maclean의 마음을 사로잡아 《청년과 화재Young Men and Fire》라는 책으로 집필되었다. 오바마 행정부에서 메디케이드Medicaid◆와 메디케어Medicare◆◆를 운영하면서 유명해진 의사 돈 버윅Don Berwick도 이에 관심을 가지고 강연을 하기도 했다. 카터는 강연을 듣고 생각에 잠겼다. 맨굴치 협곡 화재는 화재에만 국한된 이야기가 아니었다. 팬데믹에 관한 것이기도 했다. 이 불길은 걷잡을 수 없이 퍼지는 질병과 싸울 때 필요한 교훈을 남겼다. 그는 수첩에 이렇게 적었다.

연기가 걷히길 기다릴 순 없다. 모든 게 선명해질 때면 이미 늦다.
전염병보다 앞설 수 없다. 움직이기 시작할 때 병은 이미 와 있다.
중요한 것이 무엇인지 파악한 뒤 나머지는 전부 버려라.
탈출용 맞불 같은 전략을 찾아라.

맨굴치 협곡 화재는 생사가 걸린 상황에서도 빠르게 확산되는 불길을 인지하기가 얼마나 어려운지를 보여줬다. "우리는 상황이 나빠진 뒤에야 반응하거나 개입하는 경향이 있어요." 카터가 이렇게 적었다. "우린 나쁜 일이 얼마나 빨리 움직이는지 간과하곤 해요."

1월 26일 자정, 중국 당국은 2,700명의 신규 확진자와 80명의 사망자를 발표했다. 카터는 다음 날 아침 6시에 메일을 썼다. "전

◆ 저소득층 의료보장 제도.
◆◆ 65세 이상 노인 의료보험 제도.

2009년 H1N1(신종플루) 사태가 떠올랐어요. 그때 우리는 1918년 팬데믹을 시나리오로 삼았었죠. 그 경험에서 얻은 교훈은 앞으로는 한 가지 시나리오에만 매달리지 말고 여러 각도로 봐야 한다는 것이었어요. 전 이번에도 사스에만 집중하다가 똑같은 함정에 빠질 뻔했어요. 2009년 H1N1 데이터를 확보했지만 자세하게 살펴보지 않았습니다. 어젯밤에서야 그렇게 했어요." 데이터를 분석해보니, 사망자 수는 사스 유행 초기와 비슷했지만, 전파 속도에서는 확연하게 차이를 보였다. 이번 바이러스는 사스보다 훨씬 더 빠르게 퍼지고 있었고, 전파 양상은 오히려 신종플루와 비슷했다. "이번 시나리오는 사스가 아니에요. 확인된 사례들도 사스보다는 H1N1에 더 가깝습니다."

마치 바이러스를 옷 가게에 데려가 맞는 바지를 찾을 때까지 입혀보는 것과 같았다. 신종 바이러스는 전파 속도 면에서 H1N1과 잘 맞았다. 여기에는 좋은 소식과 나쁜 소식이 있었다. 좋은 소식은 예상보다 사람들이 신종 바이러스를 이겨내고 있다는 사실이었고, 안 좋은 소식은 이 바이러스가 기존 사스보다 더 많은 사람을 감염시키고 죽일 수 있다는 것이었다. 카터는 질병통제예방센터가 2009년 신종플루에 대해 실시한 사후 연구를 찾아냈다. 당시에 발견하지 못했거나 기록되지 않은 사례를 조사한 연구였다. 수치는 놀라웠다. 발견된 사례 한 건당 18~40건의 사례가 누락되었던 것이다. 그는 이런 의구심이 들었다. '지금 전 세계 보건 당국이 18~40건 중 한 건만 발견한 것이면 어쩌지?' 카터는 메일을 썼다. "어제 2,700건의 발병과 80건의 사망이 있었어요. 실제 발병 건수를 18~40배 더 큰 4만 8,600~10만 8,000건이라고 가정해봅시다." 80건의 사망은 대략 2주 전, 감염자 수가 적었을 때 나온 수치였다. 바이러스의 치사율을 파악하려면 총 발병 건수를 알아야 했다. 카터는 감염재생산지수를 낮게는 2, 높게는 3으로 잡아 계산했는데, 그 말은 매주 감염자 수가 두 배 혹은 세 배로 증가한다는 뜻이었다. "2주 전의 감염자 수는 4만 8,600~10만 8,000의 4분의 1 혹은 9분의 1인 5,400~2만 7,000이었을 겁니다." 그는 머릿속으로 계산하며 이렇게 적었다. "따라서 2주 전의 예상 감염자 수인 5,400~2만 7,000을 분모로 두고 80건의 사망을 계산해보면 치사율은 0.3~1.5퍼센트입니다. 하지만 이건 아주 대략적인 수치일 뿐입니다."

카터는 자신이 학계에 관여하고 있다고 생각하지 않았다. 그는 단지 바이러스와 관련된 의사 결정을 내릴 수 있을 만큼 배우려 애썼을 뿐이었다. 가령, 그는 보훈부의 수장을 도와 국가에서 가장 큰 병원 시스템이 맹공격을 받는 상황에 대비할 수도 있었다. 다른 울버린 팀원들 역시 내려야 할 결정들이 있었고, 그 결정이 빠를수록 더 많은 생명을 구할 수 있었다. 맷 헵번은 지난 10년간 국방부 산하 연구 기관인 고등연구계획국DARPA에서 신속한 백신 개발을 위해 노력해왔다.● 그는 이 거대한 기관의 역량을 코로나바이러스 백신 개발에 쏟아부어야 할지 판단해야 했다. 판단을 내리기 위해 그는

● 헵번은 결국 신속대응팀(Operation Warp Speed)에서 백신 개발 담당자가 되었다.

다른 울버린들처럼 집단 지성과 카터 미셔의 특별한 재능에 온전히 의지하고 있었다. "우리는 이런 자료를 어디에도 공식적으로 발표할 수 없다는 걸 알았어요." 카터가 말했다. "우리가 하려는 건 도대체 무슨 일이 벌어지고 있는지 재빨리 파악해서 대책을 강구하는 거였죠. 연방정부를 위해서가 아니라 **서로**를 위해 한 일이었어요."

그러나 그들은 연방정부를 무시할 수는 없었다. 그들은 1월 29일에 미국 정부가 우한에서 자국민을 귀국시키는 과정을 지켜보았다. 첫 번째 그룹은 캘리포니아주 리버사이드 카운티의 마치 공군기지로 향했다. 두 번째 그룹은 2월 초에 네 개의 다른 장소로 보내져 14일간 격리되었는데, 그중 한 곳이 오마하 외곽의 주방위군 기지였다. 오마하 주방위군 기지는 원인 미상의 새 병원균에 감염된 미국인을 치료하는 세계보건안보센터와 차로 가까운 거리에 있었고, 센터의 운영자는 제임스 롤러였다. 롤러는 질병통제예방센터가 발열 증상이 없는 신규 입국자들은 검사하지 않을 계획이라는 것을 알고 크게 놀랐다. 우한에서 귀국하는 외국인들은 모두 비행기에 오르기 전에 검사를 받고 있었고, 질병통제예방센터는 그것으로 충분하다고 여겼다. 독일, 호주, 일본은 우한에서 자국으로 들어오는 모든 시민을 검사해 그들 중 1~2퍼센트가 감염되었고, 감염자 중 상당수가 무증상자라는 것을 알아냈다. 우한에서 실시한 검사는 이런 사람들을 찾아내지 못했다. 롤러는 질병통제예방센터에 연락해 자신의 병원 근처에 격리된 미국인들을 검사해 볼 수 있는지 물었다. 최소한 그들이 바이러스를 계속 퍼뜨리는 상태에서 밖으로 나오지 않게 하기 위해서였다. "14일이 격리 기간으로 적합하다는 점을 뒷받침할 자료가 거의 없었어요." 그가 말했다. "잠복기가 21일인 사람들도 분명히 있어요. 전 그들이 여기 도착했을 때 이미 감염되어 있었는지, 또한 떠날 때 바이러스를 퍼트리고 있는 건 아닌지 확인해야 한다고 생각했어요." 롤러와 그의 직원들은 세계보건기구가 만든 검사법을 토대로 이미 자체 검사 키트를 완성했기에 질병통제예방센터의 도움이 아닌, 승인이 필요했다.

질병통제예방센터는 전염병학자 중 한 사람을 제임스 롤러에게 보냈다. 회의를 마쳤을 때 그 사람은 본부와 이야기해보겠다고 말했다. "다음 날 그에게서 다급한 전화가 왔어요. 질병통제예방센터장인 로버트 레드필드Robert Redfield의 귀에까지 들어갔다며 '검사해선 안 돼요!'라고 하더군요. 제가 '어째서요?'라고 묻자, '수감자를 연구하는 꼴'이 된다는 거예요." 격리 중인 미국인 57명 전부가 검사를 원했는데도 질병통제예방센터는 이를 막았다. 롤러는 질병통제예방센터가 반대한 진짜 이유를 끝내 이해할 수 없었다. 도널드 트럼프의 심기를 건드리지 않으려고 확진자가 생기지 않길 바라는 걸까? 증상이 없는 사람들을 검사했는데 바이러스가 발견되면 증상이 있는 사람만 검사하는 현행 지침이 무색해질까 봐? 질병통제예방센터가 아닌 다른 기관이 검사한다는 부분이 수치스럽거나 염려됐던 걸까? 만약 그렇다면 왜 그들이 직접 검사하지 않는 거지? 이유가 무엇이든 우한에서 온 미국인 57명은 오마하에서 14일간 격리 생활을 한 뒤 자신들이 바이러스에 감염되었는지 혹은 여전히 타인에게 전염시키고 있는지 알지 못한 채 집으로 돌아갔다. "그 사람들이 바이러스를 퍼뜨리지 않았을 리가 없어요." 롤러가 말했다.

당시 카터는 신종 바이러스의 치사율을 0.5~1.1퍼센트로 추정했다. 또한 정부가 개입하지 않으면, 미국인 20~40퍼센트가 감염될 것이라는 추가 전망도 내놓았다. 2006년에 카터와 리처드는 정부가 전염병에 대응하지 않을 경우, 예상되는 사망자 수에 따라 허리케인 등급처럼 전염병을 분류한 팬데믹 계획을 질병통제예방센터에 제출한 적이 있었다. 9만 명 미만의 사망자가 예상되면 '1등급'으로, 뚜렷한 증상을 보이는 환자의 자가 격리만 요구되었다. 5등급(사망자 180만 명 이상) 또는 4등급(사망자 90만 명 이상)의 경우, 질병통제예방센터는 환자 격리, 모임 및 집회 금지, 재택근무 권장, 사회적 거리두기 시행, 최대 12주간 학교 폐쇄 등 모든 조치를 동원해야 했다. 대략 계산을 마친 카터는 사회적 개입이 실패할 경우 90~180만 명의 미국인이 바이러스로 죽을 것이라고 결론 내렸다. "믿기 힘들 정도의 발병 규모입니다."라고 그는 썼다.

팬데믹 계획에 따르면 연방정부는 적어도 모든 개입을 동원할 준비를 해야 했지만, 그렇게 하지 않았다. 카터가 보기에 정부는 바이러스 추적에도 그다지 적극적이지 않았다. 1월 27일 밤, 카터는 다시 메일을 썼다. "자러 가기 전에 마지막으로 이런 생각이 들었습니다. 미국에서 5건의 확진 사례를 확인했어요. 실제 감염자 수는 그보다 18~40배 더 많을 수 있습니다(다시 말해, 이미 100~200명이 감염되었으나 그중 5명만 밝혀진 것입니다)." 당시 질병통제예방센터는 조사 대상자가 100명이라고 밝혔다. 그때까지 질병통제예방센터에서 검사를 받은 사람들은 7명 중 1명꼴로 바이러스에 감염된 상태였다.

카터의 추정대로 미국 전역을 돌아다니는 100~200명의 감염자를 찾으려면 질병통제예방센터는 7배는 더 많은 사람들, 700~1,400명을 검사해야 했다. "지금 우리는 봉쇄 단계에 와 있습니다. 화재로 이어질 수 있는 불씨가 미국 전역에서 피어난다고 생각해보세요. 봉쇄 전략의 일환으로 이런 불씨를 최대한 빨리 찾아서 꺼트려야 합니다. 이 전략은 외부에서 들어왔거나 전파 사슬이 아주 짧은 경우에만 효과적입니다. 또한 엄청난 감시가 필요한데, 매우 지치는 일입니다. 불씨가 떨어질 만한 영역이 너무 광범위해서 놓치기 쉬우니까요. 불씨가 연못에 떨어지느냐, 주차장 바닥이냐, 푸른 잔디밭에 떨어지느냐, 아니면 바짝 마른 나뭇잎이나 솔잎에 떨어지느냐도 중요합니다. 어디에 불씨가 떨어져 어떻게 확산될지는 순전히 우연에 달려 있어요."

다음 날 리처드는 카터에게 질문을 적어 보냈다. 감염병대비혁신연합을 이끄는 리처드는 신속하게 백신을 개발할 수 있는 아이디어를 가진 기업에 수억 달러를 지원할 수 있었다. 리처드는 민간 시장이 이러한 초기 단계의 회사들에 전혀 관심을 보이지 않는다는 점에 주목했다. 그동안 주로 맷 헵번이 이끄는 국방부의 부서가 창업자들의 비전을 실현하기 위해 자금을 지원해왔는데, 이제 감염병대비혁신연합이 나서서 이런 기업들이 백신 임상시험 과정을 가속화할 수 있도록 도울 차례였다.

  그들은 보스턴에 기반을 둔 모더나Moderna와 독특한 이름을 가진 영국-스웨덴 회사 아스트라제네카AstraZeneca를 비롯해 백신을 개발할 다른 유망한 후보 업체들을 뽑았다. 감염병대비혁신연합의 자금이 빨리 풀릴수록 사람들은 더 빨리 백신을 접종할 것이고, 그만큼 팬데믹도 빨리 종식될 수 있었다. 나흘 전 카터가 처음으로 바이러스에 대한 분석을 내놓은 직후, 혁신연합은 모더나에 임상시험 초기 2단계에 필요한 비용을 지불하기로 했다. "혁신연합 내부의 압박으로 전 머리가 터질 것 같았어요. 한계까지 내몰렸죠." 리처드가 회고했다. 신종 코로나바이러스가 2009년 신종플루의 재현에 불과하다면, 즉 자연이 인간에게 다시 비비탄을 쏘는 거라면, 자금을 낭비하는 꼴이 되어 기부자들의 반발을 피할 수가 없었다. 감염병대비혁신연합은 위기에 처해 있었다. 그렇지만 리처드는 향후 일어날 팬데믹에서 중요한 역할을 할 기회라고도 느꼈다. "진퇴양난에 빠졌어요." 그는 카터에게 이렇게 썼다. "가장 신중한 진행 방식이 무엇일지 함께 고민해주면 좋겠어요."

  카터는 이미 이런 문제에 나름의 관점을 가지고 있었다. 그는 중환자실 의사가 생명이 위태로운 환자를 치료하듯이 문제에 접근했다. 무엇을 하고, 무엇을 하지 말아야 할지 고민이 된다면 스스로에게 질문하는 수밖에 없었다. '상황이 잘못됐을 때 어떤 결정이 가장 큰 후회로 남을까?' 리처드는 이 말에 동의했고, 결정을 내린 후에는 결코 뒤돌아보지 않았다. 결국 감염병대비혁신연합은 10억 달러 이상을 여러 제조업체에 지원해 백신 개발 속도를 높였다. 그러나 이런 권한을 가진 다른 누구도 혁신연합처럼 생각하지 못하는 듯했다. "세계보건기구와 질병통제예방센터가 왜 이 일을 대단치 않게 여기는지 모르겠다는 사람들의 의견을 봤어요." 카터가 이메일을 썼다. "물론 제가 보건 전문가는 아니지만 상황이 좋아 보이지 않아요."

1월 31일, 미국 정부는 마침내 몇 가지 방역 조치를 취했다. 외국인의 입국을 제한하고, 중국에서 돌아온 미국인을 모두 14일간 격리시켰다. "중국에서 들어오는 건 거의 다 차단하고 있습니다." 트럼프 대통령이 말했다. 그 당시 카터는 바이러스가 이미 전역에 퍼진 상황에서 외국 여행객에게 초점을 맞추는 것은 부질없는 짓이라고 생각했다. "시간 낭비예요." 트럼프의 공식 발표 뒤에 그가 의견을 밝혔다. "우리는 정문을 막아서고 있는데 정작 도둑들은 뒷문으로 물건을 훔쳐 가고 있는 꼴이죠."

2월 4일, 보훈부의 감염병 전문의인 마이클 겔먼Michael Gelman이 카터에게 메일을 보냈다. 보훈부의 작은 의사 모임에 속해 있던 겔먼은 우연히 카터와 마주친 후 어려운 문제가 생기면 카터에게 알려야 한다는 것을 깨달은 사람이었다. 카터는 요청을 받기 전까지는 문제에 개입하지 않았으나, 일단 도움을 청하면 그의 두뇌는 그들이 하고 있는 일을 압도해버렸다. 겔먼이 처음 카터에게 연락했을 때는 복잡한 병원 운영 문제를 도와줄 수 있는지 물어보기 위해서였다. "메일을 보낸 지 37분 만에 깊이 있는 장문의 답신이 왔어요." 겔먼이 말했다. "그는 문 앞에서 초대받길 참을성 있게 기다리는 뱀파이어 같아요."

겔먼은 그때 카터가 신종 코로나바이러스를 어떻게 생각하는지 알고 싶었다. 카터는 이미 보훈부 상관들에게 중국발 입국 항공편이 가장 많은 6개의 도시에 거주하는 노령의 퇴역 군인들에게 감염병이 파도처럼 번질 수 있다고 편지를 쓴 상태였다. (그가 12월 초에 비행 일정을 확인해 본 결과) 뉴욕, 로스앤젤레스, 시카고, 애틀랜타, 샌프란시스코, 시애틀이 그 대상이었다. 병원들이 만반의 준비를 하고 있지 않을 경우 바이러스가 증폭하는 기점이 될 수 있었다. 그리고 카터는 젊은 보훈부 의사에게 쓴 메일을 울버린들에게도 공유했다. "제가 예상하는 시나리오와 그 근거를 설명 드리겠습니다." 카터는 계속 말을 이었다.

미국을 포함해 여행자 중 확진자가 나온 26개국에서는 아직 지역사회 감염이 드러나지 않았을 가능성이 높아요. 우한에서 대피한 사람들 외에는 무증상 감염자에 대한 검사를 진행하지 않았으니까요. 일부는 우리의 선별검사와 지속적인 감시망을 빠져나간 것으로 보입니다. 그 수가 알아차릴 만한 수준이나 신호로 증가하는 데에는 시간이 걸릴 겁니다. 지금은 중국 여행자 중 유증상자와 밀접 접촉자를 추적하고, 캘리포니아주와 일리노이주의 사례(부부 감염)처럼 주로 가족 간의 산발적 전파를 찾아내는 데 주력하고 있어요. 그러나 이것은 마술사의 눈속임과 같습니다. 우리가 찾지 않으면 볼 수조차 없는 것이죠. 지금은 눈에 보이지 않는 바이러스가 곧 어느 응급실에서 누군가를 폐렴 환자로 만들 겁니다. 응급실 직원들은 환자의 여행 이력을 살핀 후 여행 기록이 없으면 그를 지역사회에서 발생한 폐렴 환자로 보겠지요.

그는 의사들이 바이러스를 찾으려 하지 않아 너무 늦게 발견하게 되면, 바이러스가 이미 창궐해 버렸다는 사실을 미국 국민들이 뒤늦게 깨닫게 되는 비극적인 순간을 맞이할 것이라고 설명했다.

마술사가 여길 보세요, 라고 하는 것과 같은 이치입니다! 우리는 예상치 못한 커브 공을 받고 허둥대다가 그때서야 새로운 검역 지침과 의심 증상 기준을 내놓게 될 겁니다. 학교 폐쇄나 사회적 거리두기와 같은 비약물적 개입NPI이 시급한 과제가 될 테고, 중국과 마찬가지로 지역사회 감염이 우리가 파악한 것보다 훨씬 심각하다는 사실을 깨닫게 될 거예요. 그리고 맨굴치 협곡 화재 속 5시 45분과 같은 순간에 서 있다는 걸 알게 되는 거죠.

✦

맨굴치 협곡 화재 속 오후 5시 45분, 9미터가 넘는 화염 벽이 자신을 향해 달려온다면 어떻게 대응해야 할까? 주정부와 지역 보건 당국은 여전히 선별검사를 실시할 능력이 없었고, 질병통제예방센터에서 개발 중인 검사를 기다리고 있었다. 질병통제예방센터조차도 검사를 매우 소극적으로 시행하고 있었다. 카터는 검사 진행률이 매우 낮으니 전략적인 검사 방식을 도입해야 한다고 주장했다. 그는 미국 5대 대도시의 병원에서 독감 증상을 보이는 사람을 모두 검사하자는 아이디어를 냈다. "낚시 원정을 떠나야 한다고 생각했어요. 바이러스가 있을 법한 곳에 초점을 맞추는 거죠." 그는 이런 사례를 보고한 병원의 기록을 추적하여 전년도 수치와 비교하기 시작했고 시애틀과 뉴욕에서 이상 징후를 발견했다. 그가 보기에 독감으로 오진된 사례들이었다. 훗날 시애틀의 이상 징후는 오해로 판명되었지만, 뉴욕의 경우 누군가 환자들을 검사했다면 확진자 상당수가 발견될 수 있었음이 밝혀졌다.

카터는 트럼프의 첫 국토안보보좌관인 톰 보서트와 꾸준히 연락하고 있었다. 그는 보서트가 백악관에 메시지를 전달할 방법을 알려줄지도 모른다고 생각했다. 보서트는 트럼프와 관계를 쌓아왔고, 비록 존 볼턴이 그의 지위를 박탈했으나 한때 트럼프의 신임을 받았다고 느꼈다. 그러나 1차 탄핵 청문회 당시 러시아가 아닌 우크라이나가 2016년 대선에 개입했다는 백악관의 주장을 공개적으로 반박한 이후, 보서트는 백악관에서 외면받는 인물이 되었다. 보서트는 카터 비서가 모은 글을 읽고서 트럼프 측근들에게 연락을 시도했으나 그의 말처럼 "차단, 또 차단당했다." 백악관 일에 보서트가 적임자라고 여기는 사람들은 대통령에게 조언할 기회가 없었다. "연결고리가 끊어진 거죠." 그가 말했다. "지난 15년간 팬데믹 대응을 고민해온 사람들은 대화에 참여하지 못했어요. 그들은 제도 밖에 있었죠."

카터는 울버린들에게 메일을 보내 좌절감을 토해냈다. "보훈부 지도자들은 아직도 팬데믹이라는 용어를 사용하지 않으려 합니다. 팬데믹이 아니라는 이유로 팬데믹 계획의 핵심 부분을 실행하려 하지 않아요." 그는 계속 말을 이었다. "그들은 그 단어를 입에 담지도, 사용하지도 않을 겁니다……. 질병통제예방센터나 세계보건기구가 팬데믹이라고 말하길 기다리고 있죠. 질병통제예방센터는 계속해서 이번 사태가 팬데믹이 아니라고 말하고요……. 저는 팬데믹을 미국에서만 일어나는 일이 아니라 전 세계적으로 발생하는 일로 봐야 한다고 생각합니다(팬= 모두, 데믹= 사람, 즉 모든 사람을 뜻하니까요)……. 질병통제예방센터가 일부러 그러는 건 아니라고 생각하지만, 맹목적으로 따르기만 하는 관료들에게는 이게 문제가 됩니다."

카터와 리처드를 비롯한 다른 이들은 수년간 가능한 한 빨리 많은 미국인의 목숨을 구할 수 있는 아이디어를 만들고 전해왔다. 그 아이디어들은 유용했으나 관계 당국에서는 누구 하나 기꺼이 활용하려 들지 않았다. "미칠 노릇이었죠." 카터가 말했다. 울버린 개개인은 각자 연락처를 뒤져 카터가 말한 '황금 인맥'을 찾기 시작했다. 미국 정책에 영향을 줄 수 있는 사람들이었다. 라지브 벤카야는 오하이오주 보건국장인 에이미 액턴Amy Acton과 의대 동기였고, 오하이오 주지사 마이크 드와인Mike Dewine과는 직접 연락하는 사이였다. 현 메릴랜드대학교 의과대학 소속인 데이브 마르코치는 메릴랜드 주지사인 래리 호건Larry Hogan과 한두 다리 건너 아는 사이였다. 제임스 롤러는 네브래스카 주지사인 피트 리케츠Pete Ricketts와 친분이 있었다. 맷 헵번은 국방부 고위층의 관심을 한 몸에 받았다. 리사 쿠닌은 질병통제예방센터에서 퇴직했지만 카터가 그곳으로 들어갈 수 있게 도울 능력이 있었고, 센터장과의 면담도 주선할 수 있었다. 그리고 울버린 모두가 미국 보건복지부 산하의 질병예방대응본부ASPR, Office of the Assistant Secretary for Preparedness and Response라는 난해하지만 강력한 부서의 차관보를 알고 있었다. 부시 정부 말미에 카터와 다른 팀원들에게 '울버린들'이란 별명을 붙여준 밥 카들렉Bob Kadlec이었다.

목표는 최소한 한 곳의 자치주에서라도 적극적으로 바이러스에 대응을 시작하고, 팬데믹 계획에 명시된 사회적 조치들을 도입하여 도미노 효과를 일으키는 것이었다. "우리는 그 아이디어를 위해 전염병을 만들어야 했어요." 카터가 말했다. 어느 순간 두에인 커니바는 자신이 기여할 부분이 있다는 것을 깨달았다. 그는 팔루자 전투에서 해병대와 함께 쇼크-트라우마 부서에서 근무했고, 대체로 침착한 사람이었다. 또한 자신이 모르는 부분을 잘 인지하고 있었다. 카터 미셔, 제임스 롤러와 함께 백악관에서 근무했지만 그는 자신을 그들과 같은 전문가라고 생각하지 않았다. "전 그들이 우리나라의 팬데믹 전문가라고 생각합니다. 전 아니고요." 두에인이 말했다. 두에인은 국토안보부 최고 의료 책임자로서 두 명의 대통령을

THE PREMONITION

거쳤다. 그의 백악관 부서는 생물학, 화학, 핵을 사용한 공격을 감지하고 예방하며 각종 의료 비상사태 시 주정부를 돕는 일을 했다. 그가 오바마 정부에 합류했을 때 그의 부서에는 200명가량의 직원이 있었지만, 트럼프 정부 때 해산되어 다들 뿔뿔이 흩어졌고 부서는 완전히 방치되었다. 2019년 중반, 두에인은 국경에서 미국 이민세관단속국ICE에 붙들린 중앙아메리카와 멕시코인의 수가 증가하자, 그들의 보건 문제를 혼자 고심하게 되었다.

1월 말과 2월 초, 두에인은 백악관 국가안보회의에 초대받아 우한에서 발생한 신종 코로나바이러스의 대응 방안을 논의하게 되었다. 그는 회의에 참석한 이들의 낮은 이해도와 부족한 정보력에 마음이 심란해졌다. 애틀랜타의 침실 책상에 앉아 있던 카터 미셔가 미국 정부의 그 누구보다도 중국의 바이러스에 대해 명확하게 파악하고 있다는 사실이 당황스러우면서도 어쩐지 놀랍지 않았다. "질병통제예방센터는 반복해서 데이터를 기반으로 대응하겠다고 말했지만 그들은 아무런 데이터도 가지고 있지 않았어요." 두에인이 말했다. "설령 데이터가 있다고 해도 이미 뒤처진 자료에 불과했죠. 우리는 질병통제예방센터가 아닌 다른 지휘관이 필요했어요." 연방정부가 미국 국민을 바이러스로부터 보호하지 않는다면 주정부가 나서야 했다.

두에인은 2년간 트럼프의 국토안보부에서 일하면서 멕시코와 국경을 맞댄 주정부 공무원들과 다양한 교류를 해왔고, 종종 격렬한 논쟁을 벌였다. 그중 한 사람은 자치주 하나를 휘어잡고 국가를 이끌어갈 수 있는 인물이었다. 2020년 2월 6일, 두에인은 울버린들에게 메일을 썼다. "방금 채리티 딘 박사와 통화를 마쳤습니다." 그리고 채리티 딘이 누구이며, 왜 그녀에게 지난달에 주고받은 메일을 전부 보냈는지 설명했다. "그녀도 우리가 맨굴치 협곡에 있다는 데 동의합니다."

8

맨굴치 협곡에서

우리는 현대 과학 덕분에 '자연을 정복했다'고 쉽게 생각하곤 한
다. 자연은 이제 아이들이 노는 해변이나 국립공원에만 있는 것
처럼 보인다. 그곳에서도 얼마 남지 않은 회색곰들은 안전을 위
해 마취총을 맞고 고지대로 옮겨지는 실정이다. 하지만 우리는
대비해야 한다. 맨굴치 협곡으로 현대의 소방대원들과 들어간다
해도 우주의 공포는 아직 화석이 되지 않았고, 우주는 언제든 폭
발할 수 있다.

– 노먼 맥클린《청년과 화재》

시작됐어. 채리티는 의사였고, 자신이 과학자는 아니지만 과학적
사고는 가지고 있다고 생각했다. 그녀는 자신이나 다른 누군가의
미래를 예견하는 신비로운 능력 같은 건 믿지 않았다. 인간의 마음
이 스스로를 속일 수 있다는 것을 알았다. 확증 편향이나 앵커링 효

과 **Anchoring Effect**◆ 같은 용어도 익히 들어 알고 있었다. 하지만 때때로 그녀는 자신의 막연한 느낌이 데이터만큼 설득력이 있다고 생각했다. 토마셰프스키의 클리닉에서 처음 느낀 전율이 그랬고, UC샌타바버라 학생을 처음 대면했을 때의 느낌도 마찬가지였다. 그녀는 그 학생이 뇌수막염 발병의 신호탄일지도 모른다고 생각했다. 2019년 12월 21일, 무엇이 시작되었는지 물었다면 채리티는 명확하게 대답할 수 없었을 것이다. 하지만 그녀는 그전에도 그런 느낌을 받은 적이 있었다. 머릿속에 그림이 그려졌다. 거대한 파도였다. 이를테면 쓰나미. "예감이 왔어요." 그녀가 말했다. "구석에서 어렴풋이 뭔가 생기고 있는 걸 알았죠. 계절이 바뀌려 할 때 나뭇잎의 색이 변하고 바람이 차가워지기 전에 가을 냄새가 나는 것처럼요. 정확히 콕 집어 말할 수 없지만 가끔 전 어떤 일이 일어나기 전에 미리 알 수 있어요."

그래도 두에인 커니바가 연락한 것은 그녀에게 엄청 놀라운 일이었다. 두 사람은 친구라 보기 어려웠다. 굳이 따지자면 그 반대였다. 2018년 말, 그녀가 캘리포니아 부보건국장으로 일을 시작했을 때부터 그들 사이에는 적대감이 있었다. 채리티는 샌타바버라에서 새크라멘토의 에어비앤비 숙소로 차를 몰고 가던 중, 당시 주지사였던 제리 브라운에게 연락을 받았다. 그는 그녀에게 미국과 멕시코 국경으로 차를 돌려 사실상 트럼프 행정부와 전쟁을 벌이라는

◆ 특정 숫자나 사물이 기준점이 되어 이후 판단에 영향을 미치는 현상.

지시를 내렸다. 주지사의 책상에는 이민자들이 탄 것으로 보이는 대형 캐러밴이 멕시코에서 샌디에이고로 향하고 있다는 보고서가 올라와 있었다. 샌디에이고의 지역 보건의는 정부가 해결할 문제라고 공표했으나, 당시 미국 정부는 문제를 해결하기는커녕 더 키우려는 듯 보였다. 채리티는 트럼프 정부가 멕시코에서 새로 들어온 입국자들을 외교 전쟁의 무기로 쓰려 한다는 소문을 들었다. 이민자 쉼터에 자리가 없어지자 이민국 직원들은 한밤중에 이민자들을 구치소로 몰아넣고 방치했다. "트럼프가 위기감을 조성하려 한다는 소리를 들었어요." 채리티가 말했다. "미국인들이 이민자에게 등을 돌리게 하려고요. 그냥 소문이 그랬어요. 그런데 그곳에 가보니 전부 사실이었죠. 새벽 2시에 이민자 가족들을 길거리에 마구 버리고 있었어요. 그들은 재앙을 일으키려 하고 있었죠."

그녀의 임무는 이민자들이 가져올지 모를 건강상의 위험을 최소화하는 것이었다. 마침 독감 철이라 멕시코 여러 지역에서 약물에 내성이 있는 결핵이 유입될 것이 뻔했다. 그녀는 늘 수두와 홍역이 걱정이었다. 홍역은 감염재생산지수가 12~18 정도로 높아서 한 사람이 평균적으로 12~18명에게 홍역을 옮길 수 있었다. 샌디에이고의 자원봉사자들은 미국 이민국 직원들이 길거리에 버려둔 이민자들을 과달루페 성모 교회의 쉼터로 데려갔다. 교회에 들어선 채리티는 건강이 악화된 수백 명의 난민이 겁에 질린 채 지쳐 있는 모습을 보았다. 교회 자원봉사자들은 매일 밤마다 25~125명의 난민이 새로 도착할 것이라고 말했다. "혼돈의 도가니였어요." 채리티가 말했다. "복도마다 난민 가족이 발 디딜 틈도 없이 앉아 있었죠. 우리 속에 갇힌 엄마와 아이들 같았어요." 그녀는 아이들이 지나치게 조용하고 얌전하다는 사실도 알아차렸다. "세 살배기는 그런 식으로 행동하지 않아요. 모두가 전쟁 후유증에 시달리는 것처럼 보였어요."

처음에 그녀는 눈에 보이는 것보다 냄새에 더 신경을 썼다. 냄새만으로, 아니 오히려 냄새가 나지 않는다는 점으로 괴저나 세균 감염은 없다고 확신할 수 있었다. "바이러스는 냄새로 알 수 없어요." 그녀가 알려주었다. "하지만 사람이 아플 때 나는 냄새가 있어요. 아이가 아프면 숨 냄새가 바뀌는 걸 알 수 있잖아요. 마찬가지예요." 그녀는 신속하게 의료 서비스 전달 시스템을 구축해야 했다. 하지만 평소처럼 도움을 받을 만한 곳이 없었다. 당장 가진 의료용품이라곤 교회 자원봉사자들이 챙겨둔 가정용 상비약뿐이었다. 트럼프 정부는 아무 소용이 없을 게 분명했고, 샌디에이고 카운티도 관여하기를 꺼렸다. 그녀는 적십자사에 연락했지만 도와줄 의향이 없다는 사실만 알게 되었다. (나중에 알고 보니 그들은 공화당 후원자들의 심기를 건드리고 싶지 않았던 것이었다.) 이제 이 문제는 캘리포니아주의 소관이 되었고, 캘리포니아주를 대표하는 보건의는 **채리티**였다. 결국 그녀는 다이렉트 릴리프Direct Relief의 경영진인 친구에게 연락했다. 다이렉트 릴리프는 샌타바버라에 본부를 둔 대형 자선 단체로, 재난 구호에 힘쓰고 있었다. 미국과 멕시코 국경을 넘다가 붙잡힌 사람들의 질병과 굶주림을 걱정하는 것은 그들의 소관이

THE PREMONITION

아니었지만. 그녀가 아는 한 그곳 경영진은 자신과 뜻이 같은 사람이었다. "전 그에게 물었어요. '구호용품과 자금을 좀 보내주시겠어요? 아, 그런데 그 공로를 인정받진 못할 거예요.'"

그는 그렇게 하겠다고 답했다. 그런 다음 그녀는 중환자를 받아주겠다는 샌이시드로San Ysidro의 한 진료소를 찾아냈다. 유대인가족기관에서도 도움을 주기로 하면서 민간인들의 자비로운 행동이 미국 공공 기관의 냉혹함을 상쇄하는 놀라운 광경이 펼쳐졌다. 그녀 또한 자비의 원동력이 되었다. 엄밀히 말해 그녀는 환자를 직접 진료해서는 안 되는 상황이었으나 그녀에겐 청진기가 있었다. 그녀는 아이들을 진료하기 시작했다. "그냥 문에 진료소라고 써 붙이면 진료소가 되는 거예요." 그녀가 말했다. 제일 먼저 할 일은 호세아 박사에게 배웠듯이 환자의 사회적 배경을 파악하는 것이었다. "어디서 왔나요?"와 같은 질문이 중요했다. 그녀는 환자들의 대답을 토대로 출신지의 백신 접종률을 확인하고 가장 취약한 전염병이 무엇인지 파악했다.

그녀의 새로운 이민자 보건 시스템은 성공적으로 자리 잡았다. (이 시스템은 그녀가 만든 후로 2년 더 운영되었다.) 당시에는 몰랐지만, 문제를 일으켰던 연방정부 인사들도 그녀가 찾아낸 해결책에 주목했다. 한두 달 뒤에 그녀는 국경 문제를 다루는 주별 회의에 참석하라는 국토안보부의 메일을 받았다. 이민세관단속국의 보호를 받던 멕시코 아동들이 사망한 후, 의회는 미국-멕시코 국경의 보건 시스템이 어떻게 돌아가는지 설명하라고 트럼프 정부를 압박했다. 시스템 같은 것은 없었다. 누구 하나 의회 청문회에서 설명할 엄두를 내지 못했다. 당황한 국토안보부는 채리티 딘을 찾아내 어떻게 한 일인지 물었다. 그들은 채리티가 했던 일을 다른 지역에도 적용하고 싶어 했다. "위기를 바라던 사람들이 '젠장, 아이들이 죽지 못하게 막아야 해.'라면서 태도를 바꾸었죠." 채리티가 말했다.

그러다가 그녀는 트럼프 정부가 이민자를 가득 태운 비행기를 텍사스에서 캘리포니아로 **날려** 보내, 그녀의 보건 시스템에 큰 부담을 주면서 정작 자신들은 이득을 본다는 사실을 알게 되었다. 그녀는 두에인과 그의 동료에게 전화를 걸었다. 텍사스에서 온 그 동료는 터프하고 강압적인 스타일이었는데, 처음에는 채리티에게 거들먹거리며 유행병 관리를 가르치려 들더니 이내 수송기 존재 자체를 부인하려 했다. "그때 전 욱했어요. **'웃기지 말아요. 내가 거기 있었어요. 이 눈으로 똑똑히 봤다고요.'**" 며칠 뒤 수송이 중단되었다. 채리티는 이유를 전혀 알지 못했다.

두에인 커니바가 다시 연락했을 때, 그녀는 그를 아군으로 보지 않았다. "전 그를 트럼프의 앞잡이라고 생각했어요." 그녀가 말했다. 그녀는 그의 말을 들을 생각이 없었다. "그런데 평소에 저와 대화하던 목소리가 아니었어요. 낮고 떨리는 목소리였죠. 그래서 생각했어요. **'맙소사, 이 사람 뭔가 불법을 저지르고 있구나!'**" 갑자기 다른 두에인이 나타난 것이다. 두에인은 자신이 부시와 오바마 정부때 백악관에서 일했던 의사들로 구성된 비공식 모임의 일원이며, 지금은 모두 사방에 흩어졌지만 여전히 영향력을 가지고 있다고 말했다. 두에인은 **백악관의 승인 없이** 국가 차원의 팬데믹 대응에 나서고 있었다. "그가 곤경에 빠질 수도 있고, **저를** 곤경에 빠뜨릴 수도 있는 일이었어요." 그녀가 말했다. 그는 채리티에게 자신들의 의견을 미국에서 가장 인구가 많은 주의 주지사에게 전달해, 백악관이 할 수 없는 일을 주지사가 이끌 수 있도록 도와달라고 말했다. "전 '잠깐만, 팬데믹 같은 위기 상황에 활동하는 팀이 있다고?'라고 생각했죠." 그녀가 말했다.

곰곰이 생각한 결과, 그녀는 두에인이 하는 일이 그저 거칠게 반항하는 정도이지 실제로 불법은 아닐 거라고 결론지었다. 게다가 그에게 자신이 몹시 필요하단 의미이기도 했다. "저한테 연락하는 것만으로도 그는 자존심을 굽혀야 했어요. 이 일이 매우 중요하단 걸 알 수 있었죠." 어쨌든 이 새로운 두에인 커니바는 도널드 트럼프의 앞잡이가 아니었다. 그는 저항군의 편이었다. 발각된다면 해고당할 위험이 컸다. 채리티는 사람들이 용감할 때가 가장 좋았다. 늘 용맹함을 반겼다. "그에게 그런 모습이 있는지 몰랐어요." 채리티가 말했다. 통화를 마친 후 그녀는 두에인이 전달해준 엄청난 분량의 메일을 읽어 내려갔다. 그 메일들은 질병통제예방센터가 뭐라고 하든 그녀가 이미 미국에 퍼져가고 있다고 의심하고 있던 바이러스에 대한 깊은 통찰력을 담고 있었다. "그들이 주고받은 메일을 전부 다 살펴봤어요. 굶주린 사람처럼 그 정보를 게걸스럽게 집어넣으면서요."

그 전화 이후, 그녀는 한 번도 경험하지 못한 방식으로 세상이 뒤집히는 걸 느꼈다. 그녀는 아끼던 집을 팔고 샌타바버라를 떠나 세아들과 새 출발을 하려 했으나, 전 남편은 아이들이 샌타바버라에 남기를 원했다. 그녀는 새 직장을 위해 많은 것을 포기할 준비가 되어 있었지만, 아이들만큼은 아니었다. 게다가 새 직장은 그녀가 기대한 모습과는 달랐다. 캘리포니아를 위해 일하는 것은 샌타바버라를 위해 일하는 것보다 덩치만 컸지, 나은 점이 없었다. 그녀가 진가를 발휘할 기회는 좀처럼 주어지지 않았다. 샌디에이고의 국경 위기 문제는 예외였을 뿐이었다. 대부분의 시간 동안 그녀는 거대하고 무표정한 관료제 안에서 책상에 묶인 듯한 느낌을 받았다. 일은 지루했고, 인간미도, 보람도 없었다. 그녀는 캘리포니아 병원의 인허가 문제를 해결하면서 세월을 보내고 싶지 않았다. 게다가 4,500명의 캘리포니아 보건국 직원들은 어느 누구도 다른 사람이 무슨 일을 하는지 몰랐다. 그녀가 무언가를 배우려고 하면 사람들은 이상하게 바라봤다. 처음에 그녀는 다른 부서장들과 함께 7층에 사무실을 배정받았다. 새크라멘토에 온 뒤 몇 주 동안 그녀는 엘리베이터에서 아무 층에나 내려 자신을 소개했다. 다른 사람들이 무슨 일을 하는지 알아보고, 언제든 7층으로 커피를 마시러 오라고 초대하기 위해서였다. 그러나 그녀의 작은 산책은 막을 내렸다. 친절한 동료 하나가 그녀를 따로 불러 이렇게 말했다. **당신이 다른 사람들을 불편하게 만드는 것 같아요.** 7층 사람들은 다른 층을 그렇게 돌아다니지 않는다고 했다. 그 후로 채리티는 다른 층에 내리지 않았다.

그중에서도 가장 혼란스러웠던 문제는 새 상사였다. 채리티는 이전 상사였던 캐런 스미스가 물러났을 때 자신이 그 자리를 이어받을 것이라고 생각했다. 애초에 스미스 박사가 그녀를 이곳으로 불러들인 이유이기도 했다. 2019년 6월에 스미스 박사가 물러난 후 몇 달간 채리티가 그 역할을 대신했으나 10월이 되자 그녀는 원래 자리로 돌아가야 했다. 새 주지사, 개빈 뉴섬은 캘리포니아주 보건의를 보건국장으로 임명하는 관례를 깨고 질병통제예방센터의 비전염병 부서에서 일하던 소냐 앤젤을 국장으로 임명했다. 앤젤은 캘리포니아나 전염병 관리에 아무런 경험이 없었다. 뉴욕시 보건 부서에서 심장 질환을 다룬 것이 가장 최근 업적이었다. 2020년 8월, 뉴섬은 앤젤의 갑작스러운 사임 발표 기자회견에서 그녀의 사임 이유는 밝히지 않았지만, 그녀를 자신의 행정부에 영입한 배경은 언급했다. 보건계의 인종 차별을 바로잡으려던 것이었다. 채리티는 훗날 자신이 진지하게 검토된 후보는 아니었다는 이야기를 들었다. "보여주기식의 문제죠." 보건복지부의 고위 관계자가 말했다. "채리티는 너무 젊고, 너무 금발이고, 너무 바비 인형 같잖아요. 상부에선 유색 인종을 원했습니다." 소냐 앤젤은 라틴계였다.

캐런 스미스가 채리티에게 제일 먼저 시킨 일은 미국과 멕시코의 국경 위기를 해결하라는 것이었다. 소냐 앤젤은 그녀에게 자기 책상에 놓인 전화기의 시계를 맞춰달라고 했다. 채리티는 한 번도 유선 전화를 써본 적이 없었고, 그 시계의 작동 방식을 몰랐다. 하지만 새로 온 상사는 그게 없으면 시간을 알 수 없으니 시계를 꼭 고쳐야 한다고 말했다. 채리티는 전화기를 만지작거리다가 **이건 내 일이 아니라는** 생각이 들었고, 결국 사무실 전화기의 사용법을 잘 아는 사람을 찾아 전화기 시계를 설정했다. 그리고 새 상사를 위해 재단사, 헤어디자이너, 세탁소도 찾아야 했다. 처음에는 상사의 그런 부탁이 자신과 가까워지려는 방식처럼 보였다. 그녀는 상사가 자신의 위치를 상기시키려 한다는 생각을 떨쳐내려 애썼다. 채리티는 자신의 처지를 굳이 상기하고 싶지 않았다. 다른 직원이 그녀의 사무실에 와 새 상사에 대해 불평할 때면 그녀는 더욱 불안해졌다. "한동안 영화 〈퀸카로 살아남는 법Mean Girls〉 같은 일들이 이어졌어요." 채리티가 당시를 회상했다. "전 그냥 받아들이고 다 괜찮은 척했어요."

낮에는 그냥 참으면 됐지만 밤에는 간단하게 넘길 수 없었다. 그녀는 사랑하는 모든 것을 뒤로하고 샌타바버라를 떠나왔고, 지난 1년 동안 그것은 모두 목적이 있기 때문이라고 스스로를 타일렀다. 무언가가 다가오고 있었고, 그것을 맞이할 위치로 올라서야 했으니까. 하지만 그 이야기는 더 이상 진실처럼 느껴지지 않았다. "전 캘리포니아에서 일하려고 모든 걸 포기했어요. 젠장, 내가 뭐하러 그랬나 싶은 후회가 밀려들었어요."

그리고 바이러스가 찾아왔다. 채리티는 1월 초에 우한에서 벌어진 사태를 추적하기 시작했다. 카터 미셔가 동료 울버린들에게 신종 바이러스를 언급한 시기와 거의 같았다. 카터처럼 그녀도 무엇을 할 수 있을지 파악하려 했고, 자료가 터무니없이 부족하다는 사실에 놀랐다. "전 미국의 가장 큰 자치주에서 둘째가는 보건의였어요." 그녀가 말했다. "전염병 전문가고, 그걸 통제하는 훈련을 받았죠. 그런데 제가 자료를 볼 만한 곳이 아무 데도 없었어요." 바이러스가 캘리포니아에서 어떤 식으로 전개될지 예측하려면 감염재생산지수, 치사율, 입원율 등 신뢰할 만한 자료가 필요했지만 얻을 수가 없었다. 그녀는 감염 후 전파력이 생기기까지 걸리는 시간(잠복기)과 가능하다면 감염 후 증상 발현까지 소요되는 시간, 그리고 언제부터 격리가 필요한지 알고 싶었다. "완벽한 병원체는 감염 기간과 잠복기가 매우 길어요. 병원체가 존재를 드러내는 데 시간이 오래 걸릴수록 추적하기 힘들어지죠." 홍역이 널리 퍼지는 이유 중 하나가 홍역에 걸린 사람이 자신의 감염 사실을 알기까지 나흘이 걸리기 때문이다. 중국의 대응 방식을 지켜보면서 채리티는 이 신종 바이러스도 그와 비슷한 구석이 있다고 느꼈다. "중국은 신종 바이러스가 완벽한 병원체인 것처럼 행동하고 있었어요." 그녀가 말했다.

카터와 마찬가지로 그녀는 구글에 자료를 검색하고 중국 신문을 읽기 시작했다. "최대한 출처 가까이 가야 한다는 걸 알았죠." 트위터는 좋은 정보 출처였다. 1월 중순에 누군가 중국 관계 당국이 우한의 가정집 문을 **용접해** 감염된 사람을 바이러스와 함께 집안에 가둔 영상을 올렸다. "꽤 진짜 같아 보였지만 믿어야 할지 확신이 서지 않았어요." 그녀가 말했다. 몇 달 전, 그녀는 급하게 뉴섬 주지사의 요청으로 중국 의사 대표단을 대신 맞이한 적이 있었다. 그때 그녀는 중국 의사들과 여러 주제로 의견을 나누었는데, 그중 하나가 팬데믹 대응이었다. "그래서 생각했어요. '도대체 그 의사들이 왜 의심 환자가 있는 아파트 문을 용접하는 걸까? 건물에 사람을 가둬 죽이는 게 그들의 계획이 아닐 텐데.'" 채리티가 말했다. 그녀는

〈미국의료협회저널Journal of the American Medical Association〉과 〈란셋〉을 비롯해 우한에서 일어나는 일을 빠르게 보도하는 간행물을 모조리 읽었다. 조금씩 데이터를 찾아냈지만 행동에 나설 만한 데이터를 확보할 순 없었다. 필요한 데이터를 찾았을 때는 이미 너무 늦은 후였다. "매우 단편적인 데이터들이었어요. 하지만 신뢰할 수 없는 출처에서 흩어진 정보들을 모아 결정을 내리는 것, 그게 제 일이었죠." 그녀가 말했다. "그리고 전 단지 데이터만 찾는 것이 아니었어요. 무언가 잘못되었다는 걸 알려줄 작은 단서들을 찾고 있었죠."

곧 그녀는 감염재생산지수, 치사율, 입원율까지 알아내 우한에서 발생한 바이러스의 전파 양상을 대략적으로 파악할 수 있었다. 이를 바탕으로 그녀는 캘리포니아에 바이러스가 퍼졌을 경우를 예측해보았다. 1월 초에 주 내에서 첫 번째 전염이 일어났다고 가정하고 감염재생산지수를 2.5로 잡아 전염병 그래프를 사무실 화이트보드에 그렸다. 향후 5개월간의 추이가 담긴 그래프로, X축은 시간, Y축은 감염 수에 해당했다. 완성하고 보니 그래프의 곡선은 거대한 파도를 닮아 있었다. 쓰나미였다. 만일 6월까지 정부가 바이러스 확산을 완화하려는 노력을 전혀 하지 않을 경우 약 2,000만 명의 캘리포니아 주민들이 감염되고, 그중 200만 명이 입원해야 하며, 1만 명이 목숨을 잃을 것이라는 예측이 나왔다. 병상을 확보하지 못해 다른 질환으로 사망한 사람은 포함하지 않은 수치였다.

그녀는 내용을 지우고 최대한 낙관적인 시나리오로 다시 계산해보았다. "충격적인 수치였어요." 그녀가 말했다. "전 화이트보드

앞에 서서 기하급수적으로 불어난 수치를 직면해야 했죠." 그러나 그녀의 상사는 이 수치에 대해 듣고 싶어 하지 않았다. 그녀는 일주일을 기다렸지만 상사의 태도는 여전했다. "큰 문제로 번질 수 있으니 함께 대책을 마련해야 한다고 입을 열었지만, 소냐는 제 말을 끝까지 듣지 않았어요." 채리티가 기억을 떠올리며 말했다. "그녀는 제 말을 자르고 이러더군요. '만약 그게 사실이라면 질병통제예방센터가 우리에게 알려줄 겁니다.'" 채리티는 질병통제예방센터가 이미 스스로 주문을 걸고 있다는 사실을 알았다. "미국인이 위험에 처할 가능성은 아주 낮습니다." 질병통제예방센터의 고위 간부인 낸시 메소니에이Nancy Messonnier는 항상 그렇게 말했고, 소냐 앤젤은 그 말을 반복하면서 2월 말까지 상황을 질질 끌었다. "그녀는 질병통제예방센터가 화재경보를 누르길 기다리고 있었어요." 채리티가 말했다. "질병통제예방센터는 화재경보를 누르는 법을 몰라요. 사실 이 나라에는 화재경보기가 없거든요."

1월 셋째 주, 카터 미서가 그랬듯 채리티 딘은 미국 사람들이 위험에 빠질 가능성이 낮다는 말을 믿지 않았다. 그녀는 바이러스가 이미 기하급수적으로 퍼지고 있다고 생각했다.● 마치 그녀 혼자 맨굴치에서 불을 발견한 것처럼, 어느 누구도 그것을 피하려 하지 않

● 미국의 코로나19 첫 사망자는 2월 28일 시애틀에서 기록되었다. 그러나 4월 말, 샌타클래라 카운티는 앞선 두 건의 사망 역시 코로나19가 원인이었다고 다시 분류했다. 첫 번째 사망자는 2월 6일, 두 번째는 2월 17일이었다. 두 환자 모두 죽기 대략 한 달 전에 바이러스에 감염되었으며, 피해자들이 자기 지역을 벗어나지 않았다는 점을 고려하면 1월 초부터 이미 베이 지역에 바이러스가 퍼져 있었음을 분명히 알 수 있다.

았다. 그녀는 캘리포니아 주립병원으로 설문지를 보내 병실 내 공기가 외부로 유출되지 않는 음압 병상을 얼마나 만들 수 있는지 알아보았다. 그녀는 시체안치소의 수용도도 살폈다. "모두가 시체안치소를 잊고 있어요. 보건 시스템의 일부인데도 재난 대책 준비에서 항상 제외되곤 하죠." 그녀는 어딘가에 대규모 매장지가 필요하다고 생각하며 잠자리에 들었다. "1월 중반에 제 스위치가 켜졌어요." 그녀가 말했다. "제 모든 것이 다시 살아났죠."

그녀는 질병통제예방센터에서 발행한 오래된 팬데믹 계획서를 찾아 먼지를 털어냈다. 질병통제예방센터의 다른 문서들과 마찬가지로 잘 작성된 계획서였다. "그들은 정말로 명칭을 바꿔야 해요." 그녀가 말했다. "질병**통제예방**센터가 아니라, 질병**관찰보고**센터로요. 그게 그들이 잘하는 일이니까요." 누가 이 독감 팬데믹 계획을 작성했는지, 어떤 조치를 권고했는지는 분명치 않았지만, 항생제나 백신 없이 질병의 피해를 최소화하려는 사람에게는 유용한 출발점이 되었다. "그 문서가 유용하다고 느낀 이유는 기본적으로 이렇게 적혀 있었기 때문이에요. '우리는 지금 1918년에 있습니다. 의학적 대책이 없습니다. 그렇다면 어떻게 해야 할까요? 여기 도구들이 있습니다.'" 누구도 그녀에게 캘리포니아주를 위한 전투 계획을 작성하라고 요구하지 않았지만 그녀는 만약을 대비해 만들어두고 싶었다.

1월 20일, 신종 바이러스가 텔레비전 뉴스에 등장했다. 채리티는 이 기회를 틈타 상사에게 더욱 직접적으로 바이러스 문제를 언급했다. "섬세하게 균형을 맞추는 게 중요했어요." 그녀가 말했다. "상사가 모르는 부분에 대해 아는 체하거나, 상사가 경보를 울리지 않은 문제는 먼저 건드리지 말아야 했죠." 회의를 시작하고 얼마 지나지 않아 채리티는 자신이 균형을 잡는 데 실패했다는 걸 깨달았다. 그 직후 앤젤은 '팬데믹'이라는 단어를 쓰지 못하게 했고, 채리티에게 화이트보드에 적은 수식과 쓰나미 곡선을 지우라고 말했다. "그녀는 제가 사람들을 겁준다고 했어요. 전 이렇게 말했죠. '젠장, 그들은 **겁을 먹어야 해요**.'"

그때부터 채리티는 메일 참조 목록에서 빠져 회의 정보를 공유받지 못했다. "정부 기관에서는 그런 일을 직접적으로 드러내지 않고 교묘하게 처리해요. 그녀는 저를 모든 부분에서 배제했어요. 절완전히 소외시키고서 이렇게 말하는 거죠. '이건 당신 소관이 아니야.'" 1월이 되고 몇 주 동안 그녀는 제대로 자지도 먹지도 못했다. "전 침대에 누워 상황이 어떻게 돌아갈지 상상만 하고 있었어요. 어느 도시의 방어선이 제일 먼저 무너질까? 그 사람들을 죽게 놔둬야 할까?" 1월 22일, 심장이 이상하게 두근거려 채리티는 심장 전문의를 찾아갔다. 의사는 심장에 부정맥이 생겼고 모니터링 장치를 달아야 하니 일을 쉬라고 권유했다. "방주를 만드는 노아가 된 기분이었어요." 그녀가 말했다. "모두에게 미쳤다고 손가락질당했죠."

어쩌면 그 무렵 채리티에게는 윌리엄 맨체스터William Manchester가 쓴 윈스턴 처칠Winston Churchill 전기 2권의 한 대목을 거듭 읽은 것이 약이자 독이 되었는지도 모른다. 이 책은 1932년부터 1940년까지, 권력에서 물러난 윈스턴 처칠이 아돌프 히틀러의 부상을 과소평가하는 네빌 체임벌린Neville Chamberlain 영국 총리를 지켜보며 좌절하고 분노했던 이야기를 담고 있었다. 책의 부제는 **홀로**였다. 채리티는 제2차 세계대전보다 그것을 초래한 사건들에 관심이 갔다. 18개월 동안 이 책은 그녀의 침대 머리맡을 떠나지 않았다. 체임벌린이 히틀러와 1938년 9월 30일에 뮌헨 협정을 체결하는 부분에 멈춘 채였다. 체임벌린은 독일과의 전쟁을 피하려고 당시 체코슬로바키아의 영토 일부를 내놓으라는 히틀러의 요구를 들어주었다. 그후 고국으로 돌아온 그는 잠시나마 기뻐하는 영국 시민들에게 대영제국이 "명예로운 평화"를 쟁취했다고 연설했다. 처칠은 그에 대한 성명을 발표해 축제에 찬물을 끼얹었다. "당신은 전쟁과 불명예의 기로에서 불명예를 선택했고, 결국 전쟁까지 치르게 될 겁니다." 처칠 역시 구체적인 자료는 없었지만, 평화에 눈이 먼 다른 이들과 달리 히틀러가 가진 위험성을 간파할 수 있었다.

재미로 읽기 시작한 역사책은 채리티에게 어느새 다른 의미가 되어 있었다. 그녀는 그 책을 단순히 읽기보다는 마치 결핵 발병을 조사하듯 깊게 분석했다. 1월 말, 그녀는 대영제국이 전쟁을 선언하는 페이지에 절반가량 밑줄을 긋고 모든 여백에 메모를 적었다. "**체임벌린은 처칠이 분별력이 없다고 공개적으로 비난했다!**", "**분별력이 떨어지는 리더일수록 자신이 최고인 양 우쭐대는 법이다.**", "**독일에 폭탄을 던져야 할 때 종이나 펼치고 있지 마라!**" (체임벌린은 전쟁이 나기 하루 이틀 전에 종이를 펼쳐 자신의 유화 전략을 옹호하는 글을 썼다.) 그다음에는 이렇게 적었다. "네가 옳았다는 게 증명되어도 기립 박수는 없을 것이다." 그리고 끝엔 이렇게 적었다. "처칠도 무시무시한 용이었다."

때로 그녀는 모퉁이를 살피며 무엇이 나타날까 늘 긴장하는 것처럼 마음에 언제나 적색 경고등이 켜져 있는 것이 일종의 신경증은 아닌지 궁금했다. "전 평생 전쟁을 준비해왔어요." 그녀는 이제 적의 공격이 시작됐다는 사실을 분명히 알고 있었지만 그녀 외에는 누구도 상황의 심각성을 인지하지 못했다. 정부 기관의 리더들은 처칠과 체임벌린 유형으로 나뉘었다. 평화로운 시기에 재직한 이들은 충돌을 피하거나 적어도 감추는 데 재능이 있었다. 반면, 전쟁터의 사령관 같은 인물들은 대중이 위험을 인식하기 전까지는 권위 있는 지위에 오르지 못했다. 사람들이 전염병의 참상을 알게 될 무렵에는 전쟁의 가장 중요한 국면이 이미 지나간 뒤였다. 그녀는 평생 이 순간을 위해 준비해왔다. 바이러스를 공격해 캘리포니아가 함락되기 전에 막아야 했다. 하지만 그녀의 처지는 샌타바버라 카운티에서 부보건국장으로 일한 이래 최악이었다. "제 자신이 쓸모없고 가치 없게 느껴졌어요." 그녀가 말했다. "내가 국가를 위해 이곳에 있는 건 아무런 의미가 없는 것 같았죠."

사람은 모두 자신만의 이야기를 가지고 있다. 명확하게 인지하지 못하더라도 세상을 어떻게 살아왔는지 설명하거나 합리화하기 위해 이야기를 다시 쓰고, 편집하고, 새로 덧붙인다. 10년 전 채리티 딘은 마음속으로 되뇌던 이야기 속에서 자기 자신을 피해자로 그려냈다. 그렇게 할 이유가 너무 많았다. 목숨을 빼앗는 일 외에 남자가 여자에게 할 수 있는 모든 끔찍한 일이 그녀에게 벌어졌다. 셋째 아이를 힘들게 낳은 뒤 그녀는 술을 평범하게 마시지 않고 술을 이용하기 시작했다. 술은 그녀가 더 만족할 만한 이야기를 들려주었다. **가려운 부분을 피날 때까지 긁게 되는 것처럼 기분이 아주 좋았다.** 그녀는 그런 생각이 드는 동안에도 계속 긁었다. 그러다 문득 가려운데를 계속 긁게되면 스스로를 후벼 파다 죽음에 이를 것이라는 사실을 깨달았다. 매우 끔찍한 일이 그녀에게 일어났던 것이다. 자세한 내용은 중요하지 않았다. 그 순간 그녀는 불길을 보았고 거대하게 자란 불길이 곧장 그녀에게로 닥쳤다. 그래서 그녀는 맞불을 놓기로 결심했다. 그녀의 맞불은 바로 새로운 이야기였다.

새로운 이야기 속에서 그녀는 더 이상 단순히 피해자가 아니었다. 무슨 일이 벌어졌든 그녀에게도 어느 정도 책임이 있었다. 무엇을 했는지, 무엇을 하지 않았는지는 중요하지 않았다. 새로운 이야기는 초점을 타인에게서 자기에게로, 통제 밖의 일에서 통제 가능한 일로 옮겨주었다. 그 이야기에서 그녀는 목적을 가지고 이 세상에 왔고, 그 목적이 무엇인지 깨닫고 실천하는 것 역시 그녀의 몫이었다. 새로운 이야기는 그녀가 지역 보건의로 일하게 된 이후의 삶에 주안점을 두었다. 그 이야기의 주제는 용기였고, 그녀는 두려움 때문에 어떤 일을 하거나 하지 않는 순간을 인식하게 되었다. 타고난 관심사와 재능까지 더해지자 그녀는 액션 영웅으로 거듭났다. 더불어 그녀는 그 서사가 자신의 삶을 구했다고 확신했다.

그러자 채리티뿐 아니라 그녀의 행보를 지켜보는 이들에게도 그녀의 사명이 명확하게 보였다. 그녀는 질병과 전쟁을 치르기 위해 세상에 나온 것이었다. 생명을 구하기 위해, 어쩌면 나라를 구하기 위해. 카운티에서 자치주로 보건의 자리를 옮긴 이유도 무언가 큰일이 다가오고 있음을 감지했고, 그곳에 가 있어야 했기 때문이었다. 그녀는 떠나기 직전에 백악관으로 가게 될 것 같다고 친구에게 털어놓았다. 친구가 어리둥절한 얼굴로 왜 그런 생각을 했냐고 묻자 그녀는 이렇게 대답했다. "내가 그 문제를 해결해야 하니까."

그녀가 상상했던 대로 큰일이 닥쳐왔다. 그러나 그녀의 사무실은 그녀가 역할을 수행해야 할 곳에서 복도를 따라 14미터가량 떨어져 있었다. 무력감이 그녀를 강타했다. 이제 그녀가 하는 일이라곤 밤에 집에서 화이트보드에 수식을 끄적이는 것 뿐이었다. 1월 말, 건물로 들어가 엘리베이터를 타고 7층으로 올라갈 때, 그녀는 우주에 질문을 던졌다. "왜 제가 해야 할 일을 못 하게 하는 거죠?" 쓸쓸함이 다시 입가를 맴돌았다. 10년간 느끼지 못했던 절망이 밀려왔다. "주 보건의 가운데 그 상황을 팬데믹이라 말하는 사람은 저뿐이었어요." 그녀가 말했다. "대화를 나눌 사람이 없었죠. 제가 미치지 않았다고 확신할 수가 없었어요."

✦

그러던 중 2월 6일, 두에인 커니바가 갑자기 그녀에게 연락했다. 오래된 메일 더미를 봐달라는 부탁이었다. 채리티는 까닭을 알 수 없었지만, 그 메일에는 모두 '레드 던'이라는 라벨이 붙어 있었다. (두에인이 처음 붙인 명칭은 '어벤져스'였다.) 터무니없어 보이는 명칭이었지만, 곧 그들의 캐릭터가 파악됐다. 그중 한 사람은 특히나 돋보였다. "카터라는 남자요." 그녀가 말했다. "그들과 카터의 소통 방식을 보니 그들은 분명 카터를 정신적 지도자로 여기고 있었어요." 카터는 다른 이들이 그에게 장난치듯 가볍게 자극을 주면 흥미로운 이야기를 잔뜩 써서 답장했다. 그녀는 그 메일에서 자신의 생각과 공명하는 부분을 발견했고, 그 이상의 것도 찾아냈다. 몹시 영리한 데다 통찰력이 있고, 끝이 없는 글이었다. "그가 언제 이걸 다 쓴 건가 궁금했어요." 채리티가 회상했다. "메일을 읽으면서 계속 자문했죠. '이 사람은 직업이 없나?' 마치 대한민국과 일본의 대응 차이를 2,000자로 요약한 것 같았어요. 그는 애틀랜타의 보훈부 소속이었어요. 하지만 분명 그런 사람이었죠. 해답을 알고 있는 사람."

그녀는 레드 던 메일에 있는 다른 6명의 이름을 살펴봤다. 전부 남자였다. 들어본 적 없는 인물들이었기에 제일 먼저 구글에 검색해보았다. 모두 의사였고, 적어도 2명은 트럼프 정부에서 일하고 있었다. 그리고 마침내 카터 미셔와 리처드 해칫의 이름이 등장했다. "전 소리쳤어요. '맙소사, 그 논문을 쓴 사람들이잖아!●'" 그녀

● 1918 팬데믹에 관한 그들의 논문 2편 중 하나는 팬데믹 계획을 중점적으로 다루고 있다. 채리티는 카터와 리처드가 국가를 위해 팬데믹 계획 원안을 작성했다는 사실을 수개월이 지난 뒤에 누군가의 귀띔으로 알게 되었다. 카터와 리처드는 한 번도 자기네 업적을 입에 올리지 않았다.

는 카터와 리처드가 1918 팬데믹을 재해석한 글을 보고 큰 힘을 얻은 적이 있었다. 그들의 결론은 그녀가 샌타바버라에서 겪었던 경험과 맞아떨어졌다. 사회적 개입이 빨리 진행될수록 질병 전파에 엄청난 영향을 줄 수 있고, 극단적으로 말하자면 질병을 없앨 수도 있다는 내용이었다. 몇 주 전 그녀는 그 논문을 출력하여 링이 3개 달린 두꺼운 바인더에 넣었다. 그녀만의 괴짜 바이블이었다. 그 속에 든 자료들은 상사가 반대하는 일에 대해 논쟁할 때 필요한 탄약이었다. 바이러스는 이미 미국에 상륙했고, 어쩌면 1918 팬데믹과 같은 상황으로 이어질 수 있었다. 많은 사람들의 죽음을 막고 싶다면 지금 당장 움직여야 했다.

3일 뒤인 일요일, 두에인은 그녀에게 전화 회의에 합류하길 요청했으나 그녀는 그 메일에 답하지 않았다. 주립 메일 계정으로 쓴 것은 무엇이든 공식화될 수 있는 데다 자신이 트럼프 정부의 뒷채 널로 대화하고 있다고 누군가 의심할까 봐 두려웠다. 그녀는 다른 전투를 통해 자신이 사석에서 한 말조차 〈로스앤젤레스 타임스Los Angeles Times〉에 오를 수 있다는 점을 배웠다. 그래서 두에인에게 전화 회의에 참여는 하겠지만 말은 하지 않겠다고 전했다. "전화를 걸었다는 사실만으로 해고당할까 봐 불안했어요." 그녀가 말했다.

첫 통화를 비롯해 이후 그녀가 알게 된 모든 전화는 두에인 커니바가 카터 미셔에게 가장 최근 생각을 공유해달라고 묻는 데서 시작했다. "메일도 흥미로웠지만, 전 카터가 말하기 시작하자마자 저와 같은 부류라는 걸 직감했어요." 채리티가 말했다. 그의 아이디

어는 어디서도 들어보지 못한 것이었다. 보건 전문가, 질병통제예
방센터, 트위터, 그리고 케이블 티브이에 나오는 안락의자에 앉은
전염병학자 등, 카터는 실제로 쟁기질 한번 하지 않고 소젖도 안 짜
본 가짜 농부들과 달랐다. 카터는 미국 전역의 응급실에서 독감
과 유사한 증상을 보이는 환자들의 수를 활용하자고 제안했다. 그
수를 계절별 평균 감염 수치와 비교하면 발병지를 특정하여 바이
러스를 검사할 수 있다고 생각했다. 이후에 카터는 메일로 "지금
까지 우리는 여행객으로부터 질병이 퍼진 두 가지 사례만 확인했
습니다(두 사례 모두 가정 내의 밀접 접촉)."라고 전했다. 메일은 계속
이어졌다.

> 감시를 한층 강화하는 것은 실용성이 떨어지고 불필요해 보일 수
> 있습니다. 그러나 이 결론은 틀렸다고 판명되기 전까지는 맞다고
> 봐야 합니다. 현재 우리는 (여행자 검역으로) 발견된 사례들의 연결
> 고리를 추적해야만 지역사회 내의 감염을 파악할 수 있다는 문제
> 가 있습니다. 질병이 이미 지역에 퍼졌을 수 있다는 생각을 받아들
> 이지 않고, 그저 문제를 숨기거나 진단하지 않는 바람에 이도 저도
> 못하는 상황에 와버렸어요. 우리는 독감이 활개 치는 계절의 한가
> 운데 있습니다. 코로나바이러스는 독감과 비슷해 보이거나 혼동될
> 수 있어요. 심지어 환자가 고열과 호흡기 증상을 보이는데 독감 검
> 사 결과가 음성으로 떠도, 질병통제예방센터는 이런 환자들에게
> 코로나바이러스 검사를 하지 않을 겁니다. 그렇다면 존재 자체를

부정하고 찾으려는 노력조차 기울이지 않는 바이러스를 우리가 어떻게 제대로 찾아낼 수 있을까요?

카터는 자신의 주장을 뒷받침하고자 다음과 같은 수치들을 계산했다. 미국에는 대략 5,000개의 병원이 있고 독감 유사 증상으로 병원을 찾는 사람의 수는 하루에 2만 3,000명이므로, 각 병원은 매일 5명만 검사하면 되는 셈이었다. 그조차 너무 번거롭다면 지름길을 택할 수도 있었다. 독감 증상으로 내원하는 환자 수는 증가하는 반면 독감 양성 판정을 받는 환자 수는 감소하는 병원을 찾는 것이었다. (정확히 이런 일이 뉴욕시에서 벌어졌으나 누구도 제때 알아차리지 못했다.) "그는 자동차 정비공처럼 말했어요." 채리티가 말했다. "그가 하는 말은 전부 단순했지만 전 계속 '세상에, 정말로 대단한 통찰력이야.'라고 생각했죠. 그는 스포트라이트를 원하지 않았지만 그의 사고방식은 스포트라이트 안에 있었어요."

한편, 그녀는 왜 자신이 이 회의에 초청되었는지 이해하지 못했다. 전화 회의가 3분의 2 정도 지났을 때 두에인이 다른 이들은 제쳐두고 그녀에게 발언하라고 요청했다. 그가 말하는 태도를 보니 어쩐지 그들은 그녀를 캘리포니아주 팬데믹 대응팀 운영자로 여기는 듯했다. 또한 그녀가 캘리포니아주를 제대로 움직여준다면 전 국가적 대응을 이끌어낼 수 있으리라 생각하고 있었다. "그들은 질병통제예방센터는 팬데믹에 대응할 법적 권한이 없지만, 주정부는 그런 권한을 갖고 있다는 사실을 알고 있었어요." 그녀가 말했다. "그리고 제가 캘리포니아주의 보건 일선 전체를 운영한다고 생각했죠."

그녀는 계속 조용히 있을 생각이었지만 곧 마음이 바뀌었다. "가만히 있을 수가 없었어요." 그녀가 말했다. "40분간 함께 모여 있던 사람들이 저와 같은 생각을 하고 있었어요. 그리고 분명 제 말을 듣고 싶어 했죠." 두에인 커니바는 아무나가 아니었다. 그는 국토안보부의 최고 의료 책임자였다. 그는 자신의 자리를 위태롭게 만들고 있었다. 그녀라고 그러지 말란 법은 없었다. 그녀는 어느새 자신의 시각에서 세상이 어떻게 돌아가는지 설명하기 시작했다. 그녀는 캘리포니아주 지역 보건의가 다른 몇몇 자치주처럼 실질적인 자치권을 가지고 있다는 말부터 꺼냈다. 그녀는 그들을 마음대로 밀어붙일 수 없었다. 대신 그들이 스스로 움직이도록 이끌어야 했다. "우린 바이러스가 어떤 양상을 보일지 알아요. 우리가 모르는 것은 사람들의 양상이죠." 그녀는 자주 이렇게 말했다. 그녀는 리더들이 잘 이끈다면 사람들이 따를 거라고 믿었다.

그녀가 지역 보건의의 주요 역할을 설명하고, 보건의들이 지역사회와 소통하는 데 있어서 정부가 뒤를 받쳐줄 필요가 있다고 말하자 수화기 너머의 청중들이 반발하기 시작했다. "그들은 인정하려 들지 않았어요." 그녀가 말했다. "연방정부 관계자들은 질병통제예방센터라는 난장판에서 너무 멀리 떨어져 있어 아무것도 몰라요. 그저 질병통제예방센터나 주정부가 지역 보건의에게 원하는 대로 지시만 하면 된다고 착각하는 거죠. 그들이 왜 받아들이길 원치 않는 줄 아세요? 너무 끔찍하고, 혼란스럽고, 터무니없는 일이니까요. 지역 아무개들이 실권을 쥐고 있다는 사실을 받아들이는 건 정부 관계자들의 근간을 뒤흔드는 일이니까요."

그녀는 지역 보건의로 일하면서 알아낸 실상을 들려주었다. 미국에는 공중보건 **시스템**이라 할 만한 게 없었다. 주와 지역 보건의들이 지역 선출직 공무원들의 영향 아래 단편적으로 운영하고 있을 뿐이었다. 지난 40년간 3,500개의 개별 단체가 자원 부족에 시달려왔다. 물론, 해당 지역의 아무개 보건의가 자신이 존경하는 담당자, 이를테면 질병통제예방센터의 누군가나 자신의 업무를 이해하는 자치주 보건의의 지휘를 따를 수도 있다. 그러나 그녀는 여러 차례 목격했다. 일단 총격이 시작되면 질병통제예방센터는 어떻게 대응해야 할지 몰랐다.

마침 질병통제예방센터는 중국에서 돌아온 미국인들을 감독하는 중이었는데, 이는 채리티에게 좋은 사례가 됐다. 귀국한 미국인 대다수가 캘리포니아 공항을 거쳤고, 채리티는 질병통제예방센터가 그들을 얼마나 미숙하게 다루는지 목격했다. 질병통제예방센터는 우한에서 돌아온 사람들조차 검사하지 않았다. 채리티의 친구이자 전 동료였던 지역 보건의들은 감염 위험이 있는 미국인들을 찾아 격리 규정을 잘 따르고 있는지 확인하려다가 뜻밖의 사실을 알게 됐다. 공항에서 이들을 맞이한 질병통제예방센터 직원들이 귀국자들의 집 주소를 받아 적는 수고조차 하지 않았던 것이다. 지역 보건의들은 질병통제예방센터에 연락해 "그쪽에서 존 스미스의 집 주소를 '로스앤젤레스 국제공항'이라고 적은 바람에 추적이 얼마나 힘든 줄 아냐."라고 따지자, 질병통제예방센터는 "그냥 추적하지 마세요."라고 답했다. 정부가 귀국자들을 그냥 풀어놓을 거라면 우한으로 여행을 제한한들 무슨 소용이란 말인가?

이제 질병통제예방센터는 귀국한 미국인들을 받은 도시의 보건의들과 전화 회의를 갖고 있었다. 채리티의 상사는 그녀가 질병통제예방센터와 대화하는 걸 막으려 했으나, 그녀는 첫 회의에 참석했다. 그녀는 통화 중에 질병통제예방센터의 고위 간부에게 불편한 질문을 던졌다. **바이러스 검사도 하지 않으면서 어떻게 미국인들이 바이러스로부터 안전하다고 계속 말할 수 있나요?** 답은 침묵이었다. 관계자는 곧바로 다음 주제로 넘어갔다. "가장 중요한 건 우리 지역사회에 얼마나 많은 미확인 감염자가 있느냐는 거예요." 채리티가 말했다. "우리는 그걸 모르고 있어요."

채리티는 바이러스가 눈에 띄지 않는 상태로 이미 빠르게 퍼져 있다고 생각했다. 그녀는 캘리포니아에 경각심을 주려 했으나, 상사는 그녀를 이 문제에서 빼버렸다. 사실 주정부나 연방정부 어느 쪽도 리더십이 없었다. 그녀는 결정력이 약한 일부 지역 보건의들이 힘든 결정을 피하려고 질병통제예방센터의 판단을 따르는 것을 알고 있었다. 그러나 제대로 된 보건의들은 그렇게 하지 않았다. 적어도 캘리포니아에서 한두 명 정도는 자신만의 길을 가는 용기를 낼 거라고 그녀는 생각했다. "소작농들이 혁명을 일으킬 겁니다." 그녀가 울버린들에게 말했다. 조만간 한 지역 보건의가 자체 검사법을 개발해 바이러스 사냥하여 모두를 충격에 빠트리고, 캘리포니아주와 질병통제예방센터, 그리고 연방정부까지 조롱거리로 만들지도 몰랐다. 적어도 그녀가 지역 보건의였다면 그랬을 테니까.

그녀의 짧은 연설에서 유일하게 울버린 남자들이 진지하게 끼어든 부분이 바로 여기였다. 위기 상황에서 지역 보건의는 질병통제예방센터를 따르지 않을 것이며, 질병통제예방센터가 대처하지 못하면 주정부를 따르는 일도 없을 것이라는 사실을 그들은 믿지 못했다. 아니, 믿고 싶어 하지 않았다. "여러분은 지금 누구와 이야기를 나누고 있는지 모르는 것 같아요." 그녀가 말했다. "제가 바로 그 지역 보건의였어요." 이후 그들은 그녀가 다시 말하게 놔두었고 그녀가 말을 마쳤을 때는 무심코 탄식을 내뱉기도 했다. 그녀는 새 상사나 질병통제예방센터를 어떻게 생각하는지는 말하지 않았다. 사적인 견해는 제외하고 질병통제예방센터의 행보만 설명하려 했다. 다만 실제 상황은 예상보다 더 심각할 거라고 덧붙였다. 그녀는 자신이 한 말이 언제 외부로 새어나갈지 궁금했다. 보고 체계를 무시하고 몰래 일했다는 이유로 큰 곤경에 처할 수 있었다. "정말 심각한 징계를 받을 거라고 생각했어요." 그녀가 말했다.

첫 번째 전화 회의 이후 얼마 지나지 않아 제임스 롤러는 보건복지부의 요청으로 일본으로 날아갔다. **다이아몬드 프린세스호**에 타고 있는 미국 시민권자 430명을 수송기에 실어 고국으로 데려오라는 지시였다. 그는 보건복지부 소속이 아니었지만 두 번 생각하지 않았다. 롤러는 친구이자 명예 울버린인 마이클 캘러핸Michael Callahan에게 연락해 같이 가자고 했다. 두 사람은 커다란 더플백 7개에 음압 헬멧을 잔뜩 쑤셔 넣고 다음 날 아침 일본으로 떠났다. 그 일로 채리티는 황당한 이름의 남성 집단에 합류할지 결정하는 일이 한 층 수월해졌다. "그 일을 보고 전 그들이 좋아졌어요." 그녀가 말했다. "종이에나 끄적이는 게 아니라 몸소 움직였으니까요." 그러나 그녀는 여전히 그 남성들을 어떻게 생각해야 할지, 그들이 그녀와 그녀의 의견에 대해 어떻게 생각하는지 판단이 서지 않았다. 그런데 곧 그들 중 한 사람이 그녀에게 메시지를 보냈다. "**어디 출신인가요??**" 또 다른 이는 그녀를 '울버레테Wolverette●'라고 부르기 시작했다. "우리는 곧바로 그녀가 마음에 들었어요." 카터가 말했다. "그녀는 불을 내뿜는 무시무시한 용이었거든요."

● 울버린의 여성형.

9

L6

레드 던 메일은 수신자 명단이 늘어나면서 영향력도 함께 커져갔다. 채리티는 카터가 주목받으려 하지 않으면서도 흥미로운 자료를 모두 제공하는 것을 두고 '카터 쇼'라고 불렀다. "날 봐요!"가 아닌, 항상 "이것 좀 봐요!"라는 식이었다. 카터의 분석을 지켜보는 관객 중엔 여러 주의 보건의들과 톰 보서트, 의무감인 제롬 애덤스Jerome Adams, 그리고 트럼프의 주치의에서 대통령 보좌관으로 변신한 로니 잭슨Ronny Jackson을 포함해 전·현직 트럼프 정권의 고위직이 꽤 속해 있었다. 보건복지부에서도 소수가 참여했는데, 질병예방대응본부를 운영 중인 밥 카들렉도 그중 한 명이었다. 채리티는 카터가 침실 책상에서 얻어낸 통찰과 데이터를 주요 인사들이 텔레비전과 트위터에서 자기 의견인 양 떠들어대는 걸 지켜보았다. "모두가 카터의 생각을 베껴 썼어요." 그녀가 말했다. 하지만 카터는 전혀 개의치 않는 듯했다. 오히려 그 반대였다. 카터는 모두에게 자신의 글을 마음대로 가져다 쓰라고 했고, 자신이 쓴 내용에 특별히 권리를 주장하지 않았다.

그리고 전화 회의도 있었다. 메일은 그들이 직장에서 카터의 생각을 들을 수 있는 수단이었다면, 주말마다 열리는 전화 회의는 공론화했을 때 문제가 될 수 있는 사적인 목소리를 안전하게 낼 수 있는 자리였다. 채리티는 이 상황이 다소 이상하게 느꼈다. 누가 통화에 참여하고 있는지, 얼마나 안전하게 말할 수 있는지 확실하지가 않았다. "항상 신원을 밝히지 않는 열네 사람이 들어와 있었어요." 그녀가 말했다. "누가 듣고 있는지 늘 확신할 수 없었죠." 여러 시간 대의 통화를 들으며 나중에야 알게 된 사실이지만, 전화 회의에는 토니 파우치, 백악관 직원들, 대통령의 코로나19 태스크포스 팀원들도 참여하고 있었다.

과정은 불투명했지만 그녀가 회의에서 말한 내용이 실제로 효과를 내기도 했다. 2월 중순의 한 회의에서 그녀는 질병통제예방센터의 검사 기준이 터무니없다고 분통을 터트렸다. 중국을 다녀온 뒤 중환자실에 입원한 미국인에게만 코로나19 검사를 실시하겠다는 것이 이해가 가지 않았다. 병은 이미 미국 전역으로 퍼진 게 분명했다. 중국에 다녀오지 않았고 증상도 없는 바이러스 보균자가 거리를 활보하고 있을 텐데, 최소한 독감과 비슷한 증세를 보이는 사람만이라도 검사를 해야 했다. 아니면 어떻게 전염병을 통제할 수 있단 말인가. 채리티가 그렇게 발끈한 뒤 한두 주가 지나자, 질병통제예방센터는 여행 이력이 없더라도 중증 환자는 검사 대상에 포함하도록 규정을 바꿨다. "각주처럼 깨알 같은 글씨로 적어 놨더라고요." 채리티가 말했다. "은근히 뒤끝이 느껴졌죠." 카터는 그날 레드 던 그룹에 장문의 메일을 보내며 말미에 이렇게 덧붙였다. "잘했어요, 채리티. 그들이 당신의 각주를 더했네요."

채리티는 전화 회의에서 한 말이 어떻게 의사 결정권자의 귀에 들어갔는지, 그 사람들이 누구인지 알아내지 못했다. 어느 순간 그녀의 질문은 제임스 롤러에게 던져졌다. "제임스, 이 팬데믹을 총괄하고 있는 사람이 정확히 누구죠?" 그녀가 물었다. "아무도 없어요." 그가 대답했다. "하지만 대략 누가 담당인지 알고 싶다면, 우리라고 해두죠."

✦

카터는 이제 팬데믹을 어느 정도 책임지게 된 새로운 사람들에게 14년 전 자신과 리처드, 리사, 밥, 로라 글래스가 발견했던 진실을 다시 설명해야겠다고 느꼈다. "다층표적방역이 무슨 의미인지 설명하는 슬라이드를 첨부합니다……." 그는 2월 초에 이렇게 서두를 꺼내며 학교 폐쇄와 사회적 거리두기 등의 효과를 설명한 메일을 보냈다. 그는 필라델피아와 세인트루이스의 상반된 대응 결과를 보여주며 우한은 필라델피아가 되었지만 미국은 세인트루이스가 될 기회가 남아 있다고 설명했다.

그는 곧바로 제일 좋아하는 비유를 들었다. "누군가는 사회적 개입을 소화기라고 생각하기도 합니다. 불길을 초기에 잡을 수 있다면 효과적이겠죠(스토브 위의 기름에 붙은 불 정도라고 합시다). 그러나 불이 번져서 집의 절반이 불탈 경우, 소화기를 한 통 다 비워도 별로 도움이 되지 않습니다(차라리 소화기를 던져 창문을 깨는 게 낫겠죠). (사회적 개입이) 너무 늦어지면 단점만 가득하고 이득은 거의 없기 때문에 속도가 생명입니다. 상황이 나빠지기 전에 조치를 취하는 게 가장 큰 도전 과제죠." 사람들이 집에 불이 났다는 걸 알아차릴 때쯤에는 소화기 그 이상이 필요했다. 이때 배워둬야 할 유용한 기술은 연기를 감지하는 방법이었다.

카터에게 다이아몬드 프린세스호의 미학은 그런 데 있었다. 미국 관계 당국은 연기 냄새를 맡지 못하거나 그럴 의지가 없는 쪽이었다. 많은 사람이 우한에서 벌어진 사건을 중국에서 일어나는 괴이한 일 정도로 치부했다. **주말 사이에 1,000개의 병상을 보유한 병원을 뚝딱 짓는다는 게 이상하지 않아?** 라는 식이었다. 중국의 데이터는 의심스럽고 믿을 수 없었다. 그렇지만 다이아몬드 프린세스호에서 일어난 불길은 이보다 명확할 수가 없었다. "2,666명의 승객은 요양원이나 실버타운에 사는 사람들과 연령대가 비슷한 (동반 질환이 있을 가능성이 높은) 사람들입니다." 카터가 설명했다. "1,045명의 직원은 건강한 젊은 인구를 대변하죠."

그는 이 배의 여행 일정을 입수해 일자별로 무슨 일이 벌어졌는지 재구성했다. 다이아몬드 프린세스는 1월 20일 도쿄만 연안의 요코하마항에서 출발했다. 5일 뒤 홍콩에 정박했고, 80세의 한 승객이 내렸다. 2월 1일, 홍콩에 머물던 그 승객은 신종 코로나바이러스 양성 판정을 받았다. 크루즈선이 향하던 항구에서 입항 허가를 취소했다. 2월 3일, 다이아몬드 프린세스호는 출항지였던 도쿄만으로 되돌아갔다. 이틀 뒤 배 안에서 첫 확진자가 나왔고, 또 이틀이 지나 확진자는 61명으로 늘어났다. "생각해보세요." 2월 9일 자 메일에서 카터가 말했다. "그 80세 노인이 홍콩이 아닌 미국에 와서 5일간 머물다가 귀국한 후 코로나19 양성 판정을 받았다면 우리의 일반적인 접근 방식으로 61건의 사례를 찾아낼 수 있었을까요? 자세히 들여다보면, 심지어 이 80세 노인은 중국인도 아닙니다. 그는 우리의 검사 대상에도 맞지 않았을 겁니다. 우리는 감염이 의심되는 집단 전체를 놓쳤을 거예요."

그 당시 미국에서는 코로나19 검사가 필수가 아니었다. 식품의약국은 여전히 주 및 지역 보건 당국이 질병통제예방센터에서 제공하는 검사 키트를 기다려야 한다고 주장했다. 그리고 질병통제예방센터는 여전히 미국인이 신종 코로나바이러스에 걸릴 확률은 매우 낮다고 말했다. 온 나라가 뜨내기 전염병학자가 우한에서 포착한 부분을 무시하고 있었다. 하지만 일본은 달랐다. 일본은 경계를 늦추지 않았다. 그들은 크루즈선에 탄 모두를 검사할 요량으로 자체 연구소를 세웠다. 그때까지 카터는 성냥불 하나로 어두운 동굴을 더듬는 듯한 기분을 느꼈다. 그런데 일본이 거대한 조명을 들여오고 있었다. 동굴은 크루즈선을 의미했다. 그러나 크루즈선만이 아니었다. 카터는 그 동굴이 자신의 머릿속 같았다. 그가 뉴스 보도를 조합해 머릿속에 그린 우한의 모습은 실제가 아니라 그의 통제를 벗어난 왜곡된 버전이었다. "우리는 계속해서 다각도로 교차 검증을 하며 머릿속 모델이 틀릴 수도 있다는 사실을 끊임없이 상기했어요. 같은 실수를 반복하지 않도록요." 그가 말했다. "환자 안전 및 의료 오류 관리와 비슷한 점이 많았죠." 그는 병원에서 치명적인 실수를 줄이기 위해 사용했던 다중 방어 전략을 자신의 사고방식에 적용했다.

물론 그는 도쿄만에 정박한 크루즈선 객실에 3,711명이 고립된 상황이 인위적인 사회 환경임을 알고 있었다. 배에서는 바이러스가 도시에서와는 다른 방식으로 퍼졌다. 하지만 이 상황은 바이러스가 도시에서 어떤 영향을 미칠지, 특히 얼마나 치명적일 수 있을지에 대해 많은 것을 알려줄 수 있었다. 사망률을 계산할 때 분자뿐만 아니라 실제 분모도 볼 수 있게 된 것은 아마도 처음이자 마지막이었다. 정확히 몇 명이 감염되었는지 알 수 있었다.

이후 사흘 만에 승객 중 감염자 수는 61명에서 135명으로 늘었다. 그 수치는 카터마저 충격에 빠트렸다. "믿을 수가 없어요." 그가 메일에 적었다. "우리는 이 상황에서 너무 뒤처져 있습니다." 그는 2009년 신종플루가 발생한 뒤 열흘 동안의 결과를 크루즈선에서 벌어진 일과 나란히 보여주었다. 신종플루는 끔찍할 정도로 아주 빨리 퍼졌다. 그런데 신종 코로나바이러스는 그보다 더 빠르게 퍼지고 있었다. 이후 열흘 사이 감염자 수는 기하급수적으로 증가했다. 2월 16일, 롤러와 캘러핸이 배에 오른 미국인 329명을 구조했을 때 감염자는 355명이었다. 첫 두 감염자가 사망한 2월 19일에는 감염자가 621명에 달했다. 그로부터 이틀 뒤 카터는 일본 국립감염증연구소Japan's National Institute of Infectious Diseases의 웹사이트에서 크루즈선의 데이터가 가득 담긴 현장 보고서를 발견했다. "왜 아무도 여기에 관심을 가지지 않는지 이해할 수가 없어요. 여기가 바로 금광인데."

이 보고서에 담긴 바이러스 확산 정보는 매우 구체적이었다. 감염자 수뿐 아니라 그들의 연령, 처음 증상을 보인 시기, 객실을 함께 쓴 사람의 수까지 적혀 있었다. 양성 판정을 받은 사람 중 51퍼센트는 무증상자였다. 카터는 많은 사람들이 최근에 감염되어 아직 증상이 나타나지 않았을 수 있다는 점을 염두에 두고 그 수치를 받아들였다. 그래도 그 시점까지 무증상 전파에 대한 연구가 전혀 없었기 때문에 놀랄 수밖에 없는 수치였다.

다이아몬드 프린세스호는 바이러스가 얼마나 은밀하게 전파되는지 극적으로 보여주었으며, 우한에서 발생한 놀라운 전파율을 설명하는 데도 도움을 주었다. 며칠 전 카터는 새로운 청중들에게 이렇게 말했다. "전 상황을 이해하고 싶을 때 이야기로 풀어내요." 그러면서 맨굴치 협곡 화재 이야기를 꺼냈다. "제가 걱정하는 건 크루즈선에서 벌어진 상황이 바이러스가 미국 보건 시스템으로 침투했을 때 일어날 일의 예고편이라는 점입니다. (요양원과 같이 제도화된 시설 내의 취약층은 말할 것도 없습니다.) 사람들은 지금 지평선 너머에 무엇이 있는지 잘 이해하지 못하는 것 같아요. 맨굴치 협곡 화재를 기억하시나요? 우리는 그 화재의 오후 5시 44분과 같은 상황에

처해 있어요. 5시 45분이 되면 혼란과 공포에 휩싸여 허둥대게 될
겁니다. 그 시점에서는 서둘러 대책을 마련한다 해도 크루즈선의
상황보다 나을 것 같지가 않아요."

일본의 보고서는 카터가 그동안 보았던 혹은 앞으로 보게 될 그
어떤 자료보다 확실하게 지역사회 내에서 바이러스의 모습이 어떠
한지 실시간으로 보여주었다. 그는 이 데이터들로 중국 인터넷을
뒤지며 구축해왔던 시나리오, 즉 머릿속 모델을 다시 점검했다. 다
이아몬드 프린세스호의 발병률은 20퍼센트로, 한 달이 안 되어 방
에 격리된 5명 중 1명꼴로 바이러스에 감염된 셈이었다. 보다 일상
에 가까운 환경에서 오랜 기간 관찰하면 발병률은 높아질 것이므로
비교적 낮은 발병률로 봐야 했지만, 카터의 예상과 일치하는 수치
였다. 이제 남은 것은 치사율을 계산하는 일뿐이었다.

우한에서는 실제로 몇 명이 감염되었는지 알 수 없어서 치사율을
계산하는 데 어려움이 있었다. 이번 크루즈선에서는 사망할 것으로
예상되는 사람들이 대부분 생존하고 있어서 계산이 까다로웠다. 사
망까지는 대체로 3주 정도가 걸리지만, 카터는 자신에게 그만큼의
시간이 없다고 느꼈다. 그는 다시 뜨내기식 역학조사에 들어갔다.
그는 일본이나 자국으로 돌아간 승객들이 금방 중환자실로 옮겨질
것이라 보고, 뉴스로 이들의 경과를 추적했다. 이상하고 무모한 방
법이었지만, 결국 그는 다이아몬드 프린세스호에서 중환자실로 이
동한 환자들의 수를 정확하게 파악했다. 카터는 또한 호흡 부전으로
중환자실에서 치료를 받는 환자들 중 4분의 1에서 2분의 1 정도가

사망한다는 사실을 알고 있었다. 다이아몬드 프린세스호 중환자들도 이와 비슷한 비율로 사망할 것이라고 가정하면, 실제 사망자가 나오기 전에 새로운 질병의 치사율을 추정할 수 있었다.

카터는 크루즈선의 감염치사율을 1.5에서 2퍼센트 사이라고 보았다. 승객들은 미국 인구보다 연령대가 높았기에, 특정 연령대의 치사율을 대입해 수치를 조정했다. 작업을 끝내니 감염치사율이 0.5에서 1퍼센트로 낮아졌다.

그가 우한에 적용한 뜨내기식 역학조사는 다이아몬드 프린세스호의 결과를 예측할 수 있게 해주었다. "이 수치는 상황이 더 악화될 것이라는 사실과, 비약물적 개입의 필요성을 사람들에게 납득시키기에 충분한 데이터라고 생각합니다." 2월 28일 자 메일에서 카터가 말했다. "남은 문제는 시기(타이밍)입니다." 카터는 1918 팬데믹을 언급했다. 당시 세인트루이스는 첫 지역 감염 사례가 발생한 뒤 일주일 만에 사회적 개입을 실시했다. 반면 필라델피아는 3주를 기다렸다. 미국 내에는 이미 세인트루이스보다 뒤처진, 어쩌면 필라델피아보다도 뒤처진 도시들이 있었다. "이번 사태를 뇌졸중이나 급성관상동맥증후군처럼 시간이 곧 목숨이라는 자세로 대처해야 합니다." 카터가 말했다. "이 경우에는 시간이 곧 전염을 뜻하죠."

카터는 바이러스를 제대로 파악하고 있었다. 문제는 자국과 지도부에 대한 그의 기대에 있었다. 날마다 그는 국가가 바이러스에 대응할 의지를 보이지 않는다는 증거를 발견했다. 2월 26일, 트럼프 대통령은 기자회견에서 미국 내 감염자가 단 15명뿐이며 "이 15명도 며칠 내에 0명에 가까워질 것이고, 그 수치가 우리에게 잘 대처했다고 말해줄 것"이라고 밝혔다. 다음 날 저녁, 트럼프는 아프리카계 미국인 지도자들과 백악관에서 회의를 마친 뒤 질의응답 시간에 이렇게 단언했다. "바이러스는 사라질 겁니다. 언젠가 기적처럼 홀연히 사라질 겁니다." 거기에 일조한 질병통제예방센터는 자신들이 해야 할 일에서 다섯 걸음은 뒤처져 있었다. 3월 1일, 그들은 해외 입국자들을 대상으로 바이러스 증상을 검사하겠다고 발표했다. 카터는 메일에 이렇게 썼다. "여행 제한이나 입국자 검역에 시간을 낭비하지 않았으면 좋겠습니다. 이미 미국도 유럽만큼이나 질병이 퍼져 있어요."

일분일초를 생명이 죽어가는 시간으로 봐야 했다. 하지만 카터가 위협의 실체를 확실히 파악한 지 일주일이 지나도록 아무것도 달라지지 않았다. "똑똑한 사람들도 상황을 잘못 이해하고 있어요." 그는 3월 초에 이렇게 밝혔다. "그들은 감염자의 80퍼센트 이상이 경중이고 전체 치사율이 0.5퍼센트 정도라는 말을 듣고는 가벼운 유행병으로 여기는 거죠." 그리고 그는 "사람들이 가벼운 유행병의 의미를 제대로 이해하도록" 몇 가지 수치를 제시했다. 크루즈선에서 나온 가장 낙관적인 수치, 즉 감염률 20퍼센트와 치사율 0.5퍼센트를 대입하면 미국인 사망자는 33만 명에 달했다.

카터는 추돌사고를 당해도 자신이 브레이크를 너무 급하게 밟은 것은 아닌지 고민하는 유화적인 인물이었다. 늘 상대의 입장에서 문제나 갈등을 바라보려 했다. 그러나 3월 중순에는 그런 태도를 갖기가 쉽지 않았다. "우리 메일 그룹에 보건복지부의 메일 주소가 상당수 있더군요." 그가 열한 번째 메일에서 밝혔다. "여러분은 지난 몇 주 동안 이 토론에서 침묵을 지켜왔습니다. 제가 방금 보낸 글을 읽고 여러분의 상관에게 보고하길 촉구합니다…… 역사는 이 중요한 순간에 우리가 무엇을 하고, 무엇을 하지 않았는지 오래도록 기억할 것입니다. 바로 지금이 행동할 때입니다. 잠자코 있을 시기는 지났어요. 이번 발병은 마법처럼 홀연히 사라지지 않을 겁니다."

그는 2주 후에 지금 이 순간을 돌이켜본다고 상상하며 스스로에게 질문했다. '지금 내가 아는 것을 바탕으로 그때 무엇을 했으면 좋았을까?' 팬데믹 초기엔 이 질문이 특히 중요했다. 적어도 바이러스 감염재생산지수만 알면 2주 후에 감염자 수가 몇 배가 될지 파악하는 것은 그리 어렵지 않았다. 그러나 바이러스를 검사할 의지나 능력이 없다면 그 수치는 꽤 충격적일 수 있었다. 이탈리아가 바로 그 점을 잘 보여주었다. 2월 20일, 이탈리아 전역에서 발견된 코로나19 확진자는 3명에 불과했다. 감염자 중 중환자도 없었다. 그런데 3월 13일이 되자 확진자 수는 1만 7,660명, 중환자는 1,328명, 사망자는 1,266명에 달했다. "2월 21일에 질병통제예방센터는 이탈리아에 어떤 지침을 제시했을까요?" 카터가 물었다. "질병통제예방센터는 이탈리아의 상황을 어떻게 봤을까요? 이를 광범위한 지역사회 전파라고 정의했을까요? 아마 아닐 겁니다. 질병통제예방센터와 그곳 전염병학자들은 상황을 지켜보자고 권했을 겁니다."

카터는 질병통제예방센터 관계자들에게 메일을 보냈다. "그러나 그들은 모두 입을 굳게 다물었습니다. 마치 블랙박스처럼요." 3월 15일, 질병통제예방센터가 향후 8주간 50명 이상의 모임을 금지하면서도 학교는 폐쇄하지 않을 것이라고 제안하자 카터는 폭발했다. "50명이 단 한 시간도 모이지 않길 바라면서 수십만 명의 학생들이 8시간 동안 같이 있는 것은 상식에 맞다고 여기나 봅니다. 질병통제예방센터가 텔레비전에 나와 이걸 설명할 수 있을지 궁금하네요. 건승하시길."

이제 카터는 자신의 생각 중 하나가 현실과 동떨어져 있다는 걸 깨달았다. 바로 미국 정부에 대한 인식이었다. 다가올 일에 앞장서서 대비해야 할 사람들이 뒷짐만 지고 서 있었다. 3월 초 어느 날 아침, 카터와 그의 아내 데브라는 애틀랜타 교외로 쇼핑을 나섰다. 몇 달 전 같았으면 식료품을 사러 갔겠지만, 곧 품귀 현상이 일어날 생필품을 사러 가는 중이었다. 카터는 데브라가 쇼핑하는 모습을 지켜봤다. "전 말했어요. '다들 얼마나 느긋한지 봐. 1~2주 뒤에 모든 게 달라질 거야. 그런데 이 사람들은 무슨 일이 벌어질지 전혀 모르고 있어.' 데브라가 절 쳐다보더니 이렇게 말했어요. '어쩌면 그게 좋을지도 몰라요. 모르는 게 약일지도요.'"

✦

채리티 딘은 수년간 현실과 완벽하게 부합하는 머릿속 모델을 가지고 살아왔다. 그녀의 모델은 두 가지 가정에서 출발했다. 첫째, 무언가가 다가오고 있다. 둘째, 질병통제예방센터는 상관하지 않을 것이다. 채리티에게 질병통제예방센터는 허황되고 거짓된 이미지를 만들어내는 사람을 연상시켰다. 만약 모든 사람이 당신이 유창하게 프랑스어를 구사한다고 생각한다면, 굳이 그 생각을 바로잡으려 할까? 또는 실제로는 체육 수업에서 공을 몇 번 잡아본 것뿐이지만 당신이 고등학교 미식축구팀에서 와이드 리시버로 활약했다고 사람들이 믿는다면, 그것이 큰 문제가 될까? 질병통제예방센터는 자신들이 전장의 지휘관이라고 사람들이 믿도록 놔뒀다. 팬데믹을 그들이 실질적으로 관리하는 것처럼 말이다. 어떻게 그런 소문이 돌기 시작했는지, 채리티는 알 길이 없었고 관심도 없었다.

그녀의 관심을 사로잡은 건 따로 있었으니, 국가를 구하고자 수면 아래서 고군분투하는 독자적인 애국자 무리였다. 그들은 그녀의 상상력을 자극했고 의지를 끌어올렸다. "카터를 만나고 모든 것이 달라지기 시작했어요." 그녀가 말했다. "전 더 이상 미친 사람이 아니었죠. 제 보폭보다 더 많이 도약할 수 있었고, 한층 대담해졌어요." 이런 새로운 태도는 질병통제예방센터의 앞잡이처럼 행동하는 그녀의 상사와 소통할 때 극명하게 드러났다. 어느 날, 출근 준비를 하던 그녀는 평소에 전투복으로 입던 어두운 정장과 하이힐 대신 운동화와 '사탄아, 오늘은 참아줘'라고 적힌 티셔츠를 착용했다. "전 몹시 기분이 나빴어요." 그녀가 말했다. "상사의 사무실로 들어가 책상 위에 카터의 그래프를 놓았죠."

그녀는 '팬데믹'이라는 용어를 썼고, 지나가는 사람들이 볼 수 있게 자신의 화이트보드 위에 계산식을 그대로 남겨두었다. 추가로, 메일에 개인적인 생각이나 권고를 담지 말라는 상사의 명령도 무시했다. "메일은 기록으로 남으니까요." 채리티가 설명했다. 그녀는 메일에 자기 의견을 담기 시작했다. 예를 들어, 2월 28일 워싱턴에서 중국 여행이나 확진자와의 접촉으로 설명되지 않는 코로나19 사례가 처음 발견되고 이어 시애틀에서 바이러스가 대대적으로 확산되자, 채리티는 상사에게 메일을 보냈다. 캘리포니아, 오리건, 워싱턴 등 서부 지역의 주들이 연합을 결성해야 한다는 제안이었다. 질병통제예방센터가 실제로 효력이 있는 코로나19 검사 키트를 만들 때까지 기다리지 말고 자체 연구소를 활용해 검사하자는 것이었다. 자치주 3개가 함께 만들면 신뢰도를 더 높일 수 있었다. "제 상사는 밤 9시에 전화해서는 메일에 그런 내용을 적었다고 난리를 쳤어요." 채리티가 말했다.

그녀의 괴짜 바이블은 갈수록 두툼해져 일종의 무기가 되었다. 미국 의학 저널에서 각광받는 논문뿐 아니라 카터와 리처드가 쓴 1918 팬데믹 논문 2편과 밥 글래스가 딸과 함께 쓴 사회적 개입 효과에 관한 모델링 논문도 들어 있었다. 그녀는 상사가 참석하지 말라는 회의에 불쑥 나타나 이 두꺼운 바인더를 테이블에 **쾅!** 내려놓으며 도착을 알리곤 했다. 그녀는 1918년 팬데믹 분석 같은 바인더 속 일부 논문에 대해 사람들이 얼마나 관심이 없는지 보고 충격을 받았다. 그들은 임페리얼칼리지의 닐 퍼거슨이 최근 발표한 분석에는 관심을 보였는데, 채리티가 보기에 그것은 그저 카터의 메일을 학술적으로 포장한 것에 불과했다. 그러나 그녀가 미국이 과거에 질병에 전복되면서 얻은 교훈에 대해 알리려 하자 그들은 광신도를 대하듯 경계하며 듣는 척만 했다. "1918년의 미국은 지금의 우리보다 많은 것을 알지 못할 거라고 생각하는 오만함이랄까 안일함 같은 것이 느껴졌어요." 채리티가 말했다. "1918년은 우리에게 아무것도 가르쳐주지 못한다고 생각했죠. 하지만 그렇지 않았어요."

그녀는 캘리포니아 지역 보건의 58명 중 20명 정도와 개인적으로 연락을 이어가고 있었다. 그녀는 어떤 식으로든 그들 모두를 알고 있었고, 자신도 그들 중 하나라고 믿었다. 그들은 현장 정보를 끊임없이 제공해주었고, 그녀는 보답으로 연방정부와 주정부의 미흡한 대응을 보완할 만한 방안들을 제안했다. 예를 들어, 그녀는 자체 연구소를 활용해 코로나19 검사 키트를 만들고 사용 방법도 직접 결정하라고 권했다. "전 그들에게 독자적으로 움직이라고 말했어요. 자치주의 보건국장은 질병통제예방센터의 편이니까요. 그러자 모두가 같은 질문을 하더군요. '상황이 얼마나 안 좋아질까요?' 전 이렇게 대답했어요. '심판의 날이 올 겁니다.' 그러면 그들은 이렇게 말했죠. '주정부에서는 그런 말을 하지 않던데요.'"

채리티는 신종 바이러스가 지역사회에 퍼지는 것을 막기 위해 자신이 해야 할 일을 알고 있다고 생각했다. 그녀는 2월 말까지 바이러스로 인한 피해를 최소화하는 동시에 바이러스를 근절할 계획이었다. 완화보다는 근절이 항상 그녀의 관심사였다. "전 바이러스를 관리하고 싶지 않았어요." 그녀가 말했다. "없애버리고 싶었죠."
바이러스를 근절하려는 그녀의 야망은 단순히 전략이 아니라 그녀
의 기질에서 비롯된 것이었다. 그래서 매년 독감 철이 돼도 위험한
변이가 감지되지 않으면 그녀는 흥미를 잃곤 했다. 이는 또한 그녀
가 윈스턴 처칠의 전기를 읽으면서 뮌헨 협정 다음 부분으로 넘어
가지 못하는 이유이기도 했다. 그 시점부터 독일은 근절의 대상이
아니라 완화의 대상이 되었기 때문이다.

여러 나라가 신종 바이러스를 막으려고 나섰다. 채리티는 그들의
노력에 감탄했다. 미국도 그들의 대처를 본받는 현명함을 가져야
한다고 생각했다. 채리티가 보기에 캘리포니아주는 바이러스의 위
치와 확산 규모를 정확히 파악할 때까지 다른 주와의 경계를 폐쇄
해야 했다. 아울러 검사를 대폭 확대하고 모든 미생물학 실험실에
서 자체 검사법을 개발해야 했다. 독감 증상으로 병원을 찾는 사람
은 누구든 검사를 받아야 했다. 그녀는 아시아 국가들의 가장 뛰어
난 전략을 캘리포니아주에 도입하고 싶었다. 태국은 입국하는 모든
사람에게 위치 추적 장치가 달린 팔찌를 채웠는데, 이를 통해 격리
규칙을 지키는지 확인하고, 위반 시 누구를 감염시켰을지 알 수 있
었다. 싱가포르는 사람들이 14일간 자가 격리를 잘 지킬 수 있도록
법률을 강화했다. 싱가포르 역시 모든 입국자가 격리 대상이었다.
"결핵을 통제할 때 쓰는 방법이에요." 채리티가 말했다. "간호사들
이 환자를 호텔로 데려가고 보안관이 감시하죠. 바이러스를 통제할
수 있다고 생각되면 그 조치를 실행해야 합니다. 보건 당국의 권한

으로 그렇게 할 수 있어요. 사람들은 할 수 없다고 할 테지만 우리는 결핵 발병 시에 늘 그렇게 했어요."

일본은 영리하게 접촉자를 추적했다. 일본 보건 당국은 다이아몬드 프린세스호를 가까이에서 접한 덕분인지 코로나19의 급속한 확산에 있어서 슈퍼 전파자의 역할이 독감 때보다 훨씬 크다는 사실을 일찍 알아차린 듯했다. 이유는 명확하지 않았지만, 당장은 중요하지 않았다. **이유**는 나중에 걱정해도 됐다. 질병통제예방센터가 논문으로 쓸 테니까. 주목할 점은 소수의 감염자가 질병 확산에 상당한 역할을 했다는 것이었다. 대부분의 감염자는 누구에게도 전파하지 않은 반면, 극소수의 사람이 20명을 감염시켰다.

일본 보건 당국은 새로운 확진자를 발견하면, 그 사람이 지난 며칠간 누구와 접촉했는지 묻는 데 시간을 낭비하지 않았다. 대신 감염되기 전에 누구와 만났는지 작성하라고 요구했다. 새로 감염된 사람을 감염시킨 사람을 찾으면 슈퍼 전파자를 찾을 수 있고, 슈퍼 전파자를 찾으면 다음 슈퍼 전파자가 더 큰 감염을 일으키기 전에 막을 수 있었다. 불씨가 번지기 전에 꺼뜨리는 셈이다.

채리티는 주지사가 매일 화상 기자회견을 열어 시민들의 질문에 답하고, 만약 바이러스 종식이 어려울 경우 정확히 언제 어떤 이유로 학교 폐쇄나 집회 금지 같은 사회적 개입을 시행할지 설명해야 한다고 생각했다. "이런 시행 기준은 2007년 팬데믹 대비 계획에서 비롯됐어요." 채리티가 말했다. "주지사를 통해 직접 들으면 나쁜 소식일지라도 시민들은 감당할 수 있을 거예요. 사람들이 싫어하는 것은 불확실성이에요. '지금 우리의 상황은 이러하고 앞으로 상당히 악화될 것이라는 점을 모두가 인식해야 합니다.'라고 말해야 해요. 다들 마음을 단단히 먹을 수 있도록 무슨 일이 벌어질지 알리는 거죠." 어느 날 저녁, 그녀는 식은땀을 흘리며 소냐 앤젤의 사무실로 들어가 이 모든 것을 비롯해, 캘리포니아주 보건국장으로서 주지사에게 해야 할 말에 대해 조언했다. "주지사에게 '계획을 세우세요. 아니면 지금 당장 절 자르시던가요.'라고 말하세요." 채리티가 상사에게 말했다. "그 말이 안 먹히면 그때 절 자르면 되잖아요." 그 후 채리티는 보건국장의 역할에 대해 남다른 견해가 생겼다. "캘리포니아주 보건국장의 역할은 해고할 수 있는 누군가를 만들어두는 거예요." 그녀가 말했다.

그리고 그녀는 보건국장이 자신의 역할을 거부했을 때 무슨 일이 벌어지는지 지켜보았다. 2월 19일, 캘리포니아대학교 데이비스 종합병원에서 코로나19 증상은 있지만 여행 이력이 없는 환자가 발생했다. 질병통제예방센터의 검사 대상에는 부합하지 않았다. 게다가 병원은 자체적으로 검사할 능력이 없었다. 새크라멘토 어느 곳이든 그랬다. "질병통제예방센터 때문에 짐바브웨에서도 하는 검사를 캘리포니아에서는 할 수 없었어요." 채리티가 분통을 터트렸다. "짐바브웨도 하는데!" 병원 측은 2월 23일에 애틀랜타의 질병통제예방센터로 샘플을 보냈고, 질병통제예방센터가 양성 판정을 알려준 것은 2월 26일이 되어서였다. 그때도 질병통제예방센터는 그 사례를 지역사회 감염으로 분류하지 않고 별도의 표기 없이 중국이나 크루즈선에서 캘리포니아로 돌아온 사람들의 검사 결과와 한데 묶어 보내왔다. 캘리포니아 주립 연구소장인 뎁 웨드퍼드Deb Wadford가 이 사실을 발견했다. 2월 19일부터 26일까지, 일주일 동안 병원 직원들은 자기도 모르게 신종 코로나바이러스에 노출되고 말았다. 일주일은 바이러스가 해외에서 유입된 것이 아니라 이미 미국에서 사람 간에 전파되고 있음을 깨닫기에 충분한 시간이었다.

2월 23일은 일요일이었다. 그래서 다음 날 아침 소냐 앤젤이 캘리포니아주 58개의 카운티 보건의들과 전화 회의를 가졌다. "우리끼리의 대화였어요." 보건의 중 한 명이 회상했다. "보건의들만 모여 있었죠. 그런데 전화를 연결한 소냐가 매우 거리감 있는 태도를 취했어요. 그녀는 이렇게 말했죠. **내겐 구체적인 발병 정보를 공유할 권한이 없어요. 우린 어안이 벙벙했어요. 뭐라는 거야???!!** 싶었죠." 자치주 보건의가 다른 지역 보건의와 발병 사례의 세부 내용을 논의할 수 없다는 규정은 없었다. 의료정보보호법도 여기에는 해당하지 않았다. 그 무렵 그 환자는 중환자실로 옮겨져 인공호흡기를 달고 있었다. 보건의들은 그 환자의 증상과 병의 진행 경과를 알아야 했다. 누구인지 파악해야 접촉자를 추적할 수 있었다. 새로운 병원균과 싸우려면 자료를 모으는 동안 사람들이 죽지 않도록 모든 세부 내용을 알아야 했다. 그 환자가 솔라노 카운티 출신으로 밝혀지자, 주변 카운티 보건의들은 분노에 휩싸였다. "자치주와 지역 보건의들 사이에 어떤 소통이 있어야 하는지 전혀 모르는 것 같아 배신감이 들었어요." 한 관계자가 말했다. 앤젤에 대해서는 이렇게 덧붙였다. "그녀는 시작부터 일을 망쳤어요. 그때부터 아무도 그녀를 믿지 않았죠."

도널드 트럼프는 주정부가 알아서 해결하라고 말했다. 그 전화 한 통으로 뉴섬 행정부는 지역 보건의에게 자체적으로 대응하라는 신호를 보냈다. 그들은 채리티가 지역 보건의로 있을 때 배웠던 교훈을 익혀야 했다. **아무도 당신을 구하러 오지 않는다.**

채리티는 앤젤 때문에 지역 보건의들에게서 오는 모든 연락을 차단당했기에 그들이 그녀에게 직접 전화해 소리치기 시작한 뒤에야 상황을 알아차렸다. 그녀는 질병통제예방센터가 신종 바이러스를 대수롭지 않게 취급하다가 처음부터 원천 차단은 불가능했다는 듯이 태도를 바꾸는 것을 눈치챘다. 2달이 넘도록 그들은 미국인에게는 위험률이 낮고, 미국 내에서 전염되었다는 증거는 없다는 말만 주문처럼 반복했다. 그러나 2월 25일, 애틀랜타 질병통제예방센터 연구소가 해외여행 이력이 없는 데이비스 병원 환자에게 코로나19 양성 판정을 내리면서 이러한 환상은 산산이 깨졌다. 같은 날 질병통제예방센터의 낸시 메소니에이는 기자회견을 열어 질병 확산을 막을 수 없다고 밝혔다. "이제 '이 일이 일어날지 말지'가 아니라 '언제 일어나고 얼마나 많은 사람들이 심각한 질병을 앓게 될 것인지'가 문제입니다." 그녀가 말했다. 주식 시장은 1,100포인트 폭락했고, 트럼프는 고함치며 화를 냈다. 결국 겁을 먹은 질병통제예방센터 직원들은 입을 다물었고, 메소니에이는 희생양이 되고 말았다. 부통령 마이크 펜스Mike Pence의 사무실에서 지금부터 보건복지부의 어느 누구도 대중에게 불안을 일으킬 만한 발언을 해서는 안 된다는 명령이 내려왔다. 사람들은 이내 메소니에이가 바이러스가 멈추지 않을 거라고 밝힌 것이 얼마나 용기 있는 발언이었는지 알게 되었다. 하지만 채리티에게 메소니에이의 말은 질병통제예방센터가 노력했음에도 실패하고 말았다는 식으로 들렸다. 채리티가 보기에 소냐 앤젤이 지역사회 감염 논의를 회피했던 이유는 질병통제예방센터가 먼저 발표해서 상황을 주도하는 것처럼 보일 시간을 벌기 위해서였다.

그즈음 채리티와 앤젤은 꼭 필요한 경우가 아니고선 서로 말을 섞지 않는 상태였다. 하지만 그것은 곧 중요하지 않게 되었다. 채리티는 더 중요한 청중을 찾았다. 3월 초, 레드 던과의 전화 회의에서 채리티는 캘리포니아주를 포함해 모든 자치주가 해야 할 일에 대해 말하고 있었다. 새로운 목소리가 전화 회의에 등장했다. "전 켄입니다." 한 남자가 자신을 소개했다. 국토안보부의 부장관이자 트럼프의 코로나19 태스크포스 팀원으로 활동 중인 켄 쿠치넬리Ken Cuccinelli였다. "그는 이렇게 말했어요. '채리티, 이 일을 밀고 나가세요. 당신만이 할 수 있어요.'" 그의 강경한 태도에 채리티는 당황했다. "그는 제게 옳은 일을 하라고 간청하는 게 아니었어요. 소리를 지르고 있었죠. 기본적으로 백악관이 옳은 일을 하지 않을 거라고 암시한 셈이었어요. 백악관은 나라를 지키지 못할 테니까 캘리포니아가 앞장서야 한다고요." 그 순간 채리티는 백악관이 이 전화 회의에 참여하고 있다는 걸 알아챘고, 고위 관료들이 얼마나 큰 상실감과 좌절감에 빠졌는지도 깨달았다. "그는 국토안보부의 부장관이에요. 직접 대통령에게 가서 말할 수 있는 위치죠. 그런데 알지도 못하는 금발 여자에게 나라를 구해달라니. 정말 말이 돼요?"

해결책이 될 만한 시스템을 모색하고 있었지만, 해결책은 용감한 누군가를 필요로 했다. 그러나 그에 대한 보상은 없었다. 용기가 필요하다는 것을 깨닫고 나면 그 용기에는 수당이 붙지 않는다는 사실이 계속 반복됐다. 채리티는 그런 식으로 생각하지 않았지만 시스템은 자주 그녀에게 돌아와 리더십을 요구하면서도 정작 그녀의 중요성을 공식적으로는 인정하지 않았다. 3월 6일, 개빈 뉴섬이 주정부 고위 관료 100명을 한자리에 모아 신종 코로나바이러스 토론회를 개최했다. 소냐 앤젤은 자신이 주지사에게 브리핑할 것이니 채리티에게 회의에 올 필요가 없다고 말했다. **자긴 할 역할이 없으니 참석하지 않는 게 좋겠어요.** 앤젤이 전했다. 채리티는 앤젤이 청중 앞에서 상황을 제대로 설명할 수 있을지 의심스러웠다. "뭔가 문제가 생겨서 그녀가 그 일을 할 수 없을 거라는 느낌이 왔어요." 채리티가 회상했다. 예상대로 회의가 있던 날 아침에 전화벨이 울렸다. 앤젤이 회의에 참석할 수 없다는 소식이었다. 채리티에게 급히 그녀를 대신할 수 있겠냐는 요청이 들어왔다.

채리티는 20분간 발표를 이어갔다. 그녀가 한 말은 카터 미셔의 종합적인 작업물을 읽은 사람이라면 아주 익숙한 내용이었다. "'이런 일이 벌어질 것이고, 이런 선택지가 있다.' 그런 식이었어요. 그냥 수학이죠. 하지만 제가 그렇게 큰 목소리를 낼 수 있었던 건 카터

덕분이었어요." 뉴섬 주지사와 다른 참석자들은 45분 동안 그녀에게 질문했다. 이후 대략 20명이 그녀와 대화를 나누려고 찾아왔다. 한 사람은 이렇게 말했다. **맙소사, 누군가는 실제로 답을 알고 있었네요.** 며칠 뒤 그녀는 캘리포니아의 모든 응급 서비스를 총괄하는 마크 길라두치Mark Ghilarducci의 연락을 받았다. 그는 채리티에게 오클랜드로 날아가 코로나19로 뒤덮인 또 다른 크루즈선 **그랜드 프린세스호**의 하역을 감독해달라고 부탁했다. 훗날 마크는 채리티에게 이런 말을 남겼다. "내가 다락방에서 당신을 구해냈어요." 그리고 한참 뒤 채리티는 그 말이 맞다고 생각했다.

오클랜드에서 그녀는 연방재난관리청FEMA의 텐트 안에서 화이트보드를 앞에 두고 뉴섬의 핵심 고문들과 마주 앉았다. 전염병의 수식을 보여주자 그들은 알아들었다. 채리티는 특히 무증상자가 많고 검사 능력이 떨어질 때, 질병이 어떻게 인간을 속이고 기하급수적으로 확산되는지 설명하기 시작했다. 바이러스가 드러내는 명확한 신호는 단 하나뿐이다. 죽음. 처음에는 그저 한 명, 첫 번째 사망자가 발생한다. 딱히 큰 문제가 아닌 것처럼 보인다. 하지만 감염자의 0.5퍼센트가 사망에 이른다는 사실에서, 사망자 한 명 뒤에 199명의 감염자가 활보하고 있음을 추산할 수 있다. 캘리포니아에서 발생한 첫 번째 사망자는 이미 한 달 전에 200명의 감염자가 있었다는 것을 암시했다. 그렇다면 이 200명이 얼마나 빠르게 증가했는지 따져봐야 했다. 채리티는 카터 미셔를 언급하지 않았지만 그의 말이 계속 머릿속에 들려왔다. 세계 최고의 '뜨내기 전염병학자'

인 그는 바이러스에 감염된 사람 한 명당 2~3명을 감염시킨다고 밝힌 바 있었다. 만일을 대비해 감염재생산지수를 3으로 가정한다면, 매주 감염자 수는 3배씩 늘어나는 상황이었다. 이 결과를 면역이 없는 캘리포니아 인구에 대입하면 7주 뒤엔 1,180만 9,800명이 감염될 수 있었다. 그중 10퍼센트인 100만 명 이상이 병원 신세를 질 수 있으며, 0.5퍼센트인 5만 9,000명 이상이 사망할 수도 있었다.

단 하나의 죽음에서 시작된 일이었다. 단 한 명의 죽음이지만 면밀하게 살펴보면 단순한 사건이 아니었다. 마치 맨굴치 협곡에 올라선 불길과 같았다. "이건 가설이 아니에요." 모인 이들에게 채러티가 말했다. "앞으로 일어날 일입니다. 1918년에 일어났던 일이고요."

그녀는 주정부에서 바이러스를 막지 않을 경우 현실로 겪게 될 일이라고 말을 이었다. 카터는 완전한 팬데믹은 존재하지 않는다고 말하곤 했다. 정부가 대응하지 않더라도 사람들이 바이러스에 맞춰 사회적 행동을 바꾼다는 것이었다. 하지만 채러티는 사람들이 뭘 하든 결국 백신이나 집단 면역으로 마무리된다고 주장했다. 백신이 없을 때 집단 면역에 이를 수 있는 감염자 수는 간단한 감염재생산지수 공식으로 계산할 수 있었다. (공식은 $1-1/R_0$, R_0가 감염재생산지수다.) 이 공식에 따르면, 전염성이 높을수록 집단 면역을 이루기 위해 더 많은 사람이 감염되어야 했다. 홍역의 감염재생산지수는 최고치가 18로 높은 편인데, 홍역의 확산을 막으려면 인구의 95퍼센트가 홍역에 면역력을 가져야 한다. 그래서 우리는 인구의 95퍼센트가 홍역 백신을 접종하는 것을 목표로 삼는 것이다. 코로나19가 퍼지는 것을 막으려면 캘리포니아 주민의 3분의 2가 감염되어야 했다.

채리티는 화이트보드 위의 숫자들로 정부 고위 고문들의 주목을 끌었다고 느꼈다. 며칠 뒤 캘리포니아 보건복지부 장관인 마크 갈리Mark Ghaly가 그녀를 불렀다. 갈리는 소냐 앤젤을 캘리포니아 공중보건국장으로 임명한 장본인이었다. 1월과 2월 여러 차례 그는 채리티에게 지휘 체계를 따르고 직속상관을 통해서만 의견을 전달하라고 지시했었다. 그랬던 그가 돌연 채리티에게 직접 보고하라는 지시를 내렸다.

◆

3월 중순, 기술 사업가인 토드 박Todd Park은 뉴섬 주지사의 경제 고문으로 일하는 친구에게 도움이 필요하면 연락하라고 전했다. 그는 별다른 유명세나 홍보 없이 수십억 달러짜리 의료 기술 회사 3곳을 창업했고, 오바마 행정부에서 3년간 최고기술책임자로 일한 사람이었다. 그는 자신을 내세우지 않고 다른 이의 문제를 해결해주는 것으로 정평이 나 있었다. 덕분에 세간의 주목을 받지 않고도 유명 인사들 사이에서 높은 인기를 누렸다.

뉴섬의 경제 고문이 곧바로 토드 박에게 연락해 신종 코로나바이러스 문제를 주정부가 처리하도록 도와줄 수 있는지 물었다. 토드 박은 전 오바마 행정부 직원 2명을 채용했다. 오바마의 보건 분야를 담당하던 의사에서 벤처 투자자로 변신한 밥 코허Bob Kocher와 미국 최초의 수석 데이터 과학자 디제이 파틸DJ Patil●이었다. 파틸은 실리콘밸리 최고의 프로그래머들로 팀을 꾸려 곧바로 계획과 예측에 필요한 데이터 수집에 돌입했다. 며칠 만에 그들은 중환자실의 병상 수부터 도로 요금소와 통신사의 데이터까지 모아, 사람들이 주내에서 어떻게 이동하는지 파악해냈다. 팀에 합류한 슬랙Slack의 전 수석 데이터 엔지니어인 조시 윌스Josh Wills는 이렇게 말했다. "모든 게 순조로울 때는 데이터에 아무도 관심 두지 않아요. 사람들은 큰 일이 터져야 데이터를 떠올리죠. '어머나, 이게 무슨 일이야? 당장 데이터가 필요해!'"

미국 정부에서 데이터와 기술을 관리하던 이들이 캘리포니아를 위해 자원봉사자로 나섰다. 토드 박과 디제이 파틸, 밥 코허는 새크라멘토로 차를 몰아 뉴섬의 기술 고문인 마이크 윌케닝Mike Wilkening을 만났다. 윌케닝은 채리티 딘이 화이트보드에 신종 코로나바이러스가 캘리포니아에서 언제 어떻게 폭발할지 계산하는 모습을 지켜본 이들 중 하나였다. 토드 박과 파틸은 데이터 분석 모델을 만드는 법은 알았지만 전염병에 대해서는 문외한이었다. 감염재생산지수, 입원율, 감염치사율 등, 바이러스에 대한 가정 없이 데이터만 가지고는 어떤 의사결정도 할 수 없었다. "우리가 가진 데이터는 중국, 크루즈 선박 두 척, 이탈리아에서 온 초창기 자료뿐이었어요." 파틸

● 《다섯 번째 위험》에서도 파틸을 언급한 바 있다. 파틸은 링크드인(LinkedIn)에서 한 동료와 일하면서 경제계에 새롭게 등장한 직종을 설명할 용어가 필요해지자 '데이터 과학자'라는 말을 처음으로 만들어냈다.

이 말했다. 그들은 바이러스뿐만 아니라 학교 폐쇄나 대규모 모임 금지와 같은 다양한 대응책이 전파에 미치는 영향까지 종합적으로 살펴봐야 했다. "윌케닝에게 최고의 공중보건 스승이 필요하다고 했더니 그는 적임자를 안다고 했어요." 토드 박이 말했다. "바로 채리티였죠."

그들은 평범한 주정부 청사 회의실에서 그녀를 찾았다. "엄청 두 꺼운 바인더를 가지고 있더라고요. 그녀는 1월 초부터 그 바인더를 갖고 있었다고 말했죠." 채리티는 그들에게 1918년에 무슨 일이 있었는지, 그 역사가 어떻게 반복되고 있는지 설명해주었다. 이어서 자신이 6주 전 바이러스의 핵심 특성들을 상당히 정확하게 추정할 수 있었던 배경을 밝히고, 이런 정보를 바탕으로 앞으로 바이러스가 어떻게 전개될지 예측할 수 있다고 말했다. 그녀는 지난 6주간 세상에서 가장 위대한 뜨내기 전염병학자와 대화를 나누었다는 사실은 언급하지 않았다. 토드 박과 파틸은 주로 듣고 질문하는 쪽이었다. 어느 순간 토드 박이 파틸을 쳐다보며 말했다. "그녀는 L6야."

토드 박은 연방정부에서 일하면서 수많은 기술 위기를 다뤘다. 그는 민간 기관에서 처음으로 발견한 패턴에 주목했다. 큰 조직일수록 해결책은 조직 상층부의 주요 인사가 아닌, 말단에 있는 눈에 띄지 않는 직원에게서 나온다는 점이었다. 한 예로, 국무부의 비자 신청 처리 소프트웨어가 작동을 멈춘 날이 있었다. 그날 미국 정부의 비자 발급 업무가 완전히 마비됐다. 토드 박은 원인 조사팀을 보냈다. "그들이 제게 연락해서 말했어요. '책임자로부터 여섯 단계

아래에 있는 2명의 계약직 직원이 무엇이 망가졌는지 제대로 이해하고 있었어요.'" 그들이 바로 'L6'였다. 조직의 여섯 단계 아래 파묻혀 있지만, 위기 상황에서 꼭 들어야 할 목소리를 가진 사람. "그녀는 의사결정 테이블에서 제외된 것 같았어요." 채리티에 대해 토드 박이 말했다. "평생 준비해온 순간인데, 도움을 못 줘서 엄청 답답해하는 게 보였죠."

채리티와 한두 시간을 보낸 뒤 토드 박과 파틸은 캘리포니아주를 위해 그들이 할 수 있는 최고로 유용한 일은 그녀의 머릿속에 들어 있는 내용을 개빈 뉴섬의 책상으로 보내는 것이라 판단했다. "채리티가 예측 모델을 가지고 이야기하도록 만드는 것이 우리의 유일한 임무였어요." 토드 박이 회상했다. "그녀의 머릿속에 든 것을 모두 꺼내 주지사에게 알려주는 일이었죠." 당시 채리티에게 그는 이렇게 말했다. "당신이 알아줬으면 좋겠어요. 우린 **당신**을 찾으려고 여기 온 것 같아요."

채리티는 이해가 갔다. 실제로 그녀는 L6였다. 관료제 안에서 L1인 뉴섬 주지사와 그녀 사이에는 네 계급이 놓여 있었다. 하지만 채리티는 자신이 캘리포니아주에서 전염병을 통제하는 방법을 가장 잘 아는 사람이라고 누군가 알아주길 기다리는 소심한 사람이 아니었다. 그녀는 수줍은 제비꽃이 아니라 노래와 함께 건네지는 커다란 장미 꽃다발이었다. 그녀는 **꽃을 피우고 있었다.** 커다란 조직에서는 채리티 딘 같은 사람도 L6에 파묻혀 있어, 발굴이 필요했다.

채리티는 사실 컴퓨터를 신뢰하지 않았다. 화이트보드에 직접 계산할 수 없는 복잡한 컴퓨터 모델링에는 거부감이 들었다. 토드 박과 파틸은 팀을 구성하여 존스홉킨스대학에서 개발된 질병 예측 모델의 코드를 다시 작성했다. 그들은 캘리포니아주에 관련된 더 많은 데이터를 빠르게 수집했고, 그녀의 상상을 넘어선 작업이 어떻게 수행되는지 보여주었다. 그녀는 바이러스에 대해 자신과 카터가 아는 것, 또는 안다고 생각하는 것을 입력하면 새로운 예측 모델이 그들이 상상한 재앙을 반복해서 보여주는 것을 보고 이상하게도 안도했다. 그 전망은 질병통제예방센터와 백악관, 심지어 캘리포니아 주정부의 공식 입장과는 근본적으로 달랐다.

토드 박이 새크라멘토로 가기 전, 뉴섬 주지사의 고문들이 그에게 보건부 직원이 만든 수식이 담긴 스프레드시트를 보내왔다. 그 시트에는 바이러스가 캘리포니아주의 병상 7만 5,000개를 초과할 만큼 심각한 질병을 일으키지 않는다고 나와 있었다. "누가 작성했는지 모르겠지만 전부 다 틀린 정보였어요." 토드 박이 말했다. 새 질병 모델은 바이러스의 전파를 최소화할 조치가 취해지지 않는다면 5월 말까지 70만 개의 병상이 필요하게 될 것이라고 예측했다. "빠르게 결과가 나왔고, 우린 큰일 났다는 걸 알았어요." 파틸이 말했다. "병원 침대가 턱없이 모자랄 테니까요." 그러나 1918년의 세인트루이스처럼 캘리포니아가 대응한다면 최대 입원 환자는 약 7만 명에서 그칠 수 있었다. 이 말은 다양한 사회적 개입이 실행될 경우, 그러지 않을 때보다 감염률, 입원율, 사망률이 10분의 1까지 줄어들 수 있다는 뜻이었다. 3월 18일, 토드 박과 파틸은 질병 모델이 제시한 결과를 주지사 뉴섬의 수석 고문에게 설명했다. "결과를 보여주자 분위기가 엄청 심각해졌어요." 토드 박이 말했다. 다음 날 뉴섬이 미국에서 처음으로 주 전체에 외출 제한 명령을 내렸다. 기자회견에서 그는 이 결정이 "새로운 정보를 토대로 한 것"이라고 밝혔다.

"꽤 근사했어요." 소프트웨어를 만든 조시 월스가 말했다. "제가 만든 차트를 뉴섬 주지사가 트위터에 올리는 걸 봤거든요." 당시 채리티 딘을 구글에서 검색하면 그녀가 레드 던 남자들을 검색했던 때처럼 툴레인 의대 동창회에서 찍은 흐릿한 사진 한두 장 말고는 건질 것이 없었다. 그녀가 〈샌타바버라 인디펜던트Santa Barbara Independent〉지에 기고한 낡은 칼럼 두어 개와 샌타바버라 카운티 의회에서 증언하는 영상 몇 개, 그녀를 향한 백신 접종 거부자들의 악의적인 공격이 전부였다. 그러나 이제 그녀의 견해는 캘리포니아의 정책을 주도하고 있었다. 질병 예측 모델은 주지사에게 주 전체를 봉쇄하는 것 말고는 다른 선택지를 주지 않았다. 그는 국가가 내렸어야 하는 결정적 책임을 떠안아야 했다. 질병통제예방센터도, 미국 대통령도 그렇게 할 용기가 없었다. "카터의 이메일은 국가 기념물로 만들어야 해요." 채리티가 말했다. "그것이 캘리포니아의 결정을 이끌어냈으니까요.●"

관건은 다음 행보였다. 사람들을 계속 묶어둘 순 없는 노릇이었

● 캘리포니아뿐만 아니라 오하이오와 메릴랜드에서도 빠르게 봉쇄 조치를 내렸으며, 그들 역시 카터의 분석에 면밀한 관심을 보였다.

다. 토드 박이 채리티에게 말했다. **사무실에서 캘리포니아를 위한 계획을 작성해주세요.** 그녀는 시키는 대로 했다.

그런데 새로운 문제가 생겼다. 2월 중순까지만 해도 캘리포니아를 위해 팬데믹 계획을 작성하는 것은 합리적으로 보였다. 누가 시키지도 않았지만 그녀는 이미 머릿속으로 계획을 세운 상태였다. 싱가포르가 그랬던 것처럼 주 전체를 봉쇄할 수도 있었다. 그녀는 주지사를 설득해 4월까지, 그러니까 다른 주들이 바이러스로 불탈 때까지 방어선을 유지하려고 했다. 그러면 모두가 캘리포니아의 대응이 지혜로웠음을 깨닫게 될 것이라고 생각했다. 그녀에게는 바이러스를 막을 대응 방안도 있었지만, 그것은 바이러스가 널리 확산되기 전까지만 효과가 있었다. "캘리포니아를 위한 계획을 작성했어요." 사무실을 나온 채리티가 토드 박에게 말했다. "하지만 캘리포니아만의 계획이어선 안 돼요. 전국적인 계획이어야 해요. 다른 주들이 함께하지 않으면 캘리포니아가 뭘 하든 소용없어요." 이에 토드 박이 대답했다. **알겠어요. 국가 전체를 위한 계획을 쓰세요. 우리가 다른 주지사들에게 전부 연락할게요.**

채리티는 다시 사무실로 돌아가 밥 코허의 도움을 받아 미국 전체를 위한 계획을 작성했다. 그녀는 그 계획을 토드 박에게 전달하면서 자신이 작성자라는 점을 비밀로 해달라고 부탁했다. 상사가 알면 해고당할 것이 분명했다. 국가적인 계획은 여러 장 분량으로 크게 3가지 내용이 담겨 있었다. 첫 번째는 전국에 충분한 검사 키트가 확보될 때까지 대통령이 자가 격리 명령을 선포하는 것이다.

두 번째는 재개방 규칙이다. 각 지역사회는 핫Hot, 웜Warm, 쿨Cool
3단계로 분류된다. 기준은 간단하다. 1인당 발병자 수, 코로나19 검
사 양성률, 병상 가동률이다. '쿨'과 '바이러스프리virus-free'로 분류
된 지역은 제약이 거의 없고, 바이러스가 퍼져 '핫'으로 명명된 지
역은 자가 격리 명령을 따라야 한다. '웜'은 바이러스가 돌고 있지
만 증식률이 낮은 곳으로, 일부 규제를 완화할 수 있다. 예를 들어
결혼식과 장례식, 대중교통은 운영 가능하다. 그리고 채리티는 "언
제든지 공동체의 온도에 따라 제약을 조정할 수 있다."라고 적었다.
  채리티는 사람들이 우편번호로 매일 자신이 사는 지역의 상황을
한눈에 확인할 수 있도록 대시보드를 제공해야 한다는 생각이 들었
다. 그래서 빨강, 노랑, 초록을 이용해 핫, 웜, 쿨을 표시하려 했지
만, 거듭 고민이 됐다. **너무 유치한가. 신호등 색깔이잖아.** 하지만 모델
링 팀은 단순하고 익숙할수록 좋다고 여겼다. 나중에 그녀는 리처
드 해칫과 카터 미셔가 수년 전에 작성한 기획에서 영감을 받아 3가
지 색상을 각각 사회적 개입 메뉴로 연결되는 8가지 색상으로 세분
화했다. 하지만 기본적인 아이디어는 그대로 유지했다. 과학자들이
바이러스에 대해 더 많이 알아낼수록 정부가 사회적 조치를 최대한
효과적이고 적절하게 업데이트할 계획이었다. 예를 들어, 바이러스
에 감염된 아이들이 경중에 그치거나 타인에게 전파하지 않을 경우
학교를 폐쇄할 필요는 없었다.
  그녀는 지역 보건의로서 어떻게 이 계획을 시행해 나갈 수 있을
지 고민했다. 몇몇 용감한 지역 보건의에게만 의존하고 싶지 않

았다. "제가 정말 원하는 것은 강제성이 필요하지 않은 상황이었어요." 채리티가 말했다. "이런 말을 해주고 싶었어요. 아무도 당신을 구하지 않습니다. 직접 자신을 구하세요.'" 지역별 대시보드를 통해 모든 사람들은 각자 동네에서 누가 감염되었고, 누가 병원에 입원했고, 누가 죽었는지 확인할 수 있어야 했다. "철저한 책임 의식을 가지는 거죠." 채리티가 말했다. "정부의 역할은 시민들에게 데이터를 제공해 스스로 역량을 키울 수 있게 돕는 거예요."

집단 감염이 일어날 경우, 유전체 염기서열을 분석하면 어떻게 그런 일이 일어났는지, 누구에게 책임이 있는지 알 수 있었다. 채리티의 표현대로 "북적거리는 실내에서 누가 방귀를 뀌었는지 알 수 있는 것"과 같았다. 대통령은 의료정보보호법상 예외를 인정하는 행정 명령을 내려야겠지만, 미국인 100만 명의 목숨을 살리는 대가치고는 소소해 보였다. 매우 구체적인 개인 정보는 어느 동네에서든 사람들이 바이러스의 존재나 심각성을 외면하지 못하게 만들었다. "사람들은 그 참상을 직접 봐야 해요." 채리티가 말했다. "일부 지역이 초토화될 필요가 있다면 그래야 하고요."

바이러스가 계획에 힘을 실어줄 것이다. 일부 지역 주민들이 여전히 소설 같은 이야기를 주장해도 바이러스가 그것이 거짓임을 입증해줄 테니. 곧 그들은 고립되어 사업이 재개되고 일상이 어느 정도 회복된 다른 지역에서 환영받지 못하게 될 것이다. 완화해야 하는 것은 바이러스만이 아니었다. 그로 인해 달라진 문화 또한 완화해야 했다.

채리티는 계획이 잘 진행되려면 지역 단위로 관리가 필요하다고 생각했다. 각 지역마다 규제를 완화하기 위해 무엇을 해야 하는지 알 수 있도록 말이다. 또한 각 지역에는 주민들의 올바른 행동을 장려할 수 있는 지도자들이 있을 것이라 기대했다. 미국이 스스로를 구할 유일한 길은 '정부'가 사람들에게 제약을 가한다는 인상을 없애고, 사람들이 자발적으로 질서를 지키도록 공동의 적과 싸운다는 생각을 심어주는 것이었다. 그녀는 기획안 말미에 이렇게 썼다. "모든 미국인들이 애국주의의 정신으로 일어서서, 우리의 조부모 세대가 2차 세계대전 때 보여준 강한 의지와 굳센 결의로 맞서야 합니다." 이 계획의 기본 정신은 그녀가 처음에 휘갈겨 쓴 제목에 담겨 있었다. **처칠 계획.** "그러자 토드가 '그런 명칭은 달 수 없어요.'라고 하더군요." 그녀가 말했다. 그래서 어쩔 수 없이 이상한 제목을 달아야 했다. '모두가 각자 R0를 가지고 있다.' 모두가 자신의 지역사회 내 바이러스 확산에 책임을 져야 한다는 뜻이었다.

채리티가 기획안을 넘기고 며칠 지나지 않아 토드 박과 디제이 파틸은 실제로 그 계획을 실현할 수 있는 사람들에게 기획안을 쥐여준 듯했다. 제일 먼저 구글의 고위 간부가 그녀에게 연락해 미국의 모든 우편번호가 들어 있는 대시보드를 제공하겠다고 밝혔다. "그쪽에서 이랬어요. '앤디 슬래빗Andy Slavitt이 당신 계획에 관심이 있답니다.'" 채리티가 기억을 더듬었다. "전 '앤디 슬래빗이 누구예요?'라고 물었죠." 알고 보니 앤디 슬래빗은 돈 버윅이 떠나고 몇 해 동안 오바마 정부에서 메디케어와 메디케이드를 담당한 인물로, 전직 은행가이자 컨설턴트였다. 그는 또한 특이하게도 대통령의 사위이자 코로나19 태스크포스팀 내 새로운 코로나 공급망 그룹의 구성원인 재러드 쿠슈너Jared Kushner와 자주 통화하는 사이였다.

앤디 슬래빗이 직접 채리티에게 메일을 보내 계획을 수정해줄 수 있냐고 물었다. 그는 채리티의 기획안을 간략하게 정리하고, 정부 내에서 이 과제를 수행할 수 있는 인물들을 추가적으로 작성했다. 그가 수정한 것들은 대부분 중요해 보이지 않았고, 딱히 문제도 없어 보였다. 그러나 슬래빗이 질병통제예방센터를 계획에 포함시켜 '공동체를 핫, 웜, 콜드의 기준으로 나누는' 주체로 세우려 하는 부분에 다다르자 그녀의 생각은 달라졌다.

"안 됩니다." 그녀가 답변을 썼다. "이 계획에서 가장 중요한 부분은 **질병통제예방센터에서 운영하지 않는다는 점**입니다. 감염병 발생 시 최전선에서 실제로 전쟁을 치른 경험이 있는 기관이 운영하고 감독해야 합니다." 그녀는 이 점을 강조하여 수정 사항과 함께 슬래빗에게 이메일을 보냈다. "누가 이 계획을 운영하고 주도하느냐는 아주 중요한 포인트예요." 그녀가 지적했다. 이 계획을 주도하는 단체·기관·인물은 체임벌린이 아니라 처칠이어야 합니다." 생각이 여기까지 미치자 그녀는 '에라, 모르겠다.'라는 심정으로 자리에 앉아 미국 대통령에게 전달할 요점을 정리해 함께 보냈다. 이제 그녀가 할 수 있는 일은 상관이 명령 불복종으로 자신을 해고할지 지켜보는 것뿐이었다. 어쨌든 그녀는 캘리포니아주와 민주당 소속 주지사 밑에서 일하고 있었고, 미국의 공화당 대통령에게 정책 자문을 하는 부업을 하고 있었으니 말이다.

그리고 다시는 앤디 슬래빗에게서 연락이 오지 않았다.● 그러나 며칠 후, 구글 임원에게서 전화가 걸려 왔다. "재러드가 당신 계획을 아주 마음에 들어 해요. 지금 대통령께 브리핑 중이라고 합니다." 디제이 파틸은 "백악관에서 우리 계획과 똑같은 내용의 문서가 나왔을 때 깜짝 놀랐어요."라고 말했다. 그는 자료를 채리티에게 보내며 **이제 당신이 변화를 일으켰다는 걸 알게 될 겁니다**, 라고 덧붙였다. 하지만 실상은 그렇지 않았다. 그건 단지 유출된 문서일 뿐 대통령이 새로운 국가 전략으로 약속한 바가 아니었다. 그녀는 기다렸다. 무엇을 기다렸냐고 묻는다면, 그녀는 2020년 3월 말까지도 대통령이 그녀의 계획을 국가 전략으로 채택하는 최상의 시나리오에 희망을 걸고 있었다. 그리고 주지사는 그녀에게 더 큰 희망을 안겨주었다. 그는 레드 폰에 전화를 걸었다.

● 슬래빗은 기획안의 명칭을 '코로나19와의 전쟁에서 승리하기'라고 바꾸고 자신의 이름으로 쿠슈너에게 제출했다.

　　　　　　　　　　　　　　　THE PREMONITION

THE
PREMONITION

제3부

10

시스템의 결함

생명을 구하는 일에 있어서 레드 폰이 늘 완벽한 도구는 아니었다. 가장 처음 그 점을 인정한 사람이 조 드리시였다. 구조를 기다리는 대다수가 레드 폰의 존재를 알지 못했고, 용케 알게 된 운 좋은 이들도 너무 늦게서야 연락하곤 했다. 발라무시아에 걸린 중국 여성의 경우가 그랬다. 그녀의 의사들은 불필요한 치료에 100만 100달러를 쓰고도 아메바가 뇌를 다 먹어치울 때까지 병을 알아차리지 못했다. 레드 폰은 수신자와 발신자 모두를 안타깝게 만들었다. 하지만 극심한 절망의 순간에도 교훈은 있었다. 같은 실수가 반복되지 않도록 놓친 부분이 무엇인지 알려주었다. 또한 큰 시스템 문제를 드러내기도 했다. 결국 레드 폰에 전화한다는 것은 어떤 시스템이 제대로 작동하지 않았다는 말이니까.

3월의 어느 저녁, 조에게 모르는 번호로 연락이 왔다. 보통은 받지 않지만 지역 번호가 고향인 새크라멘토였다. "광고 전화인 줄 알았는데 개빈 뉴섬이었어요." 캘리포니아 주지사는 문제가 생겼는

데, 규모를 확실하게 알 수가 없다고 말했다. 그는 조에게 두 가지 목록을 만들어달라고 부탁했다. 하나는 신종 코로나바이러스에 대응하기 위해 캘리포니아 주지사가 할 수 있는 최고의 3가지 방법, 다른 하나는 최악의 3가지 방법이었다. "제일 먼저 할 일은 검사라고 알려줬어요." 조가 회상했다. "검사하지 않으면 해결책이 있는지조차 알 수 없으니까요." 검사는 바이러스를 발견하고 그 움직임을 예측할 유일한 방법이었다. 검사가 그만큼 중요했기 때문에 조는 뉴섬에게 다른 항목들은 그리 걱정할 필요가 없다고 말했다.

캘리포니아 주지사를 비롯해 모든 주지사들은 공중보건 시스템의 실패를 겪고 있었다. 질병통제예방센터가 코로나19 검사 키트를 대량 생산해 전국의 보건의에게 두 차례 배포했으나 모두 좋은 결과를 얻지 못했다. 연방정부의 리더십 부재와 미국 보건 시스템의 무능함이 결합되어, 바이러스 검사 키트는 충분히 공급되지 않았고 처리 속도도 너무 느려서 실효성이 없었다. 조는 미국에서 가장 큰 민간 연구소인 랩콥Labcorp과 퀘스트 다이아그노스틱스Quest Diagnostics에서 검사 결과를 받으려면 열흘을 기다려야 한다는 소식을 들었다. "질병통제예방센터로 검사를 보내도 몇 시간이 아닌 며칠이 걸렸어요." 조가 말했다.

처리하는 데 열흘이 걸리는 검사는 무의미했다. 신속 검사가 불가능한 상황에서 병원은 신종 코로나바이러스와 같은 증상을 가지고 주차장으로 들어오는 모두를 감염자로 취급해야 했는데, 대개는 감염자가 아니었다. 코로나바이러스 병동에는 그곳에 있을 필요가 없는 사람들로 채워졌다. 간호사와 의사들은 코로나19 환자를 치료할 때 필요한 귀한 보호장비를 낭비하고 있었다. 그러나 검사 부족이 초래한 가장 심각한 문제는 바이러스의 위치를 특정할 수 없다는 데 있었다. 신속한 검사 없이는 격리가 필요한 사람을 격리할 수도, 그럴 필요 없는 이들의 자유를 보장할 수도 없었다. 그런데 개빈 뉴섬은 캘리포니아에서 코로나19 검사를 대규모로 실시할 계획이 없었다. 왜냐고 묻는다면 그 또한 다른 이들과 마찬가지로 연방 정부가 새로운 바이러스를 추적하기 위해 충분한 양의 검사 키트를 마련하리라 믿었기 때문이었다.

조는 질병통제예방센터가 이 문제를 해결할 수 없다는 것을 알았다. 그러나 해결책은 있었다. 미국은 미생물학 연구에서 세계 최고 수준을 자랑했다. 전국에 민간 기업과 대학, 비영리 기구가 운영하는 수천 개의 미생물 연구소가 있었고, 조 역시 그중 하나인 챈 저커버그 바이오허브에서 일하고 있었다. 조는 바이오허브를 최대한 빨리 코로나19 검사 센터로 바꾸고 검사 방법을 담은 논문을 발표해 다른 이들과 공유하기로 결심했다. 뉴섬은 자격증이 없는 사람도 임상 연구소에서 일할 수 있도록 행정 명령을 내렸다. ("이러다 고소를 당하면 어쩌나 걱정이 됐죠." 조가 말했다.) 그리고 바이오허브는 전국에 자원봉사자를 모집한다는 광고를 냈다.

그 직후 벌어진 일은 조뿐만 아니라 많은 이들을 놀라게 했다. 대학원생과 박사후 연구원, 주로 UC샌프란시스코 출신으로 이루어진 작은 집단이 돕겠다고 달려왔다. "그들이 막 몰려들었어요." 조가 말했다. "그리고 다들 이렇게 물었죠. **어떻게 도우면 될까요? 제가 해도 될까요?** 그 누구도 얼마를 주냐고 묻지 않았어요." 국적은 다양했다. 중국, 대만, 콜로라도, 탄자니아, 리투아니아, 플로리다, 캐나다, 피닉스, 벨기에⋯⋯. 어디 출신이냐고 물으면 미국인들은 도시나 주를 말하고, 외국인들은 국가를 말했다. 모두 박사 학위를 소지한 과학도들이었다. 그들은 바이러스에 관련된 경력은 없었지만 훈련을 받고 며칠 만에 준비를 마쳤다. 한 사람이 바이러스에 감염되더라도 팀 전체가 무너지지 않도록 소규모로 팀을 나누어 거리를 유지했다. 각 팀에는 계급이 있었고, 모든 이가 직속 상급자의 일을 익혀 필요시 그 자리를 메울 수 있게 했다. "우리는 전장에서의 진급 체계를 도입했어요." 조가 말했다. "하고 싶은 일을 하며 자유롭게 드나드는 일반 연구실과는 달랐죠. 공장에 더 가까웠다고나 할까요. 생산 라인처럼요." 이 라인은 여러 작업 구역으로 나뉘어 있었고, 장시간 수당 없이 일할 각오가 된 이들로 채워졌다. 한때 바텐더로 일했던 한 박사후 연구원은 이렇게 말했다. "해피 아워에 100명에게 동시에 칵테일을 내줘야 하는 악몽을 꾼 적이 있어요. 지금은 수천 명이 한꺼번에 검사 결과를 요구하는 꿈을 꿔요."

농구장 한 개 크기인 실내에서 코로나19 검사 연구실이 형태를 갖춰갔다. 이 연구실을 설치하면서 조는 의료 산업 복합체를 실제로 보게 되었다. 이 복합체가 위기가 아닌 다른 목적을 위해 설계되었다면 독점력을 가진 회사들의 이익을 극대화하기 위한 설계였을 것이다. 랩콥과 퀘스트가 코로나19 검사 한 건당 160달러라는 높은 비용을 국가에 청구하면서도 결과는 너무 늦게 보내와 쓸모없게 만든 것이 대표적인 사례였다. 검사 장비를 만든 회사들도 마찬가지였다. 소위 '샘플투앤서Sample-to-answer'라고 불린 멋진 장비에는 한 가지 큰 장점이 있었다. 누구나 쓸 수 있을 만큼 다루기 쉬웠다. 박봉의 연구소 기술자라도 환자의 검사 튜브를 슬롯에 넣고 버튼만 누르면 기계가 결과를 뱉어냈다. '예'는 바이러스에 감염된 것이고 '아니요'는 정상이었다. 이 장비는 오류와 소송의 위험은 최소화했지만 위기 상황에는 적합하지 않았다. 장비 내부에 문제가 생기면 제조사를 불러야만 했고, 함부로 열어서 만지작거릴 수 없었다. 또한 작동시키려면 제조사에서만 생산하는 고가의 시약이 필요했다. 면도기와 사무용 프린터처럼 성가신 특성을 지닌 기계였다. 더 나쁜 점은, 특정 병원체를 식별하기 위한 시약이 그 병원체에만 특화되어 있다는 점이었다. HIV를 검사하려면 HIV를 식별할 수 있는 시약을 구입해야 했고, C형 간염을 검사하려면 C형 간염을 확인할 수 있는 시약이 필요했다. 특정되지 않은 바이러스를 찾아내고자 한다면, 면도날(같은 소모품)에만 해도 엄청난 비용이 들었다.

2020년 3월에는 아직 코로나바이러스를 검사할 시약이 없었다. UC샌프란시스코 연구소에는 사용할 수 없는 샘플투앤서 장비들이 널려 있었다. 그중 하나는 조가 아끼던 '팬서'라는 장비였다. "전부 이렇게 멋진 이름이 붙어 있어요." 그가 말했다. "팬서!! 팬서는 지금 잠들어 있죠." 팬데믹 초기 몇 달 동안 제조사가 팬서를 가동하는 데 필요한 자재를 구하느라 팬서는 동면에 들어가야 했다. 팬서를 깨우는 데 필요한 부품을 둘러싸고 이상한 암시장까지 생겼다. 조는 한 남자가 차 트렁크에서 팬서의 장비를 파는 사진을 가지고 있었다.

"세계 공급망의 무서운 측면이죠." 조가 말했다. "수요가 급증하면 재고는 바닥이 나요. 적시 생산 방식은 훌륭한 개념이죠! 팬데믹에선 끔찍하고요."

미국 전역의 미생물 연구소가 같은 좌절감에 빠졌다. 근사한 면도기에 면도날이 없었다. 조는 샘플투앤서 장비의 한계를 충분히 인식하고 있었다. 그는 빨리 필요한 물건을 모아야 했기에 UC샌프란시스코의 학장 샘 호굿Sam Hawgood에게 연락해 방법을 논의했다. "조와 대화할 때마다 그는 새로운 아이디어를 내놓았어요." 미국인들을 관리하며 경력을 쌓은 호주 출신 호굿이 말했다. "다른 누군가가 그랬다면 '이런, 확인 좀 해봐야겠어.'라고 했겠지만, 조에겐 그러지 않았죠." 호굿의 지원 아래 조와 그의 팀은 대학 연구실을 뒤져 시약과 액체를 다루는 로봇, 그리고 코로나19를 감지할 수 있는 검사 장비를 찾아냈다. 그들은 남는 부품을 가지고 직접 장비를 조립했다. 3월 중순의 어느 비 오는 밤, 샌프란시스코 거리에서 조는 빼돌린 장비를 싣고 홀로 카트를 끌고 있었다. 이 기계들도 샘플 분석용 시약이 필요했고 그 시약을 공급하는 시장은 작았지만, 그들이 직접 만든 장비는 시장의 위기 상황에도 유연하게 대처할 수 있었다.

이 경험으로 조는 사기업 시장에 대한 또 다른 교훈을 얻었다. 어쩌면 다시 한번 깨달은 셈이었다. 스탠퍼드 대학원생 시절, 그는 개방적이고 협조적이던 동료들이 벤처 투자자의 투자를 받는 순간 갑자기 입을 다무는 것을 본 적이 있었다. "어느 날 출근해보면 그들의 연구실에 가림막이 쳐져 있는 거죠." 그가 말했다. 그는 민간 시장이 지식을 창출하기에 매우 비효율적인 현장임을 여러 번 목격했다. 유망한 연구가 실패한 기업과 함께 사라지는 경우가 비일비재했다. 그는 이렇게 재정적 야망이 과학의 진보를 방해하는 게 싫었다. 바이러스가 미국을 위협하고 경제를 마비시키려 할 때, 그는 사기업 시장이 풍기는 악취를 감지했다. 한 회사는 그들이 검사를 진행하는 데 필요한 효소의 최대 공급업체였다. "그들에게 우리가 하는 일을 설명하고 100만 달러어치를 사겠다고 했어요." 조가 말했다. "그 정도 수량을 사면 보통 할인을 받아요. 하지만 그들은 안 된다고, 정가를 다 내라고 하더군요." 열이 받은 조는 다른 곳을 알아보았다. 규모는 더 작지만 같은 효소를 팔고 있는 뉴 잉글랜드 바이오랩스New England Biolabs라는 업체였다. "전혀 다른 분위기였어요." 조가 말했다. "그들은 '굉장하네요! 당장 40퍼센트를 할인해 드릴게요.'라고 했어요. 기업이라면 마땅히 그래야죠."

그렇게 그들은 필요한 물품을 구입했다. 일부 업체는 이 기회를 이용하려 했고, 또 어떤 업체는 도움의 손길을 내밀었다. "우리는 실질적인 윤리 기준이 있는 회사도 있지만 아닌 곳도 있다는 걸 금방 깨달았어요."

3월 18일, 아이디어가 나온 지 단 8일 만에 챈 저커버그 바이오허브의 새로운 코로나19 연구소가 문을 열었다. 조의 신생 팀이 연구소를 세우는 데 걸린 시간은 퀘스트 다이아그노스틱스와 랩콥이 단 한 건의 검사를 처리하는 데 소요한 시간보다 이틀이나 짧았다. 200여 명의 우수한 젊은 연구원들이 매일 2,666건의 검사를 처리했고, 그 정확도는 미국 내 어느 연구소에도 뒤지지 않았다. (그들은 규모는 작지만 정확도가 높기로 유명한 UC샌프란시스코 연구실의 샘플을 가져와 재검사하는 방식으로 신뢰도를 입증했다.) 이 덕분에 하루 만에 검사 결과를 통보할 수 있었고, 긴급한 경우엔 3시간 내로 알려줄 수도 있었다. 무엇보다 검사비가 **무료**였다. 청구서가 없었다. 코에 넣었던 면봉을 검사 튜브에 담아 건네기만 하면 바이오허브에서 코로나19 감염 여부를 알려주었다.

조는 당연히 자신의 새로운 자원봉사 팀이 무료 검사에 환호하며 몰려든 사람들로 금방 녹초가 될 것이라 예측했다. 일주일 전만 해도 캘리포니아주에서 코로나19 검사 결과를 받은 이는 2,000명이 채 되지 않았으나, 이제는 5만 5,000명이 넘는 캘리포니아 주민들의 코로나 검사 튜브가 연구소에 쌓인 채 결과를 기다리고 있었다. 캘리포니아주는 하루 2,666건에 달하는 검사를 대기업 실험실이 아닌 다른 실험실에서 처리함으로써 매일 42만 6,560달러를 절약하고, 결과도 제때 받을 수 있었다.

하지만 예상과 달리 고객은 밀려들지 않았다. 첫 몇 주 동안 들어온 검사 샘플은 하루에 약 100~200건 정도로 그다지 많지 않았다. 조는 지역 병원 같은 곳에 여기저기 연락을 돌리기 시작했다. 카이저 퍼머넌트Kaiser Permanente가 운영하는 사립 병원은 언젠가 자체 유료 검사실을 만들 예정이라고 했다. 그때까지는 느리고 비싼 대형 사설 업체에 샘플을 보내겠다는 입장이었다. 조는 곧 미국 사립 병원들이 계약으로 인해, 또는 관성적으로 영리 연구소로 검사를 의뢰하는 경향이 있음을 알게 되었다. 그리고 영리 연구소는 어차피 돈을 받는 건 마찬가지이기에 결과를 신속하게 제공하는 데는 별 관심이 없었다.

지역 보건국에서 운영하는 보건소는 다른 문제를 드러냈다. 그들은 전화를 받을 수 없을 정도로 바빴다. 바이오허브 팀은 캘리포니아주 58개 카운티를 담당하는 지역 보건의들에게 편지를 보냈다. **무료 코로나 검사! 24시간 안에 결과 확인 가능!** 그래도 반응이 없었다. 결국 프리실라 챈이 직접 캘리포니아의 모든 카운티 보건의에게 전화를 걸어 단도직입적으로 물었다. "어째서 샘플을 보내지 않는 거죠? 공짜라니까요!" 그 후 샘플이 조금 더 들어왔지만 그들의 처리 능력에는 턱없이 못 미치는 양이었다. 조는 이해할 수 없었다. "우린 계속 자문했죠. '이게 신뢰의 문제일까? 아니면 저커버그라는 이름 때문일까?' 하지만 아무도 그런 데엔 관심이 없다는 게 밝혀졌어요."

그토록 간절하게 검사를 바라면서도 무료로 해준다는 제안에는 왜 그렇게 머뭇거리는 건지, 그 이유를 알아내는 데만 한 달이 더 걸렸다. 한 가지 단서는 챈 저커버그 바이오허브와 최근에 이름을 바꾼 **저커버그** 샌프란시스코 종합병원 간의 통화에서 나왔다. 저커버그라는 이름이 도움이 되는 곳이 있다면 바로 이곳이었다.

챈 저커버그의 팀원이 코로나19 검사 연구소에 관해 설명하자 저커버그 종합병원에서 일하는 여성이 물었다. "비용은 얼마나 드나요?"

"무료예요." 연구소 측이 대답했다.

"그리고 **엄청나게** 긴 침묵이 흘렀어요." 통화에 함께했던 조가 말했다.

"어떻게 무료로 할 수 있을지 잘 모르겠군요." 병원 측에서 말했다.

"무슨 뜻이죠?" 연구소 측이 물었다.

"비용을 0으로 입력하면 병원 컴퓨터에 에러가 떠요. 0은 입력할 수 없어요." 병원 측에서 말했다.

"0.1센트 정도로 입력할 수 없을까요?" 조가 물었다.

그럴 수 없었다. 시스템이 허락하지 않았다. 다시금 발라무시아 사태가 펼쳐졌다. 환자가 받지 못하는 치료는 아무런 소용이 없었다. 치료제와 환자 사이에 태만과 탐욕을 오가는 미국의 의료 시스템이 끼어들고 있었다.

조는 의료 업계가 돌아가는 방식을 이해할 수 없었다. 이제 사실상 돌파구가 무너졌다고 생각했다. 무료인 코로나바이러스 검사를 받아들이는 것조차 특별한 노력이나 진정한 용기가 필요하다니.

샌쿠엔틴San Quentin에선 두 가지 모두 필요했다. 일찍이 조는 유명한 교도소 담당자들에게 연락해, **그쪽은 바이러스의 공격에 취약하니 바이러스가 그곳으로 들어가면 사람들이 죽어 나갈 것이라고 경고했**

다. 4월에 샌쿠엔틴 측은 한 꾸러미의 샘플을 보내왔지만, 이를 비밀로 해달라고 부탁했다. 캘리포니아 교도소에 서비스를 제공하는 사설 검사 업체의 귀에 들어가면 불똥이 튈까 봐 걱정됐기 때문이었다. 그들은 **퀘스트 측에서 알게 되면 우리와 계약을 파기할 것**이라고 토로했다. 첫 꾸러미에선 코로나19 양성 반응이 나오지 않았지만 샌쿠엔틴은 더 이상 샘플을 보내지 않았다. 나중에 그들은 서류 작업을 할 시간이 없었다고 변명했다. ("충격적인 얘기였죠." 조가 말했다.) 5월 말, 치노Chino의 한 교도소에서 코로나19가 발병하자 교도소장은 수감 인원을 줄이기 위해 재소자들을 버스에 실어 샌쿠엔틴으로 보냈다. 치노의 재소자들은 떠나기 하루 이틀 전 검사를 받았지만 샌쿠엔틴에 도착했을 때까지 결과를 알지 못했다. 적어도 그중 한 명은 이미 바이러스에 감염된 상태였다. 순식간에 전염병이 교도소 전체를 강타해 1,000명 이상이 감염되었고, 28명이 목숨을 잃었다.

바이오허브의 무료 검사가 널리 이용되지 못한 가장 큰 이유는 검사 키트를 구하기 어려웠기 때문이었지만, 그게 완전한 사실은 아니었다. 팬데믹 초창기에 마른기침과 고열로 병원에 들른 환자에게 "죄송하지만 저희 쪽엔 검사 키트가 없어요."라고 간호사가 말했다면, 그 말은 이런 뜻이었을 것이다. "비강 면봉이 없어요." 그 막대기를 어디서도 찾을 수 없게 된 것이다. 바이오허브는 문제 해결에 나섰다. 중국 밖에 있는 면봉 생산 공장 두 곳을 찾아냈는데, 한 곳은 메인주에, 다른 한 곳은 이탈리아 북부에 있었다. 그러나 두 곳 다 판매용 재고가 없었다.

　그때 처음으로 바이오허브가 연방정부에 도움을 요청했다. 보건복지부는 국가전략비축품Strategic National Stockpile이라는 제도를 운영하며 70억 달러에 달하는 의약품과 물자를 비밀리에 보관하고 있었다. 이를 본 적 있는 사람들(가령, 카터 미서)은 영화 〈레이더스 Raiders of the Lost Ark〉의 마지막 장면에 등장하는 거대한 창고와 비슷하다고 생각했다. 비축 물자는 갑작스레 전 세계가 동일한 의료 물품을 사려 들 때 공급망에 가해지는 스트레스를 해소해주었다. 이는 정부가 민간 시장의 한계와 약점을 보완하기 위해 준비한 계획이었다.

　3월 13일, 바이오허브의 전염병학자인 패트릭 에이스큐Patrick Ayscue는 캘리포니아 담당 보건복지부 직원에게 연락했다. 그는 현재 캘리포니아에서, 아니 그 시점에선 전국에서 가장 빠른 대규모 코로나19 검사 연구소에 있다고 설명했다. 그리고 검사 키트, 특히 비강 면봉이 필요하다고 전했다. 그는 2주 치 공급분인 4만 개의 면봉을 요청했다. 보건복지부 담당자인 루커스 심프슨Lucas Simpson● 이 전적으로 도움을 주었다. 그는 워싱턴에 있는 상관에게 연락했고 상관이 백악관에 있는 의료 물자 담당자에게 전화를 돌렸다. "채취 키트에 대해서는 물어봐야 할 것 같아요." 3월 15일, 심프슨은 또 다른 부족한 물품을 언급하며 바이오허브에 이렇게 답장했다.

● 가명.

"그렇지만 면봉은 확실히 **가능해요.**"

바이오허브 안팎은 흥분으로 가득 찼다. 루커스 심프슨에게 답장이 밀려들었다.

멋진 루커스!

루커스, 자네는 나의 새로운 베프야. 자네가 정말 수백 명의 목숨을 구했어.

루커스는 답장을 보내 배송지를 물었다. 트럭은 이틀 거리에 있는 창고에서 출발하고 있었다. 그 안에는 4만 개가 아닌 10만 개의 면봉이 들어 있었다.

고마워요, 루커스! 당신은 말 그대로 생명의 은인이에요.

루커스, 아이가 있다면 당신이 진정한 영웅이라고 말해줘요.

다음 날 백악관 기자회견에서 트럼프 대통령은 미국 주지사들에게 "인공호흡기, 산소호흡기 등 모든 장비는 직접 조달하라."라고 지시했다. 그러고는 트위터에서 정부의 리더십 부재를 지적한 주지사들을 비난하기 시작했다. 한편 비강 면봉을 실은 트럭은 새크라멘토로 향하고 있었다! 바이오허브는 축제 분위기였다. 면봉이 그토록 반가웠던 적이 없었다. 그러나 트럭이 도착할 예정이던 3월 18일, 분위기가 심상치 않게 변했다. "갑자기 트럭이 어디로 갔는지 아무도 알지 못했어요." 조가 말했다. 사흘 뒤 루커스 심프슨이 연락해 트럭은 웨스트 새크라멘토에서 찾았지만 면봉은 없었다고 말했다. 그는 부끄러워 말하지 못했지만, 트럭 안에 있던 것은 의료용 면봉이 아니라 일반 면봉이었다. 그의 말마따나, 국가전략비축품에는 면봉이 없었던 것이다.

이런 패턴이 팬데믹 내내 이어졌다. 트럼프 행정부는 물자가 각 주로 운송되고 있다며 팡파르를 울렸고, 정작 물자가 도착하지 않으면 주정부 관계자들과 소통하던 연방 공무원들이 망신을 당했다. 산소호흡기, 렘데시비르Remdesivir◆ 약물, 결국엔 백신과 관련해서도 비슷한 상황이 반복됐다. 백악관의 이러한 대응은 연방 공무원들의 신뢰도를 처참히 떨어뜨렸다.

그 일 이후 조는 정부를 회의적으로 바라보게 되어 이런 식으로 말하기 시작했다. "국가전략비축품에 뭐가 있는지 알 수 없는 이유는 아마도 필요한 물자가 없기 때문일 거예요." 4월 초, 그는 연락처가 있는 모든 기자를 비롯해 믿을 만해 보이는 사람들을 만날 때마다 비강 면봉의 필요성에 대해 목소리를 높였다. "시간을 되돌릴 수 있다면 딱 한 가지 바꾸고 싶은 게 바로 그거예요." 그가 말했다. "10만 개의 면봉을 사둘걸. 그게 제 레이더망에 들어오지 않았어요. 면봉이 제 발목을 잡을 줄은 생각지도 못했죠."

모든 분야의 사람들이 조를 도우려고 애썼다. 어느 날엔 유명 벤처 투자자까지 직접 전화를 걸어 문제를 해결해주겠다고 나섰다. 투자자는 **면봉을 가진 사람을 안다**고 말했다. 조는 의구심이 들었다. "전 이렇게 대꾸했어요. '정말로 당신이 그런 사람을 **안다고요**? 증명해보세요.'" 그러자 그 투자자는 친구가 직접 5,000개의 면봉을

◆ 에볼라 치료제.

조에게 다음 날까지 배송할 것이라고 했다. 다음 날 유피에스UPS에 의료용품 라벨이 붙은 커다란 상자가 도착해 있었다. "상자를 열자 그 안에 5,000개의 **무언가가** 들어 있었어요." 조가 말했다. "확실히 트럭 뒤에서 떨어진 게 아니었죠. 그리고 면봉처럼 **보이긴** 했어요." 하지만 살균 처리는커녕 포장도 되어 있지 않아서, 그 자리에서 의료용 물자가 아니라는 것을 알 수 있었다. 조는 그게 무엇인지 알 때까지 살폈다. 다름 아닌 속눈썹용 브러시였다. 어떤 교활한 인간이 속눈썹 브러시에 의료용 면봉이라고 라벨을 붙인 다음 벤처 투자자에게 웃돈을 올려 판 것이다.

정부의 리더십 부재는 팬데믹 물자 시장에 심각한 무질서 상태를 불러왔다. 이 시장에서 미국인들은 주로 중국산 물건을 놓고 서로 경쟁했다. 세일즈포스Salesforce의 최고 경영자인 마크 베니오프 Marc Benioff는 중국으로 날아가 완벽하진 않지만 쓸 만한 의료용 면봉들을 비행기에 가득 싣고 UC샌프란시스코 종합병원으로 향했다. 베이 에어리어 화학회사Bay Area chemical company의 사장인 크리스 카와야Chris Kawaja는 또 다른 무명의 중국산 면봉 업체를 찾아 연락을 취했다. "전 이렇게 말했죠. '안녕하세요. 이 물건들을 가지고 있나요?'" 카와야가 회상했다. "그리고 그쪽 여성이 곧바로 답장을 보냈어요. '네. 25만 개가 있습니다.'" 품질이 우수한 면봉이었다. 그러나 카와야가 면봉을 손에 넣기도 전에 중국 공급업체의 여성이 다시 메시지를 보내왔다. "휴스턴의 어떤 사람이 방금 20만 개를 가져갔어요." 카와야는 남은 면봉을 모두 개인 신용카드로 긁었다. 한 개당 70센트로, 예전 가격의 3배였다. 그는 중국 세관을 피하기 위해 저커버그 바이오허브로 조금씩 나누어 배송했다. "문득 '내가 왜 이 물건들을 찾아야 했을까?'라는 의문이 들었어요." 카와야가 말했다. "왜 마린Marin에 사는 평범한 인간이 조 드리시가 면봉이 필요하다는 신문 기사를 읽고 면봉을 찾아 나서야 하는 거지?"

결국 그들은 원하는 걸 얻었다. 4월 초, 바이오허브는 하루에 2,666회의 코로나바이러스 검사를 실시할 수 있었을 뿐 아니라 필요한 사람이라면 누구에게든 키트를 공급할 수 있었다. 매일 밤늦게 농구 코트만 한 실험실에서 박사들은 줄을 지어 자원이 부족한 공중보건 부서를 위해 키트를 조립했다.

조는 미국 보건 시스템을 내부에서 본 적이 한 번도 없었다. 거기에 지역 보건의들이 있다는 건 알았지만 그들이 무슨 일을 하는지, 어떤 환경에서 일하는지 전혀 알지 못했다. 하지만 그의 팀이 무료 검사 키트를 보내기 시작하면서, 그는 지역 보건의들이 바이오허브의 무료 검사 제안을 수락하는 데 왜 그토록 오랜 시간이 걸렸는지 이해하게 되었다. 많은 지역 보건의들이 인력과 장비가 부족해서 검사 키트를 사용하는 데 어려움을 겪고 있었다. 대부분은 결과를 전자식으로 받을 수 없어 팩스로 받아야 했다. 일부는 팩스 기계가 있음에도 너무 낡아서 한 번에 6장 이상을 수신할 수 없었고, 또 몇몇은 팩스 기계조차 없어서 바이오허브에서 검사 키트와 함께 팩스까지 구입해 보내주었다.

조가 지역 보건의 신종 바이러스 추적을 돕기 위해 바이오허브에 모은 4명의 팀원들은 조보다 미국 보건 시스템에 대해 아는 바가 없었다. 그들은 그저 특수한 상황에 처한 창의적인 사람들로, 미국이 어떤 식으로 기능하는지 혹은 그렇지 않은지 알아가는 중이었다. 조시 뱃슨Josh Batson이 대표적인 예였다. 그는 MIT에서 수학으로 박사학위를 받았지만 수학을 어디에 활용하고 싶은지 제대로 알지 못했고, 생물학이나 보건 분야에 쓰게 될 줄은 꿈에도 몰랐다. 그러다 가까운 대학 친구가 원인 모를 뇌염으로 세상을 떠난 뒤 얼마 지나지 않아 뇌염의 미스터리를 해결하기로 유명한 조를 소개받았다. "바이오허브가 설립된 바로 그때였어요." 조시가 회고했다. "그리고 전 깨달았죠. '내가 하고 싶은 일이 바로 이거야.'"

조는 조시가 수학 실력을 활용해 일종의 검색 엔진을 만들기를 바랐다. 이 검색 엔진으로 바이오허브의 새로운 전 세계 바이러스 감지 네트워크를 통해 실험실에서 생물무기로 만들어진 바이러스를 찾아내려 했다. 그러나 팬데믹이 닥치면서 조시는 대신 미국인들을 공중보건 시스템의 문제로부터 구하는 일을 맡게 되었다. 처음에 조는 미국 보건 당국이 자신이 개발한 정교한 도구를 사용할 준비가 되어 있을 것이라고 생각했다. 그는 유전체 데이터를 분석하여 보건의들에게 바이러스가 지역사회에서 어떻게 이동하는지 보여주면 보건의들이 앞장서서 전투에 나설 것이라 예상했다. 그러나 아무도 그의 말에 귀 기울이는 것 같지 않았다. 2020년 4월 말이 되자 그는 사령관이 없는 전쟁터에 뛰어든 기분이었다. "전장에 뛰어들어 '자, 뭘 하면 될까요?'라고 물어봐도 알려주는 사람이 없는 거죠. 모두 자기 일로 바빴으니까요. 우리는 그림자 같은 보건의가 되어야 했습니다."

조의 공중보건 팀에는 데이비드 다이너먼David Dynerman이라는 또 한 명의 수학자가 있었다. 폴란드에서 태어나 어릴 때 미국으로 이민 온 그는 남다른 관점을 지닌 인물이었다. 그는 폴란드가 공산주의 국가였던 시절, 정부가 시민들에게 도움이 되지 못했던 때를 기억하고 있었다. 그는 미국의 지역 보건소를 보고서 공산주의가 붕괴되기 전의 폴란드의 공공 서비스를 떠올렸다. "**지금** 폴란드는 이렇지 않습니다." 데이비드가 보건소 내부를 둘러본 뒤에 말했다. "폴란드는 이제 한층 능률적으로 돌아가요. 동유럽 사람들은 강인합니다. 국가의 실패에 충격을 받지 않는 부류죠. 그런데 이곳은 실패한 국가의 증상을 보이고 있네요."

✦

극적인 사건은 흔히 그렇듯 한 보건 간호사의 전화로 시작되었다. 그녀는 채리티 딘에게 샌타바버라 외곽의 가난한 지역인 샌타마리아에 사는 한 청년의 폐에서 4+ 수준의 결핵이 발견되었다고 알렸다. 보건 연구소는 현미경 슬라이드에서 관찰되는 결핵균의 수에 따라 발병 등급을 매기는데, 4+는 슬라이드가 균으로 가득 차 셀 수조차 없는 상태를 뜻했다. 4+에 이르렀다는 것은 이전 단계를 모두 거쳤다는 뜻이므로 그 청년은 몇 달 동안 결핵을 앓았을 가능성이 컸다. 자그마한 그의 집은 멕시코 오악사카주Oaxaca 출신 이민자들이 자주 드나드는 가난한 동네에 있었다. 2013년 초, 채리티가 보건국장으로 일한 지 1년쯤 접어들었을 때 그 집에는 제페리노Zeferino라는 성을 가진 대가족 18명이 살고 있었다. 어른 6명에 아이 12명이었다.

채리티는 그 청년의 이름이 아구스틴 제페리노Agustin Zeferino라는 것을 알고서 어안이 벙벙했다. 9개월 전에 샌타마리아 보건소의 간호사들이 이미 발견한 적 있는 결핵 환자였다. 채리티는 그의 결핵을 기억하고 있었다. 그녀가 맡은 첫 번째 질병 사례 중 하나였고, 그의 결핵균이 약물 하나에 내성을 보여서 추가로 약을 처방했기 때문이었다. 채리티는 그를 한두 달 모텔 방에 격리시켰고 검사 결과가 음성으로 나온 뒤에 집으로 돌려보냈다.

이 무렵 채리티는 일반적인 결핵을 치료하는 데는 전문가가 되어 있었다. 그녀는 치료를 몇 달 진행한 후에도 결핵균에 양성 반응을 보이는 환자들을 몇 차례 보았으나 그런 일은 드물었고 발견된 균은 대개 죽은 상태였다. 아구스틴은 9개월 동안 치료를 받은 사람이었다. 채리티는 치료를 마친 사람이 여전히 감염 상태일 뿐만 아니라, 오히려 전염성이 강해진 경우는 본 적이 없었다. "전 말했죠. '그의 가래일 리가 없어요. 다른 누군가가 컵에 가래를 뱉었겠죠.'" 왜 아구스틴이 간호사에게 다른 이의 가래가 담긴 컵을 건넸는지는 알 수 없었다. 아구스틴은 마약을 팔다가 교도소에 들어갔고 마약 중독자이기도 했으니 그녀는 그가 무슨 짓이든 저지를 사람이라고 생각했다. 그녀는 범행을 밝혀내듯 집요하게 원인을 파헤쳤다.

그녀는 샌타마리아의 간호사에게 아구스틴의 집을 방문해 가족 18명의 가래를 모두 컵에 받아오되 그 과정을 직접 지켜보라고 했다. "전 집안 사람 누군가가 4+일 거라고 생각했어요." 채리티가 말했다. 결과가 나왔을 때 그녀의 심장이 철렁 내려앉았다. 아구스틴 제페리노의 결핵은 정말 4+였다. 그녀는 이 청년 안에서 벌어진 기이한 미생물학적 사건을 전혀 이해할 수 없었다. 어떻게 대처해야 할지 실마리마저 희미했다. 선택은 두 가지였다. 아구스틴의 가래를 질병통제예방센터로 보내 세균의 유전체 염기서열이 밝혀질 때까지 두 달을 기다리거나, 전체 염기서열을 분석할 능력은 없지만 특정 변이를 찾아줄 수 있는 캘리포니아 주립 연구소로 보내는 것이었다. 두 달은 너무 길었기에 그녀는 샘플을 캘리포니아 주립 연구소로 보냈다.

이틀 후, 아구스틴 제페리노의 결핵이 미국에서는 전례 없는 방식으로 변이되었다는 전화가 왔다. 오악사카주에서만 발견된 이 돌연변이는 두 가지 끔찍한 특성이 있었다. 하나는 결핵 치료제에 내성이 있다는 것이고, 다른 하나는 감염자가 결핵 치료를 받는 도중에 모습을 드러낸다는 것이었다. 아구스틴이 9개월간 치료받는 과정에서 체내 세균이 유전자 코드에 오류를 일으켜 약물을 피할 수 있게 된 것이다. "부적절한 치료만큼 나쁜 건 없는데, 제가 바로 그걸 하고 있었던 거예요." 채리티가 말했다.

'아픈 만큼 성숙해진다.'는 표현은 인간에게는 대개 사실이 아니었으나, 세균에게는 맞는 말이었다. 아구스틴 제페리노의 몸속에서 결핵균은 치료제에 더 큰 내성을 가지도록 진화한 상태였다. 채리티는 아구스틴과 함께 살거나 직장을 같이 다니는 사람들 역시 치명적인 신종 병원균에 감염되었을 거라고 생각했다. 그녀는 추적이나 검사를 꺼리는 오악사카 사람들을 찾아 검사해야 했다. 공중보건 간호사가 찾아가면 제페리노네 18식구는 좁은 집에 살고 있다가도, 다음날 가보면 모두 사라져 있곤 했다.

채리티는 보건 간호사에게 결핵 사례들을 잘 살피라고 요청했고, 제페리노라는 성을 가진 아이가 보건소에 나타나면 알려달라고 당부했다. 그러던 어느 날, 샌타마리아 보건소에서 전화가 왔다. 제페리노라는 성을 가진 남자 아기가 '성장 부진' 진단을 받았다는 내용이었다. 성장 부진은 원인보다는 상태를 설명하는 용어에 가까웠다. 영양실조를 포함한 다양한 원인이 있으며 결핵도 그중 하나였다.

그날은 채리티에게도 너무 바쁜 날이었다. 그녀는 아기들이 결핵에 걸리면 보이는 증상 중에 성장 부진이 있다는 것을 알고 있었지만, 직접 조사에 들어가진 않았다. 대신 소아과 의사에게 아기의 흉부 엑스레이를 찍어보고 이상 징후가 보이면 질병관리과로 연락하라고 했다. 하지만 소아과 의사에게선 더 이상의 소식이 없었다. 채리티도 그를 재촉하지 않았다. 보건소로 온 지 얼마 되지 않은 때라 닦달하는 사람처럼 보이고 싶지 않았다. 그녀는 좋은 인상을 주고 싶었다.

한 달 뒤, 샌타마리아 병원 중환자실에 입원한 남자 아기에 관해 또 다른 연락이 왔다. 간호사들이 아기의 결핵 검사를 요청했다. 채리티는 곧장 그들이 한 달 전에 알려준 그 아기가 틀림없다고 판단했다. 아기의 결핵 검사 결과는 양성이었다.

채리티는 무슨 일이 있었는지 정리하기 위해 우선 소아과 의사에게 연락했다. 그녀는 그 의사가 아기의 흉부 엑스레이 결과가 나오기도 전에 한 달간 긴 휴가를 떠났다는 사실을 알게 되었다. 간호사는 의사가 돌아오면 검토할 수 있게 엑스레이 사진을 그냥 놔두었다. 채리티는 즉시 결과 사진을 요청했다. 거기에는 분명 결핵균의 흔적이 역력했다. 소아과 의사의 책상 위에 엑스레이 사진이 놓여 있던 한 달 동안 아기는 급격히 쇠약해졌다. 끝내 부모가 아기를 데리고 응급실로 왔을 때 아기는 이미 의식이 없었다. 병원 측에서 부모를 불러 아기가 뇌사 상태라고 알렸다. 그러자 더 끔찍한 상황이 펼쳐졌다. 그들은 "우린 아들이 없어요."라고 말했다. 샌타바버라의 보건 간호사들이 만난 오악사카 사람들은 심각한 질병이 있는 아이를 외면했다. 그들은 아기가 태어난 적 없는 척했다. 채리티는 결국 그 아기가 의료 고아원에서 생을 마감할 것이라는 소식을 들었다.

이 일로 그녀는 상처 입고 무너졌다. 그녀는 보건의가 되는 일이 어떤 의미인지 똑똑히 알게 됐다. 사소한 일도 그냥 넘길 수 없었다. "전 보건의가 명망 높은 경찰처럼 행동해야 한다고 생각했어요." 채리티가 말했다. "하지만 그 이후로는 아니었어요. 다시는 그런 일이 일어나지 않도록 하겠다는 생각뿐이었어요."

그녀는 아구스틴을 빌라 모텔Villa Motel 객실에 격리했다. 결핵 예방용 환기구가 있는 자신의 사무실에는 아구스틴이 감염시킨 아이들의 사진을 걸어두었다. 그녀는 샌타마리아에 있는 소아과 의사들에게 미스텍족 억양을 가진 부모의 아이가 독감과 유사한 증상을 보이는 경우 아이의 피부 검사와 흉부 엑스레이 촬영을 하라고 지시했다. 그리고 샌타바버라의 모든 결핵 발병 건은 변이 유전자가 있는지 찾아야 한다는 명령을 내렸다. 그 유전자는 아구스틴의 남동생과 조카들에게서 나타났다. 아구스틴이 누군지 모른다고 주장하는 오악사카 사람들에게서도 발견되었다. 보건 간호사는 그들이 아구스틴을 알 뿐 아니라 그와 시간을 함께 보냈으며, 아구스틴이 격리 조치를 위반했다는 사실을 알아냈다. 유전자 정보는 사회적 관계를 드러냈다. "항상 놀랄 일이 생기죠." 채리티가 말했다. "질병의 행방은 알 것 같다가도 늘 예상 밖이에요."

채리티는 유전자 지문으로 병원균의 이동 경로를 추적한 사례를 들어본 적이 없었다. 그녀는 유전체학이 제대로만 활용된다면 얼마나 강력한 질병 퇴치 도구가 될 수 있는지 깨달았다.

그러나 한동안 그 기술은 아구스틴 제페리노가 격리 명령을 어떻게 위반하는지 밝혀내는 데 사용되었다. 몇 년이 지난 뒤에도 보건소 간호사들은 그가 묵었던 샌타마리아 빌라 모텔 240호를 기억했다. 그들은 아구스틴에게 밥과 약을 가져다주면서 방 안에서 발견한 것들을 기록했다. 어느 날은 하이힐 한 쌍이, 다른 날에는 하이힐의 주인인 것 같은 매춘부가, 또 다른 날에는 엄청난 파티의 흔적으로 보이는 쓰레기가 있었다. 환자가 사라지고 없는 날도 있었다. 그의 돌연변이 결핵균은 매춘부, 그의 친구, 제페리노라는 성을 가진 더 많은 아이들에게서 나타났다. 어느 시점부터 샌타바버라의 보건 간호사인 샌디 아이작스Sandy Isaacs는 아구스틴 제페리노와 관련된 26명의 결핵 환자를 돌보고 있었다. 채리티는 아구스틴을 체포해 교도소에 수감하라는 명령을 내렸다. 그러나 교도소는 그를 단기간 잡아둔 다음 아무 설명 없이 풀어줬다. 채리티는 교도소 관계자들이 겁을 먹었을 것이라고 추측했다. "전 그를 교도소에 보낼 수는 있지만 거기에 잡아둘 수는 없었어요." 그녀가 말했다.

그녀는 아구스틴 제페리노에게 수갑을 채워 병원 침대에 격리하려다 실패한 뒤 판사에게 허락을 받아 그의 발목에 GPS 추적기를 달았다. 그 덕에 아구스틴이 밤에 모텔을 빠져나와 스페어민트 라이노Spearmint Rhino라는 스트립 클럽에 갔다는 사실을 알 수 있었다. "그리고 전 다시는 스트립 클럽이 옆에 있는 모텔에 환자를 격리하지 말자고 다짐했죠." 채리티가 말했다.

2014년 8월 11일, 보건 간호사 한 명이 아구스틴에게 약을 주러 빌라 모텔로 갔더니 방은 비어 있고, 발목에 찼어야 할 GPS는 쓰레기통에 버려져 있었다. 채리티는 체포 영장을 발부하고 보안관에게 그가 샌타바버라에서 가장 위험한 인물이라고 간략하게만 알렸다. 그녀는 의료정보보호법 위반으로 소송에 걸릴 수도 있다는 주 관계자의 경고를 무시하고 아구스틴의 사진과 질병 정보를 담은 보도 자료를 배포했다.

그러나 수색은 실패로 돌아갔다. 질병 통제 업계에서 흔히 말하듯, 환자는 추적 불가 상태가 되었다. 아구스틴이 모습을 드러낼 가능성이 높은 멕시코 같은 곳은 물론이고, 가던 도중에 머무른 장소들도 중요한 단서였다. 그의 폐에는 미국에서 한 번도 발견된 적 없는 돌연변이 결핵균이 존재했다. 채리티는 캘리포니아주에서 발견된 모든 결핵균의 유전체를 분석해야 한다고 생각했다. 결핵균은 숨는 데 능했다. 결핵균을 들이마시면 둘 중 한 가지가 발생했다. 결핵 환자가 되거나, 결핵이 휴면기에 들어가거나.

휴면기에 들어갈 경우 자신에게 결핵이 있다는 것조차 알지 못한다. 하지만 터질 확률이 10퍼센트인 시한폭탄을 몸속에 품고 돌아다니는 셈이다. 2년이 걸릴지 10년이 걸릴지 알 수 없으며, 여러 약에 내성이 있는 변이는 다시 등장한다. 사람을 죽이지 못하도록 결핵을 가장 확실하게 예방하려면 유전자를 사냥해야 했다. 채리티는 캘리포니아 공중보건국에서 일하는 사람들에게 "빵 부스러기를 따라 멕시코로 가야 해요."라고 말했다. 하지만 주 보건국은 예산이 없었다. 채리티는 이렇게 말했다. "말도 안 되는 일이에요. 장담컨대 완벽하게 일치하는 사례가 있을 겁니다. 하지만 '자원이 없다'는 이유로 찾아내지 못하겠죠."

✦

　　빈곤을 가늠하는 한 가지 방법은 가진 것이 얼마나 적은지 살펴
보는 것이다. 또 다른 방법은 주어진 자원을 얼마나 활용하기 어려
워하는지 보는 것이다. 챈 저커버그 바이오허브는 강력한 도구를
무료로 제공했지만, 이를 활용할 관심이나 능력이 있는 지역 보건
의는 거의 없었다. "그들은 요청하는 방법을 몰랐어요. 아무것도 받
아본 적이 없었거든요." 프리실라 챈이 말했다. 처음부터 비영리 재
단이었던 바이오허브는 영리 연구소보다 지역 보건소를 위해 더 많
은 일을 할 수 있었다. 영리 연구소는 인간의 유전물질이 들어있는
검사 튜브를 받아 양성 또는 음성이라는 간단한 결과만 제공했고,
양성 샘플에서 바이러스의 유전체를 분석할 준비는 되어 있지 않았
다. 하지만 유전체 분석이야말로 이 게임의 핵심이었다.

　　바이러스는 복제 과정에서 유전 코드에 오류를 일으키며 변이한
다. 바이러스마다 오류를 일으키는 속도는 다르다. 변이가 전혀 없
는, 완벽하게 안정적인 바이러스는 추적이 불가능하다. 모든 감염
자의 바이러스 유전 코드가 똑같아서 유전 코드를 검사하는 것만으
로는 누가 누구에게 바이러스를 옮겼는지 알 수 없기 때문이다. 헤
르페스는 변이 속도가 너무 느려서 유전 코드만으로는 전파 경로를
알아내기 어렵다. 반대로, 변이 속도가 너무 빠른 바이러스도 추적
이 불가능하다. 감기 바이러스는 매우 빠르게 변이를 일으켜 유전
체 전체를 교체하기 때문에 백신이 구축한 방어 체계를 죄다 피해

간다. 빠르게 변이하는 바이러스는 수십억 개의 서로 다른 지문을 남기는 강도처럼 추적이 어렵다.

바이러스 추적자에게 코로나19는 연구하기 좋은 위치에 있었다. 변이가 매우 안정적이어서 사람 간에 전파가 될 때 한두 번 정도만 변이가 일어났다. 누군가에게서 바이러스를 찾아내면 그 바이러스의 유전체는 전파자와 정확히 일치하거나 단 하나의 변이만 있는 것이다. 이런 변화를 관찰하는 것만으로도 바이러스가 지역사회로 퍼져나가는 경로를 추적할 수 있었다. 게다가 2020년이 되면서 엄청난 수의 바이러스 유전체를 분석하는 것이 가능해졌을 뿐만 아니라 실용화되어 있었다. 2003년에 조는 사스바이러스의 염기서열을 일부 분석하는 데 큰돈을 써야 했지만, 이제 유전체 분석에 들어가는 비용은 기하급수적으로 떨어져 있었다. "2001년에 1만 달러였던 것이 지금은 1페니밖에 하지 않아요." 조가 말했다.

2020년 4월 말, 일감이 충분하지 않았던 바이오허브 코로나19 연구소 팀은 UC샌프란시스코 연구자들과 협력하여 샌프란시스코의 미션 지구Mission District의 특정 구역의 거주민과 직장인들을 전부 검사하기로 했다. 미국 인구 조사 번호 022901에 해당하는 네 블록 크기의 구역으로, 전형적인 미국 공동체가 아닌 다문화 공동체라는 점에서 바이러스 사냥꾼들의 흥미를 끌었다. 매력적인 빅토리아 시대의 주택과 평범한 주택 단지, 투박한 콘크리트 아파트 건물이 빼곡하게 들어선 곳이었다. 노숙자는 물론이고 상류층과 극빈층이 공존했다. 재택근무자도, 계약직 직원도 살았다. 그리고 네 곳의 교회와 쇼핑가 한 곳, 공원이 자리 잡고 있었다. 주민 대부분은 라틴계 노동자들이었지만 그들 중에는 쿠키 속 초코칩처럼 힙스터와 테크 브로tech bro◆가 박혀 있었다. 꼭 누군가 일곱 가지 다른 퍼즐 조각을 한 상자에 모아둔 것 같았다. 각 조각이 행복한지는 알 수 없었다. 거의 모든 건물의 아래층 창문은 막혀 있었다. 곳곳에 낯선 사람의 출입을 금지하는 표지판이 세워져 있고, 이민국 경찰에 대한 반감이 벽화와 그라피티로 표출되어 있었다. 마스크를 쓰지 않은 사람들이 목줄이나 인식표를 하지 않은 개와 함께 걸어 다녔고, 거리를 지나는 이들을 흘끔거렸다. 문을 세게 두드리는 소리만으로도 사람들은 놀랐다. 5명이 거주하기에 적합한 침실 3개짜리 집에서 40명이 24시간 교대로 잠을 자고 있었다.

결국 2020년 4월 말에 나흘 동안 공식 거주자 4,087명 중 3,000명이 검사를 받았다. 라틴계 거주자의 6퍼센트 이상이 코로나19에 걸렸고, 대부분이 바이러스를 다량 보유하고 있었으나 상당수가 증상이 없었다. 검사 결과에는 일정한 패턴이 있었다. 부유한 사람일수록 감염률이 낮았다. 라틴계는 전체 검사 대상의 44퍼센트에 불과했지만 그중 95퍼센트가 양성이었다. 981명의 백인 중에 양성은 한 명도 **없었다.** 점점 중요한 사실이 드러났다. 바이러스는 재택근무를 할 수 없는 가난한 유색 인종을 집중적으로 공격했으며, 감염자 상당수는 자신의 상태를 전혀 모른 채 돌아다니고 있었다. 그러나 조

◆ 기술 분야에 종사하는 부유한 청년.

드리시에게 가장 중요한 문제는 다른 데 있었다. 바로 337쪽에 있는 도식이었다.

이 도식은 2020년 4월 말 샌프란시스코의 미션 지구에서 발견된 바이러스의 유전적 관계를 단순하게 그려낸 것이었다. 도식을 이해하려면 한참을 들여다봐야 했고, 그마저도 조의 도움이 필요했지만, 자세히 보면 바이러스에게 위협이 될 만한 새 무기가 보였다. "인류 역사상 이렇게 명확한 바이러스의 확산 그림을 본 적이 없었어요." 조가 말했다. "이제 상황이 바뀌었습니다."

도식의 시작점은 샌프란시스코가 아니라 2019년 12월 바이러스가 처음 발생한 우한이고, 변이되기 전의 초기 유전체였다. 조는 지속적인 변이를 중세 수도사들이 필사한 사본 속의 오류처럼 생각했다. 오류는 무작위로 일어나지만 엄청난 정보를 품고 있었다. 도식 속 어느 가구를 살펴보든 다른 방식으론 보지 못했던 사실이 드러났다. 우리가 표본 1이라 부를 가구가 좋은 예시다. 이 집에선 세 명이 동일한 바이러스에 감염되었다. 이는 그들의 바이러스 유전체가 일치한다는 의미다. 여기까지는 그리 놀랍지 않다. 그들 중 한 명이 다른 이들을 감염시켰을 테니까. 놀라운 점은 바이러스가 어떻게 이 가구에 침투했냐는 것이다. 아마도 같은 수직선상에 있는 미션 주민으로부터 전달받은 것으로 보인다. 그 역시 똑같은 바이러스에 감염되었지만 더 일찍 감염되었기에 그에게는 항체가 있고 그들에게는 없다. 그의 감염이 오래되었다는 것은 발아래에 굵은 선으로 표시되어 있다. 그가 감염시켰을 만한 사람은 위쪽뿐 아니라 오른

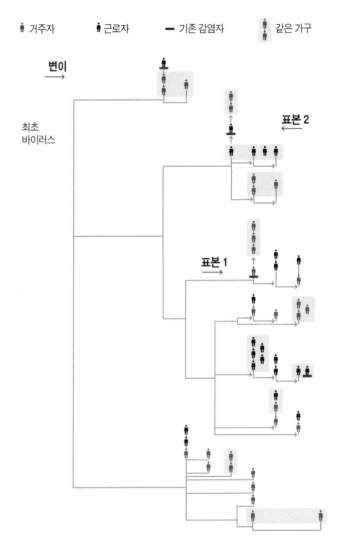

샌프란시스코 미션 지구의 직장인과 거주자에게서 발견된
코로나19 바이러스의 간략한 계통도

🧍 거주자　　🧍 근로자　　━ 기존 감염자　　🧍 같은 가구

변이

최초
바이러스

표본 2

표본 1

출처: 챈 저커버그 바이오허브
제작: 일레인 혜(Elaine He)/블룸버그 오피니언(Bloomberg Opinion)

편에도 존재한다. "이 주민이 한 가정을 감염시킨 것으로 추정되는데, 미션에 살지 않는 노동자 두 명에게도 옮긴 것 같아요." 조는 그 주민의 오른쪽에 있는 또 다른 근로자 가구를 가리키며 말했다. "그들 사이에 한 단계의 분리가 일어났을 가능성이 있어요. 그러니까 그 주민이 어떤 이에게 바이러스를 옮기고, 그 사람이 다시 두 노동자에게 옮긴 식으로요. 하지만 그 이상의 연결점은 없어요."

유전체 정보 없이는 이 사람들이 어떤 관계가 있는지 전혀 알 수가 없다. 검사를 통해 그 가정을 감염시킨 사람을 식별하고 그 사람이 접촉 추적팀에게 조사를 받더라도 그 가정과의 연결고리를 알아낼 수 없었을지도 모른다. 당사자가 연관성을 모르거나 알고도 감추려 할 수 있기 때문이다. 이들 사이에 사회적 연결고리가 있다는 게 밝혀지면 다음과 같은 질문을 할 수 있다. 어떤 관계죠? 같은 버스를 탔나요? 불륜 사이인가요? 아이들이 함께 놀았나요? "온갖 추측을 할 수 있어요." 조가 말했다. "아이들에게는 아이들이 숨은 매개체일까요? 아니면 손잡이를 만져서 감염된 걸까요? 공원 담벼락에 늘어앉아 있는 사람들이 문제일까요? 공원에서 카드 게임을 하는 사람들에게 옮았을까요?"

2020년 4월 초, 많은 이들에게 신종 코로나바이러스가 순차적으로 퍼지는 것이 아니라는 점이 분명해졌다. 어느 회사든 10퍼센트의 직원이 90퍼센트의 일을 처리하듯이, 소수의 감염자가 대다수의 감염자를 발생시키고 있었다. 표본 2에서 가장 오래 감염된 사람은 자기 몫 이상으로 바이러스를 전파하는 재주가 있었다. 그는 위쪽 가구

뿐 아니라 미션의 또 다른 근로자를 비롯해 그의 오른쪽에 자리한 작은 두 집단까지 감염시켰을 가능성이 컸다. 유전체 정보는 이 사람을 얼른 거리에서 치우라고 알려줬고, 나아가 그가 어떻게 병을 퍼뜨리는지 알려줄 수도 있었다. 도식의 다른 작은 집단들도 유전체 정보 없이는 절대 몰랐을 방식으로 서로 연결돼 있었다. "이 모든 이야기가 딱 맞아떨어지는 것이 놀랍죠." 그들이 만든 첫 번째 도식을 살펴보며 조가 말했다.

과학은 이제 신종 코로나바이러스를 내러티브 논픽션 작품으로 만들 수 있었다. 당시 미션 지구 연구와 거의 같은 시기에 험볼트 카운티에서는 한 마약상이 코로나19 양성 판정을 받는 일이 벌어졌다. 공중보건 간호사들은 감염 직후 그를 찾아내 자가 격리를 약속받았지만, 그가 몰래 밤마다 외출하고 있다는 의심이 들었다. 이런 의혹은 그의 친구마저 감염되면서 더욱 짙어졌다. 그 친구는 아들 부부와 함께 살았는데, 며느리는 유리카Eureka에 자리한 올더 베이 요양원Alder Bay Assisted Living에서 일했다. 며느리는 아무 증상이 없었지만 일주일 만에 12명 이상의 요양원 직원과 입소자가 감염되었고, 그중 4명이 목숨을 잃었다. 보건 간호사는 이 사건의 연결고리를 찾지 못했다. 그러다 그들은 바이오허브로부터 유전체 분석 결과를 받았다. 올더 베이의 감염자들은 모두 며느리에게서 감염되었고, 그녀는 시아버지에게서, 시아버지는 그 마약상에게서 옮았던 것이다. "마치 범죄 사건의 DNA 증거 같아요." 험볼트 카운티의 보건 간호사 에리카 다이크하우스Erica Dykehouse가 말했다. "결과를 받고 우리는 이렇게 외쳤어요. '의심한 우리가 미친 게 아니었어! 우리가 미친 게 아니라고!!!!'"

바이러스에 효과적으로 대응하려면 요양원, 학교, 사무실, 아파트, 동네 등을 안전하고 방어 가능한 공간으로 만드는 게 중요했다. 유전체학을 활용하면 바이러스가 이런 안전지대에서 어떻게 전파되는지, 그리고 그 안전성을 어떻게 위협하는지 파악할 수 있었다. 또한 언제 어떻게 바이러스가 그곳에 침투했는지, 국경 봉쇄를 재고할 필요성이 있는지 알려주기도 했다. 개방된 사회를 유지하려는 사회에서는 내부 전파와 외부 침투를 구분하는 것이 매우 중요했다. 미션 지구 연구 직후, 캘리포니아 시골에 위치한 한 생선 포장 공장에서 근로자 두 명이 코로나19 증상을 보였다. 바이오허브에서 검사한 결과 두 사람 모두 감염 사실이 확인되었다. 생선 포장 공장은 근로자의 안전을 지키기 위해 필요한 조치를 취했다고 믿었지만, 강제 폐쇄 조치를 받을 수도 있었다. 작업 과정에서 한 근로자가 다른 근로자를 감염시킨 것으로 보이는 상황이었다. 하지만 바이오허브는 감염된 두 사람의 바이러스 유전체를 분석해 두 바이러스가 유전적으로 거리가 상당히 멀다는 사실을 밝혀냈다. 두 근로자는 각자 직장 밖에서 바이러스에 감염됐던 것이다. 덕분에 생선 포장 공장은 계속 가동될 수 있었고 모든 직원이 일자리를 유지했다.

바이오허브와 UC샌프란시스코의 연구팀은 2021년 1월 말에 다시 미션 지구를 찾았다. 이번에는 1,000여 명의 코로나19 확진자가 발견되었고, 그중 한 명은 미국에서 처음 보는 변이 바이러스에 감염된 상태였다. 이 변이는 2020년 10월 브라질에서 37세 여성 의료진이 코로나19에 재감염된 후 처음 확인된 것이었다. 이 변이로 바이러스는 그녀의 면역 체계가 코로나19와 첫 전투를 벌일 때 만든 항체를 피할 수 있게 되었다. 항체를 피한 변이 바이러스는 백신도 피할 수 있었다. "단 하나의 염기에 화학적 변화가 생긴 겁니다." 조가 말했다. "그렇게 진화한 거죠." 특히 백신 접종이 시작되면 바이러스는 그 압박을 피하고자 염기를 변화시키고 새로운 변이 바이러스를 만들며 진화했다.

백신 제조사나 사회가 유전체 정보 없이 진화하는 바이러스에 적응하는 건 불가능했다. 하지만 팬데믹 1년 차인 2021년 2월에도 미국에서 분석된 유전체 수는 확진자의 0.3퍼센트에 불과할 정도로 미미한 수준이었다. (같은 시기 영국은 10퍼센트를 분석했고, 덴마크는 모든 확진 사례를 분석하는 것을 목표로 하고 있었다.) 미국은 다른 선진국들보다 유전체 분석 수량이 적었는데, 이마저도 여러 비영리 단체들이 무상으로 나서준 덕분에 가능했던 일이었다. 팬데믹 첫해 내내 바이오허브라는 작은 연구소 하나가 캘리포니아 전체 분석량의 절반가량, 미국 전체로 보면 5퍼센트 이상을 도맡았다. 마치 남북전쟁 전에 탱크가 발명되었지만 장군들은 그 용도를 몰랐던 것처럼, 조는 사회가 과학이 무엇을 할 수 있는지 깨닫는 속도가 너무 느리다는 사실에 충격을 받았다. "연방정부가 체계적으로 나섰어야 해요." 그가 말했다. "최소한 주정부라도 말이죠. 이성적인 사회라면 그랬을 겁니다. 하지만 시스템 자체가 무너졌어요. **상당히** 무너졌죠."

팬데믹 첫해를 돌아보면서 조는 그 시스템에 대한 마지막 희망의 불씨를 느낀 순간을 정확히 기억할 수 있었다. 2020년 4월 29일 오후, 그가 프리실라 챈과 캘리포니아 주정부와의 줌 화상회의에 참석했을 때였다. 프리실라는 공중보건 시스템 안에서 자원 부족에 시달리는 공중 보건의들이 왜 바이오허브를 이용해 바이러스 검사와 추적을 하지 않는지 이해할 수 없었다. "주제넘은 발언인가 싶었어요." 그녀가 말했다. "하지만 이미 변이가 문제가 될 걸 알고 있었죠. 조는 '봐요! 변이가 보이잖아요! 어디서 시작됐는지도 볼 수 있다고요!'라고 했죠."

그녀는 캘리포니아 보건복지부 장관인 마크 갈리에게 회의를 요청하는 편지를 썼다. 갈리는 열정적으로 화답하며 일정을 잡았다. "전 강력한 리더십에 **목말라** 있었어요." 조가 말했다. "당연히 주정부가 종합적인 계획을 가지고 있을 거라고 생각했어요. 우리를 잘 이끌어줄 거라고요. 우린 날카로운 도구이니 제대로 써달라는 거죠!" 예정된 회의 날 오후, 조는 책상에 앉아 줌 화면을 뚫어져라 쳐다봤다. 프리실라가 다른 분할 화면에 있었고, 바이오허브 사람들도 몇몇 보였다. 주정부 관계자의 칸은 하나뿐이었다. 채리티 딘이란 이름이었다. 하지만 그녀의 화면은 꺼져 있었다. 어색한 시간이 몇 분 흐른 뒤에 갈리가 나타나지 않을 것이 분명해지자 마침내 채리티 딘의 카메라와 마이크가 켜졌다.

11

가짜 꽃

2020년 4월 무렵 미국 정부의 이상한 점 중 하나는 겉모습과 속사정이 판이하게 달랐다는 것이다. 캘리포니아 주정부나 심지어 트럼프 행정부 안에서도 모든 일에는 나름의 논리가 있었다. 내부자라면 누구나 자신들이 한 일과 그 이유에 대해 어느 정도 일관된 이야기를 할 수 있었다. 그러나 아무것도 모르는 외부자가 보기에 그들의 행동은 당황스러운 데가 있었다. 폴 마코비치Paul Markovich가 바로 그런 외부자였다. 마코비치는 6만 명의 의사 네트워크를 통해 400만 명의 의료보험 가입자를 보유한 블루 실드 오브 캘리포니아Blue Shield of California의 최고 경영자였다. 3월 말, 캘리포니아주의 코로나19 검사 시행률이 미국 최하위임을 확인한 마코비치는 주정부에 개선을 촉구했다가 도리어 주지사한테 이 문제를 해결할 태스크포스 의장을 맡아달란 소리를 들었다. 개빈 뉴섬 주지사는 여기에 두 명을 더 투입했는데, 벤처 투자자인 밥 코허와 채리티 딘이었다. 마코비치는 코허는 알았지만 채리티에 대해서는 들어본 적이 없었다. 그는 그녀의 정보를 주변에 수소문했다.

4월 초, 캘리포니아주 태스크포스는 8월 말까지 하루에 6만 명의 주민을 검사하기로 목표를 세웠다. 그들은 5월 말에 목표치를 달성했고, 6월 말에는 그 2배가 넘는 수치를 달성했다. 3개월 만에 캘리포니아주는 코로나19 검사율이 전국 최하위에서 최상위로 올라섰다. 이를 위해 태스크포스팀은 조 드리시와 바이오허브가 직면했던 물류 장애를 대규모로 극복해야 했고, 1,000만 개의 비강 면봉을 구했다. 캘리포니아주는 풍부한 민간 검사실, 세계 최고의 공립대학 시스템, 재빠르게 위기에 대처하며 도움을 주려는 민간 업체, 그리고 검사의 중요성에 동의하는 시민들이 있다는 이점을 누렸다. 물론 어디를 보나 태스크포스팀의 성취였다. "외계인의 침공을 막은 건 아니었지만 그런 기분이 들 정도였죠." 마코비치가 말했다. 뉴섬 주지사는 이를 자신의 정치적 성과로 내세웠다. 일리노이와 워싱턴의 주지사는 폴 마코비치와 채리티 딘에게 고위 간부들을 대상으로 설명회를 열어달라고 요청했다. 백악관과 여러 연방 기관에서도 연락해 어떻게 이런 성과를 냈는지 물었다. 다이앤 파인스타인Dianne Feinstein 상원의원의 사무실 직원은 전화를 끊으며 말했다. "캘리포니아 출신인 게 이렇게 자랑스러웠던 적은 처음이에요."

그들의 노력은 프로젝트 운영 사례로 연구할 만한 가치가 있었지만, 여기서 중요한 건 세부 내용보다 성공 그 자체였다. 하지만 그 과정에서 마코비치는 미국 정부의 결함을 목격했다. 주정부의 낡은 컴퓨터 시스템으로는 새로운 검사가 만들어내는 대량의 데이터를 처리할 수 없었다. 마코비치는 그걸 무상으로 교체해주겠다는 자신의 제안을 왜 받아들이지 않는지 이유를 알 수 없었다. (이후 8월에 발생한 코로나19 검사의 데이터 처리 오류는 소냐 앤젤의 공식적인 사임 이유가 됐다.) 주정부의 까다로운 조달 체계로는 단기간 안에 대금을 지불할 수 없어서 마코비치는 법인 카드로 면봉을 구입해야 했다. 게다가 주정부의 인사 체계도 이상했다. "무언가 단단히 잘못됐더라고요." 마코비치가 말했다. "제가 연락한 모두가 채리티가 기적을 행한다고 말했고, 그녀가 실질적으로 일을 꾸려나가는 게 분명했어요. 그런데 잠깐, 그녀가 부보건국장이라니? 보건국장이 아니라? 국장은 어디 있는 거죠?" 그가 알아본 바로 소냐 앤젤이 보건국장이었지만 한 번도 그녀를 만나지는 못했다. "이쯤 되니 눈치채지 않을 수 없었어요." 마코비치가 말했다. "역대 가장 큰 보건 위기인데 소냐는 어디서도 찾을 수 없었어요."

보험사로 돌아가려고 문을 나서던 마코비치는 채리티에게 이렇게 물을 수밖에 없었다. "전 그녀에게 물었죠. '그들이 당신한테 소냐의 자리를 맡아달라고 한다면 어떡할 거예요? 상당히 멍청한 정부이긴 하지만 평생 그렇진 않을 거예요.' 그러자 그녀는 '좀 생각해봐야 할 것 같아요.'라고 대답했죠." 채리티는 이미 그 문제를 염두에 두고 있었고, 뭐라고 말할지 그리고 그 이유가 무엇인지도 정리되어 있었으나 그에게는 말하지 않았다.

　　채리티는 24살에 이혼하고 얼마 뒤 작은 아파트를 얻었다. 뉴올리언스의 우범 지대를 겨우 벗어난 건물의 1층 집이었는데, 새 건물이라는 이유만으로 '럭셔리'라 불렸다. 처음으로 그녀는 자신만의 화단이 생겼다. 쇠 울타리가 쳐져 있었지만 지나가는 사람이 다 볼 수 있었다. 그녀는 괜찮은 정도가 아니라 멋진 화단을 만들고 싶었다. "저희 엄마처럼 되려고 애썼어요." 채리티가 말했다. "저도 가정주부가 될 수 있다는 걸 보여주고 싶었거든요." 그녀는 풍경과 화분, 화초 재배 통, 흙, 비료, 화사한 꽃을 잔뜩 구입해 화단을 룩셈부르크 가든처럼 가꾸었다. 건물에 사는 젊은 직장인과 대학원생들이 출근길에 그녀의 화단을 지나가며 칭찬을 늘어놓았다. 이웃들은 그녀의 화단에 놀러 왔고, 심지어 지나가던 행인까지 칭찬을 건넸다. 채리티 딘은 꽃으로 가득 찬 화단을 가진 젊은 여성이 되었다.

　　그런데 그녀의 꽃이 시들기 시작했다. 다행히 한꺼번에 죽진 않았다. 처음에 한두 개가 죽더니 화분 하나 정도의 빈자리가 생겼다. 마침 채리티에게는 조화 꽃다발이 있었다. "그렇게 시작됐어요." 그녀가 회상했다. "조화가 생화의 빈자리를 메운 거죠." 멀리서 보면 조화는 생화처럼 보였다. 대머리를 옆머리로 가리는 데 성공한 셈이다. 그리고 더 많은 꽃이 죽어 나갔다. 채리티는 대학원에서 두 개의 전공을 동시에 공부하고 있었고, 정원 손질에는 흥미도 재능도 없었다. 그녀는 가끔 물만 주면 된다고 생각했다. 결국 갑자기사하라 사막처럼 변해버린 화단에서 그녀는 식물의 망령들과 마주했다. "전 마이클즈 미술공예 용품점으로 가서 조화를 한 아름 샀어요." 그녀가 말했다. "조화를 고르다 보니 궁금했어요. '어떤 꽃이 제일 진짜 같을까?'"

아무리 생화 같아 보이는 조화라도 진짜처럼 꾸미기란 쉽지 않았다. 그녀는 이웃들이 너무 가까이 오지 못하도록 핑계를 댔다. 정원을 가꾸는 대신 정원을 가꾸는 척해야 했는데, 그게 더 어려운 일이었다. 조화에 물을 주며 행인들에게 웃으며 손을 흔드는 자신이 한없이 어리석게 느껴졌지만 이런 시늉은 몇 달간 계속됐다. "마음이 찜찜했지만 그저 상황에 휩쓸려 갔죠." 그녀가 말했다. 간간이 조화 사이에서 푸른 새싹이 돋아났으나 햇빛이 부족해 금방 죽어버렸다. 그걸 보니 더욱 마음이 불안했다. 채리티는 언젠가 자신의 거짓말이 들통날 걸 알았지만 더욱 완강히 밀어붙였다. 결국 어느 날 오후, 복도 끝에 사는 친절한 남성이 그녀의 집으로 걸어왔고 말릴 새도 없이 화단의 꽃을 향해 손을 뻗었다. 그는 조화인 걸 깨닫고 손길을 거뒀다.

미국의 팬데믹 대응은 그녀에게 그 순간을 떠올리게 했다. 하지만 훨씬 더 큰 규모로. 바이러스를 관리하고 대응하기 위해 세워진 미국 기관들은 바이러스를 막는 것과 상관없는 이상한 위기 대응 시뮬레이션에 몰두하고 있었다. "질병통제예방센터가 저지른 가장 큰 기만은 바이러스를 통제하는 게 불가능하다고 전 세계를 설득한 거였어요." 그녀가 말했다. "바이러스를 통제하려는 노력조차 하지 않음으로써 우리는 존엄성을 잃었습니다." 그녀는 어쩌면 자신이 화단에서 했던 일과 비슷한 과정을 그들이 겪고 있는지도 모른다는 의구심이 생겼다. 무엇을 해야 할지 모르면서 아는 척하는 데 에너지를 쏟아붓는 짓, 바로 체면치레였다. "처음에는 그냥 빈틈을 메우는 정도예요." 채리티가 말했다. "거짓말이 계속되면 거짓말에 서서히 잠식되죠. 그렇게 되면 더 이상 빈틈만 채우는 게 아니에요. 겉모습을 유지해야 한다는 부담 때문에 모든 게 겉치레가 돼버리죠."

채리티는 소프트웨어 팀 및 전직 오바마 행정부 관료들과 협력하여 뉴섬 주지사에게 캘리포니아주 봉쇄를 설득할 예측 모델 구축에 힘을 보탰다. 그러나 결국 그녀는 사임을 결심했다. 어릴 때 그녀와 언니는 어떤 상황이나 사람에 대한 의심이 불길하게 퍼져나갈 때 '검은 연기'가 난다고 표현하곤 했다. 그 검은 연기는 바이러스와 함께 캘리포니아 정부에 스며들어 좀처럼 사라지지 않았다. 3월 말, 그녀는 마크 갈리에게 사임 계획을 알렸다. 그는 채리티에게 기다려달라고 부탁하고선, 6주 동안 캘리포니아의 코로나19 검사를 개선하는 일로 그녀를 바쁘게 만들었다. 이후 그는 캘리포니아 보건국의 다른 두 여성과 함께 팬데믹 대응팀을 이끌어보는 게 어떻겠냐고 제안했다. 하지만 여기에는 숨은 속내가 있었다. 주 상원의 인준을 아직 받지 못한 앤젤이 팀의 공식 대표로 남아, 실질적인 책임자인 것처럼 보여야 했던 것이다. "팬데믹 한복판에서 자치주 보건국장을 자를 수는 없는 법이죠." 한 고위 공무원이 채리티에게 귀띔했다. 갈리의 제안에는 단순히 개인적 망신을 모면하려는 의도도 깔려 있어 보였다. 그가 앤젤을 뽑아 일선에 앉힌 장본인이었으니까. 세 번째 의혹은 다가올 앤젤의 상원 인준 청문회가 주지사에게 곤혹스러운 자리가 될 수 있다는 점이었다. 어찌 되었든 주정부 운영진은 캘리포니아 보건국이 순조롭게 굴러가고 있다는 환상을 유지하려고 애썼다.

채리티가 주정부의 팬데믹 대응을 총괄하려면 주정부가 그녀의 리더십을 공식적으로 인정해야 했다. 그녀는 보건국장에게만 부여된 법적 권한이 필요했다. 그러나 그런 일은 곧 일어날 것 같지 않았다. 그녀는 챈 저커버그 바이오허브와의 줌 화상회의에 참석하기 위해 성가시게 굴었다. "갈리는 이곳이 자기 영역이라는 걸 제게 분명히 알렸어요. 그는 이렇게 말했죠. '참석은 해도 좋아요. 대신 카메라에 얼굴 비추지 말고, 음소거 상태로 아무 말도 하지 마세요.'" 게다가 뉴섬의 새로운 코로나19 검사 태스크포스팀을 발표하는 언론 기자회견에는 참석하지 말라고도 했다. 그녀는 **이미** 태스크포스팀원인데도 말이다. 그녀는 보건국장이 해야 할 일을 하면서도, 사람들이 왜 보건국장이 그 일을 하지 않는지 의문을 갖지 않도록 눈에 띄지 않아야 했다. 채리티는 단지 일을 하는 것만으론 충분하지 않았다. 대외적인 이미지의 한 부분이 되어야 했다.

바이오허브와의 회의는 4월 29일 오후 1시 30분에 시작할 예정이었다. 1시 30분이 조금 지나자 채리티는 마이크와 카메라를 켠 뒤 프리실라 챈과 아이들에 관해 사소한 이야기를 하면서 시간을 끌었다. 한참 후 프리실라가 말했다. "자, 이제 시작하는 게 어떨까요?" 조 드리시가 화면에 나타났다. 채리티는 그가 동안이라고 생각했다. 그런데 아무리 팬데믹 상황이라지만 백금발이 사방으로 뻗쳐져 있는 그의 모습은 〈백 투 더 퓨처Back to the Future〉에 나오는 미치광이 박사님 같았다. 그는 주정부만 허락해준다면 자신과 그의 팀이 캘리포니아를 위해 무엇을 할 수 있는지 설명하기 시작했다. "인사말 같은 건 없었어요." 채리티가 말했다. "곧바로 본론으로 들어갔죠." 그녀는 샌타바버라에서 질병을 통제하던 시절 이후로 느끼지 못했던 강렬한 감정을 느꼈다. "길에서 누군가와 지나칠 때 그 사람의 향수나 체취가 사랑하는 누군가를 떠올리게 할 때가 있잖아요. 딱 그런 순간이었어요."

채리티는 이번 바이러스 대응이 보건의로서 제 역할을 할 두 번째 기회라고 느꼈다. 그녀는 샌타바버라에서 근무할 때 유전체 분석이 가진 힘을 직접 목격한 바 있었다. 토마셰프스키 박사의 클리닉에서 C형 간염 바이러스에 감염된 5명의 유전체를 분석하여 감염 경로를 파악했고, 결핵균의 단일 변이를 통해 아구스틴 제페리노를 추적할 수 있었다. 그러나 두 사례 모두 유전체 분석에 상당한 시간과 인력, 비용이 소요되었다. 그녀는 그동안 이 기술이 얼마나 빠르고 저렴해졌는지 알지 못했다. 이제는 대규모 집단에서 일어난 바이러스의 이동 경로를 실시간으로 추적할 수 있을 정도였다. 주 전역에서 그녀의 동료였던 지역 보건의들이 바이러스를 통제하려고 애쓰고 있었지만, 그들이 흑백 사진으로 바이러스의 단편적인 모습만 볼 뿐이라면, 바이오허브는 그들에게 영화 한 편을 보여줄 수 있었다.

새로운 무기는 미션 지구에서 그랬던 것처럼 주를 위해, 나아가 국가 전체를 위해 효과를 발휘할 수 있었다. 지역 보건의들은 바이러스 간의 유전적 연관성을 바탕으로 위험한 사회적 관계망을 파악함으로써 역량을 강화할 수 있었다. 더 치명적인 변이 바이러스가 출현하면 모든 보건의가 즉시 인지하고 대응할 수 있었다. 새로운 정보망은 국가에 절실하게 필요한 진정한 네트워크를 제공했다. 한때 지도 위에 희미하게 연결돼 있던 점 몇 개가 촘촘한 그물망으로 진화한 것이다. 바로 **시스템**이었다. "이것이야말로 질병 통제의 미래예요." 채리티가 말했다.

일주일 후, 채리티는 가까스로 뉴섬 주지사와 대화할 기회를 잡았다. 태스크포스팀의 진행 상황을 보고하는 자리였다. 다른 사람들도 있어서 간단히 지정된 주제만 다뤄야 했다. 하지만 회의가 마무리될 즈음, 주지사가 자리에서 일어나려 하자 그녀는 모험을 감행했다. "한 가지만 더 말씀드려도 될까요?" 그녀가 물었다. 뉴섬이 다시 자리에 앉자 채리티는 유전체 분석에 대해 설명했다. 설명이 끝나자 뉴섬은 위기 대응팀 고문으로 데려온 닉 서피로Nick Shapiro를 쳐다보며 말했다. **우린 이걸 해야 해요. 두 사람이 같이 앉아서 해결해봐요.** 채리티는 그 후 두 시간 동안 화이트보드에 적어가며 캘리포니아에서 양성 판정을 받은 이들의 바이러스 샘플이 어떻게 바이오허브로 전달되는지, 또 바이오허브가 어떻게 무상으로 샘플을 분석해 지역 보건의들에게 제공하고 활용법까지 교육하는지 모두 설명했다. 서피로는 불쑥 소리쳤다. "정말 멋진데요!" 바이러스 대응에 있어 캘리포니아주가 미국에서, 어쩌면 세계에서 앞장설 기회였다. 주지사가 뭔가 희망적인 말을 할 수 있는 기회였다! 서피로는 흥분을 감추지 못한 채 말했다. **내일 이 계획을 발표하겠어요.**

하지만 발표는 없었다. "안건이 관료제 안으로 들어가더니 감감무소식이에요." 한 관계자가 말했다. "대체 왜 그런 건지 결코 이해할 수가 없었죠." 누군가는 바이오허브에 마크 저커버그의 이름이 달려 있는 관계로 주정부가 국민의 의료 정보를 페이스북에 넘기는 것처럼 보일 수 있다고 지적했다. (물론 주정부가 하려던 일이 아니다.) 다른 누군가는 여러 실험실에서 나온 양성 샘플을 바이오허브로 보내는 과정이 어려울 것이라고 우려했다. 당시 퀘스트 다이애그노스틱스는 주 내에서 가장 많은 검사를 처리하고 있었지만, 그 속도는 더디기만 했다. 채리티는 퀘스트가 수억 달러를 안겨주는 고객을 만족시키기 위해 더 노력할 것이라고 생각했다. 그래서 그녀는 태스크포스를 운영하며 알게 된 퀘스트 측 사람들에게 전화를 걸어 캘리포니아의 코로나19 양성 샘플을 바이오허브로 보내달라고 요청했다. 그러자 퀘스트 직원은 이렇게 답했다. **그럴 경우 샘플당 5달러를 청구하겠습니다. 근데 또 그럴 수 없는 게 질병통제예방센터로 보내기로 합의한 부분이라서요.**

채리티는 조 드리시가 말해준 것처럼 질병통제예방센터가 논문 발간 말고 다른 이유로 유전체 분석을 할 이유가 없다는 걸 알았다. ("우린 예전에 수차례 그들에게 연락해 염기서열을 시퀀싱 해주겠다고 제안했지만 그들은 한 번도 응하지 않았어요." 바이오허브에서 유전체 분석을 담당하는 패트릭 에이스큐가 말했다. "구체적인 답변은 없었고 그냥 '고

마워요. 생각해볼게요.' 그런 식이었죠.") 채리티는 또한 그들이 화상 회의에서 검은 화면만 띄우고 있다는 것도 알았다. 그들은 다른 사람들의 데이터는 취하면서 자기네 것은 좀처럼 공유하지 않았다. 저자에게 영광을 안겨주는 학술논문 형태로만 공개할 뿐이었다. 채리티는 이제 질병통제예방센터가 자신들의 전 직원이자 현재 그녀의 상사인 사람과 함께 어떻게 자신의 일을 더 힘들게 하는지 줄줄 읊을 수 있을 정도였다. 그들은 캘리포니아가 바이러스를 추적해 피해를 줄일 절호의 기회마저 가로막으며 사태를 악화시키고 있었다. 그녀가 질병통제예방센터에 항의 전화를 하기도 전에 그들이 먼저 연락을 걸어왔다. "제게 직접 연락했더라고요. 친근한 척 굴었지만 사실 '그들의' 샘플을 조에게 보내는 일에서 절 떼어내고 싶어 했어요." 채리티가 회고했다. "마지막엔 전 거의 소리를 지르다시피 했죠. **'당신들은 연구 목적으로 표본이 필요한 거잖아요! 난 실제 현장 조사를 위해 필요하다고요!!'**" 주정부를 움직이는 사람들은 개입을 거절했다. 그들은 거대 상업 검사 연구소나 질병통제예방센터와의 갈등을 원치 않았다.

조는 채리티가 자신의 능력을 제대로 활용해줄 사람이라고 생각했지만 어떤 이유에서인지 그러지 못하고 있다는 것을 느꼈다. "그녀는 어쩐지 제 질문을 피하고 있었어요." 그가 말했다. "그런데 이건 생사가 걸린 문제였죠." 조와 바이오허브는 기다리고 기다렸다. 그러나 캘리포니아 주정부에 대한 기대를 거의 접어야 했다. "정부가 돌아가는 방식에 심각한 문제가 있었어요. 제대로 이해할 수 없

을 정도로요." 나중에 조가 말했다. "사공이 없었죠." 그리고 질병
통제예방센터는 그 자체로 미스터리였다. "그들이 어떤 식으로 잘
못되었는지는 신만이 아시겠죠."

채리티 역시 나중에 회고하길, 조와 대화하던 때가 마지막으로
바이러스에 제대로 대응할 수 있겠다는 희망의 불씨를 느낀 순간이
었다고 털어놓았다. 2020년 3월 말, 그녀는 처음으로 사임 의도를
밝힌 후 일기장에 이렇게 적었다. "2021년 5월 31일이 되면 사망자
수는 100만 명이 넘을 것이다." 그건 예언이었다. 직접적으로 코로
나19로 사망하거나 의료 시스템의 과부하로 인해 간접적으로 사망
할 미국인의 수였다. 마침내 6월에 사직서를 제출할 때까지도 그녀
의 견해는 전혀 달라지지 않았다. 떠나면서 그녀는 풀리지 않은 의
문들을 안고 나왔다. 그중 가장 큰 의문이 이것이었다. **왜 미국은 스**
스로를 구할 제도를 마련하지 못했을까?

✦

2020년 9월 23일, 전 질병통제예방센터장인 빌 포지Bill Foege는
현 센터장인 로버트 레드필드에게 편지를 썼다. 84세인 포지는 질
병 통제 분야의 전설로서 많은 이들에게 '천연두를 퇴치한 인물'로
유명했다. 그는 자신의 원칙을 가볍게 여기지 않았으며, 그 원칙에
따라 살았다. 그는 정치계 인맥이 아닌 동료들의 존경을 바탕으로
바닥부터 올라와 질병통제예방센터장이 된 마지막 인물이었다. 훗

날 지미 카터Jimmy Carter는 그를 자신이 직접 뽑았다고 말했지만, 사실 지미는 그를 뽑지 않았다. 질병통제예방센터에 있는 포지의 동료들이 포지를 뽑았다. "친애하는 로버트에게." 질병이 미국에 마구 퍼지던 시기에 그는 펜을 들었다. "매일 아침 자네가 짊어진 엄청난 짐을 생각하며 하루를 시작하네. 실질적으로 어떻게 할지는 모르겠지만, 내가 자네라면 하고 싶은 일이 있어. 우선 진실과 마주해야겠지. 우리 둘 다 알고 있다네. 첫째, 백악관이 주의를 돌리려 해도 이 일은 미국 보건 시스템의 엄청난 실패가 될 거라는 걸. 이번 세기의 가장 큰 난제가 됐고, 우리는 국가를 실망시키고 있어. 미래의 보건 교과서에는 팬데믹에 잘못 대처한 사례로 이번 일이 실리게 될 걸세."

이어서 그는 둘째, 셋째 요점을 제시했는데, 세 가지 요점은 모두 로버트 레드필드가 지휘하는 질병통제예방센터가 실패했음을 가리켰다. 한때 세계를 선도하던 질병통제예방센터는 트럼프 정부에 의해 반대로 움직였다. ("인도가 천연두 퇴치에 성공할 수 있었던 이유는 집단 면역에서 바이러스 공격으로 방향을 전환한 우리의 능력 덕분이었네.") 하지만 포지는 천연두의 심각성에 대한 거짓 정보, 과학을 무시한 대중 지침, 비겁한 침묵 등 질병통제예방센터 웹사이트에 게시된 세부 사항을 다시 언급하기 위해 글을 쓴 것이 아니었다. 그는 레드필드에게 질병통제예방센터의 독립성을 회복하라고 촉구했다. "자네는 이제 부실 대응으로 벌어진 비극을 인정하고, 이 상황을 묵인했던 점을 사과해야 하네. 정치적 간섭 없이 질병통제예방센터가 어떻게 나라를 이끌 것인지 방향을 설정하고, 그러한 간섭이 생기면 중립적인 감사관에게 보고할 수 있도록 해야 해. 이 나라를 구하려는 그들의 노력을 옹호하겠다는 약속도 필요하지. 이 바이러스가 미국에 끼친 참혹한 결과를 외면하지 말게. 이건 대학살이지 단순한 정치적 논쟁이 아니야……. 물론 백악관은 분노할 걸세. 하지만 자네는 자네 편에 서야 해. 마틴 루터가 그랬듯 자네도, '제가 여기 서 있는 건 다른 쪽은 생각할 수 없어서입니다.'라고 할 수 있잖아."

이것은 신의 목소리 혹은 적어도 다른 시대의 목소리였다. 빌 포지가 자신의 말을 비밀에 부치려 했다는 사실은 레드필드 사무실의 누군가가 기자에게 편지를 넘기면서 더 큰 파장을 불러일으켰다. 그러나 편지는 생각만큼 멀리 가지 않았다. 편지는 질병통제예방센터 내부의 문제를 그저 훌륭한 기관이 형편없는 대통령에게 장악된 것이라고 알렸기 때문이다. 포지는 누구보다 거기서 오래 일했기 때문에 더 복잡한 속사정이 있다는 걸 알았다. 질병통제예방센터의 문제는 도널드 트럼프 정권에 이르러 정점에 달했으나 트럼프 정부로 인해 시작된 것은 아니었다. 빌 포지가 질병통제예방센터를 맡으면서 일단락된 일련의 불행한 사건들이 그 시작이었다. 이 화단에서 벌어진 일에는 이유가 있었다.

사연은 1976년으로 거슬러 올라간다. 그해 3월, 독감 철이 끝나갈 때 뉴저지 포트 딕스Fort Dix에서 복무하던 몇몇 군인이 병에 걸렸고, 그중 한 명이 사망했다. 질병통제예방센터가 샘플을 수집해 분석한 결과, 군인들은 1918년 팬데믹 바이러스와 연관된 신종 돼지인플루엔자에 감염되어 있었다. 군대는 최소한 500명 이상의 군인이 감염되었음을 확인했다. 독감 전문가들은 모르는 것이 많았지만, 모른다는 사실 외에 몇 가지 단서를 더 알고 있었다. 그들은 패턴을 발견했다. 독감 바이러스는 대략 10년 주기로 인간의 면역 체계를 빠져나갈 새로운 방법을 찾아내고 있었다. 전문가들은 이전 바이러스의 유전자 변이가 1968년에 있었으니 다음 변이가 일어날 때가 됐으며 돼지와 관련이 있을 거라고 추측했다. 사례는 얼마 되지 않았지만—1918년, 1957년, 1968년—모두 신종 독감이 확인될 때마다 팬데믹으로 이어졌다. 질병의 심각성은 아직 알 수 없었다. 하지만 전문가들은 1918년 때와 비슷하게 처음에는 증상이 가볍게 시작될 거라고 예상했다.

당시 질병통제예방센터장이었던 데이비드 센서David Sencer는 공중보건과 인플루엔자 분야의 전문가들과 회의를 주최했고, 빌 포지도 참석했다. 돼지 인플루엔자는 주로 가을에 유행했기에 시간이 많이 남아 있지 않았다. 참석자들은 문제의 심각성을 잘 알고 있었다. 그들은 신종 독감이 발병하면 몇 주 안에 국토 전역으로 번진다는 데 동의했다. 또한 2억 1,700만 명의 미국인에게 백신을 접종하려면 몇 달이 걸릴 뿐만 아니라 접종 후 몸에 면역이 생기는 데까지 2주가 더 필요했다. 그들이 보기에 가을이 오기 전에 전 국민이 접종할 수 있을 만큼 충분한 백신을 생산할 수 있는 나라는 미국뿐이었다. 다른 나라의 보건의들은 별다른 대책을 세우지 못한 채 신종 돼지 인플루엔자가 어떤 양상으로 전개될지 지켜보자는 입장이었다. 미국만이 행동할 힘이 있었다.

회의에 참석한 모두가 백신을 최대한 빨리 생산해야 한다는 데 동의했으나 백신을 어디에 보관할지에 관해서는 의견이 엇갈렸다. 냉장고에 넣을까, 아니면 사람의 몸에 넣을까? 백신을 비축하는 편이 좋을까, 아니면 항체를 만드는 편이 더 좋을까? 질병 통제 분야에 실전 경험이 없었던 소수의 학자들은 백신을 냉장고에 넣고 기다리자고 제안했다. 그들 중 가장 신뢰할 만한 사람조차도 나중에 자신이 어떤 주장을 했는지 정확히 기억나지 않으며, 단지 몇 가지 질문만 던졌다고 인정했다. 그러나 지구상에서 가장 뛰어난 질병 전투의 사령관들을 포함한 대다수는 독감 철이 오기 전에 최대한 많은 사람에게 백신을 접종해야 한다고 생각했다.

독감은 천연두나 소아마비보다는 유전적으로 안정성이 떨어지는 코로나에 가까웠다. 따라서 결정을 내리기가 늘 까다로울 수밖에 없었고, 확실하게 위협이 느껴질 때까지 기다리고 싶은 유혹에 시달렸다. 그러나 기다리는 만큼 많은 사람이 백신 접종 전에 바이러스에 노출될 수밖에 없었다. "한쪽에는 강력한 논거가 있고 다른 쪽에는 거의 아무런 논거도 없는 그런 상황이었죠." 빌 포지가 회상했다.

센서는 모두의 생각을 들은 뒤 이 문제를 표결에 부치지 않고 회의를 중단했다. 한두 사람의 반대가 있긴 했지만 독감 철이 오기 전에 가능한 한 많은 미국인에게 백신을 접종하는 쪽으로 확실히 의견이 모아졌다. 센서는 대규모 백신 접종 프로그램에는 비용이 낳이 들고, 논란의 여지가 있다는 것을 알았다. 2억 1,700만 명의 팔에 실수 없이 바늘을 꽂는 일은 불가능했다. 또한 그 결정에 불만이 따를 수밖에 없다는 것도 알았다. 모든 게 불투명한 상황이었다. 빌 포지는 센서가 투표를 요청하지 않은 이유를 떠올렸다. "센서는 '이건 정치적인 문제가 될 테니 잘못되면 제가 전부 책임을 져야 합니다.'라고 말했어요." 표결에 부치면 다른 사람들도 이 결정에 연루되어 그들의 평판까지 함께 떨어질 수 있기 때문이었다. 센서의 이유를 듣고 나서 포지는 잠시 생각에 잠겼다. "전 스스로에게 말했죠. '그는 용기 있고 청렴한 사람이야.'"

센서는 여러 선택지를 문서로 작성했지만, 질병통제예방센터의 전문가들이 보기에 유일하게 책임 있는 행동 방침은 모든 미국인에게 백신을 접종하는 것이라고 분명히 밝혔다. 그는 그 문서를 당시 보건교육복지부HEW의 차관보인 시어도어 쿠퍼Theodore Cooper 박사에게 보냈다. 쿠퍼는 사실 센서와 질병통제예방센터를 어느 정도 경계하고 있었는데, 그들의 위치와 명성이 주는 특별한 독립성 때문이었다. 하지만 센서의 문서는 그의 마음을 움직였다. 쿠퍼는 1918 팬데믹 때 자신이 사는 펜실베이니아주 허시의 시내로 군인들이 몰려와 거대한 구덩이를 팠다는 이야기를 아버지한테 들은 기억이 났다. 그래서 질병 예방을 위해 열심히 일하는 사람이 필요하다고 생각했다. 센서의 문서는 쿠퍼의 문서가 되었고, 그런 다음 장관에게로, 마침내 대통령에게로 전해졌다.

그리고 상황은 최악으로 흘러갔다. 1976년 10월 1일에 시작된 백신 접종은 두 달 반가량 지속되었고 4,300만 명이 백신을 맞았다. 모든 사람에게 백신을 접종하는 것이 목표였고, 센서는 그것이 얼마나 복잡한 일인지 알았기에 서둘러 움직였다. 그러나 제대로 된 보건 시스템의 부재로 인해 백신 분배는 충격적으로 불균형하게 이루어졌다. 게다가 수천 명의 지역 보건의들은 모두 단절되어 있었다. 보건 의료 수준이 높은 지역에서는 사람들이 백신을 맞았지만, 그렇지 않은 지역에서는 백신을 맞지 못했다.

프로그램이 시작된 지 2주 만에 피츠버그에서 노인 3명이 사망했다. 모두 같은 진료소에서 백신을 맞은 사람들이었다. 그들의 사망이 전국 텔레비전 뉴스에 등장했다. 3명의 목숨을 앗아간 원인이 심장병으로 밝혀진 뒤에도 백신에 대한 불신은 날로 커졌다. 한 달 뒤 미네소타에서 백신을 접종한 남성이 길랭-바레증후군Guillain-Barré syndrome◆을 진단받았다. 이후 몇 주 동안 질병통제예방센터는 10개의 주에서 54건의 추가 사례를 확인했다. 분명 백신이 원인이었다. 이 사실이 다시 전국 뉴스에 등장했고, 백신과 관련 없이 아팠던 사람들까지도 백신 접종 후 문제가 생겼다고 보도되었다. 백신 프로그램은 논란거리였다가 화제성을 완전히 잃고 12월 16일에 접종이 중단되었다. 그리고 팬데믹은 찾아오지 않았다. 돼지 인플루엔자는 자취를 감췄고, 누구도 그 이유를 알지 못했다.

1977년 1월 20일, 포드 정부가 카터 정부에게 자리를 내주었다. 2주 뒤 보건교육복지부의 새로운 장관이 된 조 칼리파노Joe Califano 는 부하 직원에게 센서를 해고하라고 지시했다. 질병통제예방센터

◆ 감염 등으로 몸 안 항체가 말초 신경을 파괴해 마비를 일으키는 신경계 질병.

의 수백 명이 넘는 직원들이 반대 탄원서에 서명했다. 센서 또한 직접 맞서 싸울 수 있었지만 그는 조용히 물러났다. 주변에서는 센서의 문서가 포드 대통령에게 백신 접종 외에 다른 선택지가 없도록 만들었다며 술렁댔다. 질병통제예방센터는 대통령이 그들의 조언을 무시할 수 없을 정도로 막강한 영향력을 가지고 있다는 분위기였다. 당시 한 텔레비전 기자는 이렇게 보도했다.

> 질병통제예방센터는 기자와 PD들에게 **좋은 곳**, 책임감 있고, 존경할 만하며, 과학적이고, 마지막 남은 투명한 연방 기관으로 여겨졌습니다. 이는 센서에게 엄청난 권력을 가져다주었습니다. 워터게이트 사건 이후, 보건교육복지부나 의회는 말할 것도 없고 대통령, 베트남전 퇴역 군인, 물리학자, 대학, 그들 중 어디도 질병통제예방센터와 어깨를 나란히 할 수 없었습니다. 그들 중 누구든 센서의 긴급 문서를 막아서기만 해도 큰 뉴스가 되어…… 인간의 이익…… 악에 맞서는 (가장) 선한 사람들…….

이 말은 하버드 교수인 리처드 노이슈타트Richard Neustadt와 대학원생 조수 하비 파인버그Harvey Fineberg가 쓴 《돼지 인플루엔자의 습격The Swine Flu Affair》이라는 책에도 인용되었다. 이 책은 조 칼리파노의 의뢰로 쓰였는데, 그는 이미 결론을 내리고 질병통제예방센터장을 해고했음에도 불구하고 무엇이 잘못되었는지 알고 싶다고 말했다.

짧지만 잘 쓴 책이었다. '보고서'라는 이름을 달고 있어 객관적이고 과학적인 인상을 주지만, 실제로는 저널리즘의 한 형태였다. 저자들은 인터뷰를 바탕으로 설득력 있는 내러티브를 엮어냈고, 이를 자신감 있고 해박한 어조로 전달했다. 이야기 속에서 데이비드 센서는 명백하게 악당이었다. 그 악당에겐 공범인 시어도어 쿠퍼 박사가 있었지만 그의 역할은 도주 차량 운전사처럼 중요하지 않았다. 센서는 좋게 봐도 교묘한 인물로, 나쁘게 보면 사람을 극도로 조종하는 인물로 그려졌다.

> 센서는 대통령이 아니었다. 그렇지만 그는 대통령과 별 차이 없이 일해왔다. 그는 헌법상 상급자들이 무슨 생각을 하든 올바른 일을 하도록 만드는 것이 자신의 역할이라고 강력하게 강력하게 믿었다 (그리고 그렇게 했다). 또한 그들에게 생각할 시간을 주지 않고 그렇게 하도록 만들었다.

어쩌면 센서가 정말 자신의 권력에 취했을 수도 있다. 저자들의 표현대로 "자기 생각 속에 갇힌 영웅"일지도 모른다. 그럼에도 이 책은 다음과 같은 의구심에는 만족할 만한 답변을 내놓지 못했다. '평생을 공중보건에 헌신한 인물이 왜 보건 위협에 관해 대중들을 잘못된 길로 이끌었을까?' 하지만 조 칼리파노가 센서를 해고한 상황—처음으로 정치적 상급자에 의해 질병통제예방센터 국상이 해임된 일—을 정당화할 필요성을 느꼈다면, 이 책은 그 욕구를 해결해주었다. 비공개 문서였으나 조 칼리파노는 이 보고서를 보자마자 공개하고 싶어 했다. "우리는 오직 칼리파노에게 주려고 썼어요." 하비 파인버그가 회상했다. "그는 한 번 살펴보더니 '이걸 출간해야겠어.'라고 말했어요." 책이 출간되면서 데이비드 센서는 크나큰 모욕감을 느꼈고, 공중보건 분야에 있는 사람들은 어려운 결정 앞에서 몸을 사리게 되었다. 적어도 외부자들에게는 그 책이 거의 그 사건에 대한 결론이 되었다.

내부자들에게는 그들만의 다른 이해가 있었다. 센서를 대신한 지 얼마 지나지 않아 빌 포지는 의회 청문회에서 에드워드 케네디 Edward Kennedy 상원의원으로부터 센서가 내린 결정에 직면했다면 어떻게 했겠느냐는 질문을 받았다. 포지는 이렇게 답했다. "잘 모르겠습니다. 저도 그런 결정을 내릴 용기가 있으면 좋겠습니다." 사회적 개입 문제로 리처드 해칫과 카터 미서에게 어려움을 주었던 헨더슨도 그때는 적절한 대처를 보여줬다. 당시 헨더슨은 지구상에서 가장 위대한 질병 전쟁의 사령관 직함을 두고 포지와 맞붙을 수 있는 유일한 사람이었다. 질병통제예방센터가 아닌 스위스 세계보건기구에서 감염 부서를 이끌고 있던 그는 노이슈타트에게 개인적으로 편지를 보냈다. "저는 보통 저자들에게 책에 대해 어떻게 생각하는지 편지하는 사람이 아닙니다. 그렇지만 이번에는 실망감을 감출 길이 없네요. 전 당신의 책이 복잡한 의사결정 과정에 대해 지적으로 심도 깊게 조명하리라 예상했는데, 그 기대가 무참하게 산산조각 났습니다."

헨더슨은 이 책의 근본적인 문제는 "인플루엔자 역학, 바이러스학, 백신 생산과 관련된 기본적인 과학적 이해"에 무지한 리처드 노이슈타트에게 있다고 지적했다. 이 같은 실패는 "사후 판단이 명료해지면서 더 악화된 것"이었다. 데이비드 센서와 달리 책에서 인터뷰한 모든 사람들과 저자들은 팬데믹이 발생하지 않았고, 미국 정부가 생명을 구하기 위해 들인 노력들이 시간과 돈과 백신을 접종한 일부 사람들의 건강까지 낭비했다는 것을 이미 알고 있었다. 팬데믹이 벌어지지 않자 모두가 상황이 불확실했을 때보다 팬데믹이 일어날 가능성이 훨씬 낮았다는 데 동의했다.

2주 뒤 노이슈타트가 답장을 보냈다. 그는 헨더슨의 편지에 슬펐다고 말했다. 그는 "특히 워터게이트 사건 이후 도래한 텔레비전 시대에, 연방정부의 행동으로 발생하는 복잡한 문제를 당신처럼 뛰어난 공중보건 전문가들이 제대로 대응하지 않는다면" 불행한 결말이 예상된다고 말했다. 그는 미디어와 사회의 변화로 인해 기술적 결정이 인식되는 방식이 바뀌었다고 지적했다. 더 이상 기술적 전문 지식만으로는 결정을 내릴 수 없고, 이제는 냉소적인 대중에게 어떻게 보일 것인지도 고려해야 한다고 설명했다.

헨더슨은 거기서 멈출 수 있었지만 어떤 이유에서인지 그러지 않았다. 한 달 뒤 그는 신랄한 비판을 담은 3장짜리 편지를 보냈다. 그는 노이슈타트 교수가 전쟁터에서의 의사결정을 연구한다고 하면서도 그 결정의 가장 중요한 특성인 불확실성을 이해하지 못한다는 점이 거슬렸다. 헨더슨은 "의사결정을 궁극적으로 책임지는 사람과 그 과정의 조언자나 연구자 사이에는 엄청난 입장 차이가 있다는 것을 알게 되었습니다."라고 적었다. "오르가슴을 느끼거나 갈비뼈 사이로 화살을 맞는 경험은 그에 대해 글로 읽는 것과는 완전히 다릅니다." 센서가 갈비뼈 사이로 화살을 맞아본 사람이라면, 노이슈타트는 오르가슴에 대해 책으로만 봐놓고 권위자인 척 떠벌리는 셈이었다. "행정가는 불완전한 증거를 바탕으로 결정을 내려야만 할 때가 많습니다." 그리고 헨더슨은 다음과 같이 마무리했다. "…… 설명하신 것보다 더 '승산이 없는' 상황이었습니다. 센서와 질병통제예방센터 직원들은 많은 대화를 통해 그 사실을 제대로 인식하고 있었습니다. 따라서 그들이 오만하고 독단적이며 자기들 좋을 대로 고집을 부려 질병을 예방하려다 '대중과 대통령이 잘못되도록' 만들었다고 말하는 것은 너무나 지나친 저격인 것 같습니다."

그리고 헨더슨이 옳았다. 《돼지 인플루엔자의 습격》은 설득력은 있었으나, 센서가 직면했던 문제 근처에도 가지 못했다. 센서가 치명적인 새 병원균이 돌아다닌다고 확실히 알 때까지 기다렸다면 수백 수천 명의 목숨을 구할 기회를 놓쳤을 것이다. 저자들은 "돼지 인플루엔자 대책을 세우는 건 확률도 모르고 도박하는 것과 같다."라고 결론 내렸으나 대책을 세우지 **않는 것** 역시 같은 도박이라는 점을 간과하고 있었다. 사실 그 확률은 애초에 알 수 없는 것이었다. 또한 두 저자는 흥미로운 가정을 한 번도 고려하지 않았다. 당시의 불확실한 상황을 감안할 때, 만약 팬데믹이 실제로 일어났다면 센서의 결정은 어떻게 평가되었을까? 정치권과 대중은 데이비드 센서를 어떻게 대했을까? 대중은 그가 전 세계에서 유일하게 바이러스의 위협을 알아채고 대응하려 했다고 여겼을 것이다. 빌 포지는 센서가 영웅으로 여겨졌을 것이라 생각했다.

포지는 특별히 직책을 원하지 않았지만 센서의 뒤를 이어 질병통제예방센터장이 되었다. (그는 현장에서 일하며 질병과 싸우는 걸 더 좋아했다.) 게다가 그 자리는 포지의 마음이 식을 수밖에 없을 정도로 변해갔다. "백악관의 간섭이 점점 더 심해졌어요." 그가 회상했다. 질병통제예방센터장은 경력직 공무원의 자리였기에 지미 카터가 로널드 레이건에게 자리를 내주었을 때도 포지는 계속 자리를 지켰다. 그러나 그 후 포지가 의회에서 진술할 때, 백악관은 감독관을 그의 옆에 앉혀 포지의 말을 검열했다. 그들은 레이건의 지지층과 재정적 후원자들의 이익에 상충하는 과학에는 간섭했다. 한 예로, 에이즈와 관련된 연구는 먼저 백악관의 승인을 받아야 했다. 포지가 한계에 도달한 것은 1983년 질병통제예방센터의 연구진이 아스피린과 아이들의 라이증후군Reye' Syndrome◆ 사이의 연관성을 알아낸 때였다. 독감이나 홍역을 앓는 어린이에게 아스피린을 투여하면 간과 뇌가 부어오르고, 드물게는 사망에 이르기도 했다. 아스피린을 생산하는 회사들이 백악관에 진정서를 냈다. "백악관은 그 연구를 중단하고 새로운 연구를 하라고 했어요." 포지가 회상했다. 아스피린 제조사가 질병통제예방센터를 압박해 그 결과를 폐기하고 과학의 발전을 늦춘 것이다.

그 이후 포지는 일을 그만두었다. "그들이 아이들의 목숨을 위험

◆ 아동에게 발생하는 급성 뇌염.

하게 한다는 사실에 전 너무 힘들었어요." 나중에 그는 차라리 그들이 자신을 해고하게 만들었다면 문제를 더 키울 수 있었을 것이라며 아쉬워했다.

레이건 정부도 그 문제의 가능성을 알아차린 것이 분명했다. 포지가 사임한 뒤 백악관은 경력직 공무원 자리였던 질병통제예방센터장을 대통령 임명직으로 바꾸었다. 1946년에 질병통제예방센터가 설립된 이래 그 수장의 정치적 성향에 대해 주목한 사람은 없었다. (포지 본인의 말처럼 "누구도 묻지 않았다.") 이후 질병통제예방센터장은 질병통제예방센터 안에서 동료들의 승인을 받는 것이 아니라 백악관을 차지하고 있는 정치인의 지지자들이 뽑는 자리가 되었다. 포지의 후임인 제임스 O. 메이슨James O. Mason은 공화당 상원의원인 오린 해치Orrin Hatch의 이념적 동지이자 절친한 친구였다. 그가 어떤 식으로든 백악관의 심기를 건드린다면 대통령은 즉시 그를 해임할 수 있었다. 반면 데이비드 센서라면 그렇게 내칠 수 없었다. ● 결국 질병통제예방센터장은 지난 책임자들처럼 행정부를 보

● 로버트 레드필드와 토니 파우치가 도널드 트럼프와 맺은 관계는 경력직 공무원과 대통령 임명자 간의 차이를 보여준다. 도널드 트럼프가 일어나서 "파우치, 당신은 해고야."라고 말해도 아무 일도 일어나지 않는다. 그래서 그가 절대 그러지 않는 것이다. 토니 파우치를 해고할 권한을 가진 사람은 국립보건연구원장인 프랜시스 콜린스(Francis Collins)다. 하지만 해고하려면 해고 사유를 입증해야 하므로 파우치는 해고되기보다는, 원주민보건서비스(Indian health service)와 같은 부서로 배치될 가능성이 높다. 그런 뒤에도 파우치는 실적제보호위원회(Merit Systems Protection Board)를 통해 이의를 제기할 수 있다. 그러나 트럼프가 실적제보호위원회에 적정 인원을 배치하지 않았기 때문에 이 기관은 그의 항소를 처리할 수 없다. 이처럼 유능한 공무원을 해고하는 일은 골치 아프다. 유능한 대통령 임명자를 해고하는 일은 트위터를 하듯 쉽고.

좌하는 것이 아니라 대통령이 바뀔 때마다 교체되거나, 대통령보다
도 더 빨리 바뀌는 자리로 전락했다. 미국 정부 전체가 한동안 그런
식으로 흘렀고 한때 경력직 공무원이 보던 행정 업무는 대통령이
임명한 사람들이 맡게 되었다. 이로 인해 발생한 문제 중 하나는 행
정적 미숙함이었다. 임명자의 평균 임기는 18개월에서 2년 사이로,
행정부에 따라 변동이 심했다. 또 다른 문제는 이 직책에 선출되는
사람의 유형이었다. 물론 예외도 있었지만 대개는 아첨하는 사람을
좋아했다. 백악관의 정치적 운영을 위험에 빠트리지 않는 사람, 힘
든 결정을 내리기보다는 미루는 사람, 처칠보다는 체임벌린에 가까
운 사람들이었다.

　우연히 데이비드 센서의 사연을 알게 되었을 때 채리티는 그에
게 영감을 받았을 뿐 아니라 그녀가 가지고 있던 의문에 답을 얻었
다. 그녀는 센서가 해고되던 해에 태어났고 그래서 그의 이야기가
오랜 역사처럼 느껴졌다. 돼지 인플루엔자 사태를 시작으로 질병
통제예방센터는 다른 종류의 기관으로 변했다. "질병통제예방센터
가 왜 그렇게 존경을 받았는지 이제야 이해가 가요." 채리티가 말했
다. "그와 같은 사람들이 있었기 때문이죠." 하지만 센서 역시 용기
의 대가를 피할 수 없었다. 센서 혹은 포지 이후로 질병통제예방센
터의 질병 통제는 용기가 필요하지 않는 방식으로 변했다. 추락의
시작이었다. 화단에 있던 꽃을 조화로 교체하고 누구도 알아차리지
못하길 바랐으나 적어도 화단 가까이에 온 사람이라면 알 수 있었
다. 라지브 벤카야는 팬데믹 기획에 질병통제예방센터가 배제된 이

유를 목격했다. 조 드리시는 질병 통제에 혁신을 가져다줄 수 있는 무기에도 그들이 얼마나 무관심한지 몸소 겪었다.

그러나 보건 분야에서 힘든 결정을 내려야 할 상황은 쉽게 사라지지 않았다. 그 책임은 보건계 안에서 밀리고 밀리다 지역 보건의에게로 떠넘겨졌다. 그들은 사회적 지위가 낮아서 위험 부담이 컸지만, 사람을 살리고 싶다면 선택의 여지가 없었다. 전국의 지역 보건의는 질병통제예방센터의 도움 없이 질병을 통제하기 위해 자기 일자리와 그 이상의 대가를 치러야 했다. 샌타클래라 카운티의 보건국장인 세라 코디Sara Cody는 코로나의 국내 첫 전파를 발견한 뒤에 미국에서 처음으로 외출 제한 명령을 발부했는데, 결국 24시간 경찰 보호를 받는 신세가 되었다. 오렌지 카운티의 보건 담당자인 니콜 퀵Nicole Quick은 바이러스가 마구 밀려드는 것을 보고 마스크 착용 명령을 내렸지만 질병통제예방센터는 마스크의 필요성을 두고 미적거리기만 했다. 결국 그녀는 직장을 잃었고, 안전을 위해 캘리포니아주에서도 떠나야 했다.

데이비드 센서는 해고당하기 전까지 질병통제예방센터를 10년 이상 운영해왔고, 10년은 더 운영할 것으로 예상했다. 그러나 돼지인플루엔자 사건은 그의 내면을 바꿔버렸다. 사람들과 어울리기 위해 마시던 술을 점차 과음하게 되었고, 알코올의존증 치료를 받는 지경에 이르렀다. 10년간 그는 애틀랜타의 보건 마을에서 일종의 시장으로 헌신했지만 더 이상 그곳이 편하지 않았다. 이후 그는 뉴저지에서 의료 기기를 만드는 회사에 취직했으나 그곳이 싫었다.

그는 사업에 정을 붙이지 못했다. 이후 그는 뉴욕시 보건 위원에 지원해 일자리를 얻었다. 〈뉴욕 타임스The New York Times〉는 그가 알코올의존증 치료를 받았다고 폭로했고 그가 그 사실을 은폐했다는 식으로 기사를 썼다. 이에 대해 그는 "전 병에 걸렸고 치료받고 있어요."라고 답했다. 그는 또다시 수치심을 느꼈다. 그의 아내는 결코 이 일에서 완전히 회복되지 못했다. 센서는 애틀랜타에 방문할 기회가 있었으나 거듭해서 거절했고, 아들 스티브는 아버지가 스스로를 고향 밖으로 내치고 있다고 느꼈다. 스티브가 이유를 물었을 때 그는 이렇게 대답했다. "다시는 고향에 갈 수 없단다."

데이비드 센서는 죽기 2년 전, 2009년 6월에 백악관에서 근무한다는 한 인사로부터 이메일을 받았다. 워싱턴으로 와 팬데믹 상황에서의 결정 방식에 대해 경험을 공유해달라는 초대였다. 백악관은 그의 항공료를 내줄 형편이 아니었지만 그의 생각은 환영했다. 센서는 처음에 장난이라고 의심했다. 백악관에서 대체 누가 그의 생각에 관심을 가진단 말인가. 스티브는 아버지가 메일을 전달하면서 어떻게 생각하는지 물었던 기억을 떠올렸다. 스티브는 하단에 적힌 이름부터 살폈다. 리처드 해칫이라 적혀 있었다. "아버지, 이건 진짜 같아요." 아들이 말했다. 그러나 그는 마음에 깊이 남은 상처 때문에 백악관 앞에 도착했을 때까지도 자신이 초대를 받았다는 사실을 완전히 믿지 못했다.

리처드와 카터 둘 다 오바마의 백악관에서 일할 때《돼지 인플루엔자의 습격》을 읽었다. 두 사람은 일반 독자들에게 충격을 줬던 내용, 즉 백신 접종을 제외하고는 바이러스에 대응할 전략이 없었다는 사실에 특별히 충격을 받지 않았다. 책에는 사회적 개입에 대한 이야기가 어디에도 없었다. 학교 폐쇄, 마스크 착용, 사회적 거리두기도 마찬가지였다. 이것이 사회에 깊이 뿌리박힌 통념이었다. 모두가 백신을 맞히는 것 외에는 할 일이 거의 없다고 생각했다. 그들은 과거에 질병에 대한 숙명론이 만연했다는 사실을 당연하게 여겼다. 두 사람이 주목했던 건 사회가 쉽게 데이비드 센서를 비난했다는 점과 자신들도 언제든 같은 처지에 놓일 수 있다는 점이었다.

리처드와 카터는 다른 몇 명과 함께《돼지 인플루엔자의 습격》에서 살아남은 인물들을 백악관으로 초대해 그들이 무엇을 배웠는지 들어보자고 아이디어를 냈다. 리처드는 역사의 가치를 중요하게 생각했고, 자신이 모시는 대통령도 같은 관점을 공유한다는 점에서 의미가 있다고 생각했다. "정부와 정부가 제공하는 가치는 당장 누가 당선되느냐에 따라 달라지는 것이 아닙니다." 리처드가 말했다. "정부는 행정부가 지속성을 가질 수 있도록 경험과 지혜를 축적하는 보관소가 되어야 합니다." 백악관 상사도 그 의견에 동의했고 그에게 회의를 잡으라고 말했다. 그런데 막상 이 일을 자신의 말로 설명하려 하자 리처드는 문제가 있다는 것을 깨달았다.

문서 초안을 쓰다가 난 회의의 근거를 마련하는 데 어려움을 겪었단다. 포드 행정부의 일곱 관료들을 현 고위 관료와 한자리에 부르는 것은 좋은 아이디어 같지만, 그들이 실제로 무슨 말을 할 수 있을까? 나이 든 1976년도의 고위 관료들이 지난 반세기 동안의 가장 큰 보건 실패에 대해 어떻게 대응했는지 이야기하는 걸 좋아할 거란 생각이 들지 않는구나……. (2009년 6월 29일 해칫이 아들에게 보낸 편지에서)

　　루스벨트 룸에서 열린 회의는 무의미한 행사로 끝날 수도 있었다. 포드 행정부가 오바마 행정부에서 이미 알고 있는 것 이상의 중요한 정보를 주기는 어려웠다. 텔레비전 세대는 오래전에 케이블 뉴스 세대로 바뀌었고, 모든 미국 시민이 방송 진행자가 되는 시대였다. 오바마의 사람들은 군중이 얼마나 빠르고 쉽게 형성되는지 잘 알고 있었다. 또한 자신들의 결정이 어떻게 보일 수 있는지도 알고 있었다. 그들은 데이비드 센서와 다른 이들이 강조한 이야기에 겸손하게 동의할 수밖에 없었다. 대통령의 신뢰도를 유지하기 위해서는 그를 의사결정 과정의 전면에 내세우지 말아야 한다는 것이었다. 적은 바이러스였고, 적의 주요 무기는 빠르고 무작위적인 변이였다. 전략에도 큰 변화가 필요했다. 이런 변화들은 대중이 무능함의 표시로 받아들일 수 있으니, 대통령은 이런 상황에서 구원을 받는 게 아니라 구원자로 보여야 했다.
　　오바마 대통령은 그 회의에 흥미를 보이며 참석 의사를 밝혔다.

　　　　　　　　　　　　THE PREMONITION

그는 살아 있는 역사가 하는 말을 듣고 싶어 했다. 회의가 진행될수록 사람들은 한 개인에게 책임이 있다기보다는 상황 자체가 문제였다는 것을 알게 되었다. 그리고 데이비드 센서는 자신이 이해받았다고 느꼈다. "우리 가족에게는 아름답고 아름다운 일이었어요." 센서가 말했다. "백악관 안에서 누군가는 실제로 무슨 일이 일어났는지 알고 있었으니까요."

✦

"잘 지내지 못했습니다." 2020년 11월 23일, 카터 미셔가 이렇게 썼다. "아버지가 하루 이틀 전부터 감기 증상을 보이시더니 오늘은 열이 나셨어요(요즘 감기는 한 가지뿐입니다). 아버지는 다시 응급실로 갔고 코로나19 양성 판정을 받으셨습니다."

그가 국가를 위해 준비해 왔던 팬데믹이 기어코 닥쳤다. 카터에게 백만 년쯤 주어졌다면 이런 일이 벌어질 줄은 상상도 못 했을 것이다. 그는 항상 자신과 리처드가 고안한 전략들이 현명한 방식으로 목표에 맞게 쓰일 거라고 생각했다. 그 전략들이 질병과 죽음을 아주 효과적으로 줄여 사람들이 정부가 왜 개입했는지 의아해할 정도로 말이다. "리처드와 전 늘 이런 이야기를 하곤 했어요." 카터가 회상했다. "우리가 모든 조치를 다 시행하고 학교까지 닫았는데, 그 결과로 아주 가벼운 전염병이 된다면 어떻게 될까? 그러면 사람들은 주위를 둘러보며 '우리가 왜 이런 일까지 했지?'라고 묻지 않을까?" 두 사람은 팬데믹 대응에 실패한 다른 나라들을 보며 체면을 지키게 될 거라고 상상했다. 그들은 다른 나라들을 가리키며 이렇게 말할 수 있을지도 몰랐다. "보세요! 저게 우리에게 일어날 뻔한 일이에요!" 다른 나라들이 미국을 가리키며 그렇게 말하게 될 줄은 상상도 하지 못했다. "우리가 세계적으로 나쁜 예시가 됐어요." 카터가 말했다. "그 점이 아주 부끄럽습니다."

무엇보다 카터를 혼란스럽게 만든 것은 바이러스에 대해 더 잘 알아야 하는 사람들이 그 위험성을 대단치 않게 여긴 점이었다. 도널드 트럼프도 문제였지만, 과학자들도 그러했다. 카터는 스탠퍼드 의대 교수인 존 이오아니디스John Ioannidis가 2020년 봄에 미국 케이블 뉴스에 나와 바이러스가 실제로 위협이 되지 않는다고 주장하면서 센세이션을 일으키는 것을 보고 도무지 이해할 수가 없었다. 이오아니디스는 미국에서 사망자가 만 명을 넘지 않을 거라고 예측했다. 그는 사회적 거리두기 정책이 히스테리적인 과잉 반응이라며 비난을 퍼부었다. 그게 현실을 부정하려는 이들에게 필요한 말이었다. 그들은 "우리 편에도 전문가가 있다."라고 떠벌릴 수 있게 된 것이다. 나아가 "봐라, 결국 모든 전문가가 다 가짜야."라고도 할 수 있었다. 이런 사람들 중 일부는 코로나19 전략 수립에 카터가 기여한 부분을 알고서 그에게 협박 편지를 보내기도 했다.

카터의 아버지가 코로나19 확진 판정을 받은 지 하루 만에 어머니도 바이러스에 감염되어 병원에 실려 갔다. 카터는 산소호흡기를 단 채 퇴원한 아버지를 집으로 모셨다. "아버지가 돌아가신다면 홀로 가족과 떨어져서 마지막을 보내게 하고 싶지 않아요." 그가 이렇게 적었다. 의사들은 그의 어머니에게 스테로이드와 항바이러스제 투여를 시작했다. "지금 우리가 할 수 있는 건 기다리는 일뿐입니다." 카터가 말했다. 아버지는 조금씩 기운을 되찾으며 아들에게 이 바이러스를 이겨내겠노라 다짐했다. "그러면서 아버지는 눈물을 보이셨어요. 바이러스를 물리친 기쁨도 있었지만, 어머니가 많이 아프니 슬퍼하시는 것 같았죠." 카터가 계속 말을 이어 나갔다.

우리는 바이러스가 가져온 모든 고통을 다 헤아리기 어렵습니다. 바이러스는 정말 지옥에서 온 악마입니다……. 우리 모두 마음속 깊이 이 사실을 알고 있었기 때문에 다가올 고통을 최소화하기 위해 지도자들에게 조기에 과감한 조치를 취해달라 호소했던 것입니다.

18일 뒤에 카터의 어머니가 숨을 거두었다. 카터는 자리에 앉아 가족들에게 장문의 편지를 썼다. 함께 했던 날들에 대한 감사가 주를 이루었지만 다른 심경들도 묻어났다. 그는 편지 끝에 이렇게 적었다. "지난 며칠 동안 전 공기 빠진 풍선 같았어요. 하지만 시간이 좀 흐르면 다시 부풀어 오를 겁니다." 한 작가가 묘사한 유명한 외과의사처럼, 카터도 자신의 내면에 작은 묘지를 지니고 있었다. 그곳에 그는 자신의 실패를 묻어두고 때때로 그 앞에 무릎 꿇고 기도를 올렸다. 그는 지금 다시, 그곳으로 향했다.

행하지 않은 죄

무덤을 찾는 일은 생각보다 오래 걸렸다. 비석에 새겨진 이름만 제외하면 사방이 똑같았다. 신도시에 늘어선 집들처럼 죽음이 나란히 줄지어 있었다. 8,000개가 넘는 직사각형의 납작한 묘비들은 캘리포니아의 건조한 사막 기후 덕분에 완벽하게 보존되어 있었다. 딜리어스 오스카 존슨Delius Oscar Johnson, 1866년~1959년. 한동안 이곳에 있었던 게 분명하지만 그의 마지막 안식처는 여전히 새집 같았다. 미래의 망자를 위해 가장자리에 갓 조각된 묘비들과 별 차이가 없었다.

무언가 오고 있어. 뭔가 큰 것이. 채리티 딘은 다음 병원체가 동물에게서 생길지 연구실에서 튀어나올지 알 수 없었다. 사실 **아는** 것이 없었다. 그저 예감할 뿐. 정선시티에서 2학년 때 그녀가 좋아하던 로렌젠Lorenzen 선생님이 임신한 사실을 알아차렸을 때처럼 말이다. 그녀는 수업 중에 그 사실을 입 밖으로 내뱉어 선생님을 당황스럽게 만들었다. 선생님은 누구에게도 말한 적이 없었다. "어머, 아니,

아니야!" 선생님이 그렇게 소리치자 채리티는 속상했다. 며칠 뒤 선생님은 채리티를 따로 조용히 불렀다. "어떻게 알았니?" 채리티가 자신에 대해 설명할 때 늘 하는 이야기다. 이유를 알기 전에 무언가를 알게 된다고. 그녀는 변화의 시기를, 위험이 찾아오는 순간을 알아채는 직감이 뛰어났다.

팬데믹 첫해에 그녀는 코로나19를 어머니 자연이 국가에 선사한 선물로 여겼다. 보건의로서 전염병을 통제할 때 가장 힘든 부분은 늘 백미러를 살펴야 한다는 점이다. 코로나19는 채리티가 늘 미국을 덮칠 거라고 생각한 무시무시한 바이러스의 맛보기였다. 증상 없이도 사람 사이를 옮겨 다니고 공기 중을 떠도는 바이러스의 존재 말이다. 무증상 전파와 공기 중 전파. 이제 우리는 이런 위협에 얼마나 열악하게 대응했는지, 그리고 앞으로 어떻게 대비할 수 있는지 안다. "어머니 자연이 우리에게 다시 힘을 낼 기회를 준 거예요." 그녀가 말했다. "우리 쪽의 승산을 높여주었죠."

2월의 햇살이 사막 산맥 뒤로 저물고 낯선 서늘함이 공기 중에 배어들 무렵, 묘지에는 아무도 없었다. 그녀는 묘비들 사이를 오가며 이곳에 온 목적을 이루고자 열심히 걸었다.

그녀는 일을 그만두기 전부터 확신하고 있었다. 이 나라에는 생존에 필수적인 시스템, 특히 병원체와의 전쟁에 꼭 필요한 시스템이 없다는 사실을. 팬데믹은 바로 그 취약점을 미국의 적들에게 낱낱이 드러냈다. 코로나19와 같은 위협 앞에서 미국은 속수무책이었다. 그녀는 울버린들과 통화하며 물었다. "이 나라에 필요한 게 무엇일까요?" 사실 자기 자신에게 묻는 질문이었다. 아무도 정답을 모르는 문제였다. 그녀는 마음 아픈 결론을 내렸다. 공중보건의가 되었을 때 그녀는 평생을 공공 서비스에 헌신할 수 있으리라 믿었으나 이제 그녀는 미국 정부가 이 중대한 시점에 해야 할 일들을 해내리라 기대하지 않게 되었다. 질병 예방은 공익을 위한 것이지만 사람들은 충분한 재원을 제공하지 않았다. 미국 문화의 관점에서 질병 예방은 돈이 되지 않는다는 점이 문제였다. 그녀는 질병 예방을 돈 되는 일로 만들 방법을 찾아야 했다.

정말 미친 문제였다. 그러니 상식적인 해결책이 있을 수가 없었다. 그녀는 계속 충격에 빠져 있었다. 그녀는 사업에 조금도 흥미를 느껴본 적이 없었다. 하지만 나라를 구하고 싶다면 사업가가 되어 회사를 세워야 했다. 그리고 사업을 할 땐 그런 이유를 들먹이면 안 된다는 점을 배웠다. "나라를 구할" 도구를 만들고 싶다고 말하면 사람들은 그저 미소를 지으며 그녀가 제정신이 아니라고 생각했다. 하지만 "기업의 공급망과 생산 프로세스를 안정시킬 수 있도록 데이터를 기반으로 한 질병 예방 도구를 만들고 싶어요."라고 말하면 제대로 된 비즈니스인 양 고개를 끄덕였다. "제가 회사를 세워 세상을 구하고 자국민을 보호하겠다고 말했더니 다섯 명의 똑똑한 사람들이 의아하다는 반응을 보였어요." 처음으로 자신의 대략적인 아이디어를 설명한 후 채리티가 말했다. "그린네 '우리는 블랙워터Blackwater처럼 민간 정부 운영 방식을 취할 겁니다.'라고 말하자, 그들이 눈을 반짝이며 이러더군요. '와우, 당신이 세상을 정복하겠어요.'"

THE PREMONITION

그녀는 공공 분야에 활용할 수 있는 기관을 설립하겠다는 특이한 야망을 품고 민간 업계로 진출했다. 이미 20명을 채용했고 그중에는 보건 간호사와 챈 저커버그 바이오허브 팀에서 유전체 분석을 담당했던 조시 뱃슨과 데이비드 다이너먼도 있었다. 조 드리시는 고문으로 이름을 올렸다. 카터 미서도 그럴 참이었다. 그녀는 수백만 달러의 자금도 유치했다. 업계를 선도하는 헬스 케어 벤처 투자사인 벤록Venrock이 새 업체에 지분을 넣었다. 지역 보건의일 때는 장비 하나를 사려 해도 자금을 확보하기가 어려웠지만, 민간 시장에서는 아이디어 하나에 **수천만** 달러씩 투자가 들어왔다. 그녀가 실패한다 해도, 투자자들이 그녀에게 기회를 주지 않았기 때문은 아니었다. 퍼블릭 헬스 컴퍼니The Public Health Company. 그녀는 회사명을 이렇게 지었다.

퍼블릭 헬스 컴퍼니의 미래는 아직 불투명했다. 이 회사의 미래를 가장 기대하는 사람은 전 백악관 수석 기술 책임자인 토드 박이었다. 새크라멘토에서 채리티의 활약을 본 뒤로 토드 박은 그녀가 원하는 것은 무엇이든 돕겠다고 나섰다. 그는 이미 10억 달러 규모의 의료 회사를 3곳이나 설립한 경험이 있었다. 그의 사업 아이디어는 목표 과제의 최고 전문가를 찾아내 그들의 능력을 소프트웨어로 구현하는 것이었다. 한 예로, 2004년에 그는 수 헨더슨Sue Henderson이라는 여성을 알게 되었는데, 그녀는 어떤 이유에서인지 보험회사로부터 진료비를 받아내는 데 있어 미국 최고의 실력자였다. 미국에는 수백 개의 보험회사가 있고, 각각의 자체 규정은 변덕스럽게 바뀌었다. 수 헨더슨은 그 모든 규정을 전부 알았고 보험금을 받아내는 언어에도 능통했다. 토드의 형제 에드는 그녀와 함께 사무실에 앉아 그녀가 다양한 상황에 대응하는 모습을 코드로 담았다. 이 작업을 완료하기까지 5년이 걸렸다. 그들이 작업을 마쳤을 때쯤, 수천 명의 의사들이 보험회사를 상대하기 위해 수 헨더슨의 노하우를 이용했고 아테나헬스Athenahealth는 미국 최고의 의료비 청구 회사가 되었다.

토드 박은 채리티를 활용해 지역 보건의가 필요한 곳, 즉 거의 모든 대기업을 대상으로 서비스를 제공할 수 있을 것이라고 생각했다.

마침내 채리티는 그토록 찾아 헤맸던 무덤을 발견했다. 제럴드 스콧 존스Jerald Scott Jones, 1958년 5월 28일~2015년 12월 8일. 그는 57세의 나이로 샌타바버라의 길모퉁이에서 사망한 채 발견됐다. 공식 사인은 아주 길었는데, 그 사인의 공통점은 방치였다. 그가 세상을 떠날 무렵, 미국은 제1차 세계대전과 1918년 팬데믹 이후 처음으로 3년 연속 기대수명이 감소하는 추세였다. 어떤 면에서 제럴드의 죽음은 대표적인 사례였다.

제럴드는 처음에 채리티가 레지던트로 있던 코티지 병원의 응급실에 실려 왔다. 그녀는 응급실, 다음에는 트라우마 치료실, 그다음에는 중환자실에서 수년간 그를 치료했다. 그녀가 보건국장이 된 이후로는 샌타바버라 카운티 진료소 지하에서 그를 치료했다. 나중에 그는 그녀가 일하는 노숙자 쉼터로 가기를 거절해서 결국 길모퉁이에서 치료를 받아야 했다. "거기엔 마약이 너무 많아요." 그가

말했다. "난 마약을 하지 않아요. 난 알코올의존증이라고요." 그녀
는 **나도요**, 라고 생각했지만 감히 입 밖에 내지는 못했다. 그녀는 자
신의 체면을 유지하려고, 조화를 생화처럼 보이려고 전전긍긍하고
있었다. 하지만 그녀는 제럴드를 참 좋아했다. 어쩌면 그녀가 만난
사람 중 가장 솔직한 사람일지도 모른다고 생각했다. "딘 선생. 난
술을 끊지 않을 거니까 치료할 필요가 없어요." 그의 뜻은 확고했
다. 제럴드는 깨닫지 못했겠지만, 그는 채리티에게 중독이라는 병
의 실체를 알려주었다. 치료하지 않으면 그 끝이 어디인지도.

언제나 채리티가 가장 후회하는 것은 자신이 한 말이나 행동이
아니라 하지 못한 것들이었다. 행하지 않은 죄. 그녀는 제럴드에게
자신의 진짜 모습을 보여주지 못했다. 솔직하지 못한 건 그녀답지
않은 일이었다. 채리티는 뭔가 하지 못한 말이 있다고 느꼈다. 그래
서 지금, 그녀는 그 말을 전하고 싶었다. 그녀는 조용히 땅을 파고
자신의 일부를 묻은 뒤, 발걸음을 옮겼다.

감사의 말 _____

5년 전 칼 카와야Carl Kawaja라는 남성을 알게 되었다. 그는 내게
"조 드리시를 만나봐요. 분명 그에 대해 글이 쓰고 싶어질 테니까
요."라고 했다. 난 미심쩍었지만 칼은 설득력이 뛰어난 사람이었
다. 결국 샌드위치 가게에서 조를 만났고 자리를 뜨면서 그에 대해
글을 쓸 핑계가 생기면 좋겠다고 생각했다. 그러다가 2020년 3월
말, 글을 쓰기 시작했다. 당시 맥스 스티어Max Stier가 리처드 단지히
Richard Dangzig에게 날 소개했고, 그는 많은 훌륭한 조언과 더불어 내
게 울버린들에 관해 알려주었다. 그리고 3주가 채 지나기 전에 그들
몇몇과 조, 디제이 파틸이 강하게 권했다. "채리티 딘이라는 여성을
만나봐요." 이 일련의 사건에 관여한 모든 이들에게 감사하다.

원고의 전체 혹은 일부를 읽고 내게 도움이 되는 말을 해준 사
람들이 있다. 톰 펜Tome Penn, 데이비드 시플리David Shipley, 제이컵
와이즈버그Jacob Weisberg, 애덤 맥케이Adam Mc Kay, 덩 스텀프Dung
Stumpf, 엘리자베스 라일리Elizabeth Riley, 스콧 헤디버그Scott Hatteberg,
타비타 소렌Tabitha Soren, 퀸 루이스Quinn Lewis가 장본인들이다. 블룸
버그 뉴스의 일레인 헤Elaine He는 전문가급은 아니지만 보는 이의

혼란을 줄여주는 계통 관계도를 작성하는 새로운 방법을 알려주었다. 크리스티나 퍼거슨Christina Ferguson은 날 위해 정보를 찾아주고, 자신의 아이디어를 유용하게 사용할 수 있도록 허락해주었다.

인생에서 여러 번 날 구해준 재닛 번Janet Byrne을 잊을 수 없다. 그녀의 공식 직함은 교열 편집자지만 수많은 벌레에게 내 책이 물어뜯기지 않게 지켜주는 인간 모기장에 더 가깝다. 마지막으로 이런 책들을 쓸 때 항상 마음속에 떠올리는 독자가 있다. 내 편집자, 스탈링 로런스Starling Lawrence다. 그의 꽃은 여전히 이 바닥에서 가장 싱싱하다.

세계 감염 예고

처음 찍은 날 | 2024년 11월 15일
처음 펴낸 날 | 2024년 11월 30일

지은이 | 마이클 루이스
옮긴이 | 공민희

펴낸이 | 김태진
펴낸곳 | 다섯수레
기획편집 | 김경희, 김시완, 유슬기
디자인 | 빅웨이브
마케팅 | 이운섭
제작관리 | 김남희

등록번호 | 제3-213호 등록일자 | 1988년 10월 13일
주소 | 서울시 마포구 동교로 15길 6
전화 | (02) 3142-6611 팩스 | (02) 3142-6615
인쇄 | ㈜상지사 P&B

ⓒ 다섯수레 2024
ISBN 978-89-7478-480-5 (03510)